全国中医药行业高等教育"十四五"规划教材

全国高等中医药院校规划教材（第十一版）

医药人力资源管理

（新世纪第三版）

（供公共事业管理、市场营销、药事管理等专业用）

主　编　曹世奎

中国中医药出版社
·北　京·

图书在版编目（CIP）数据

医药人力资源管理 / 曹世奎主编 . —3 版 . —北京：
中国中医药出版社，2023.12
全国中医药行业高等教育"十四五"规划教材
ISBN 978-7-5132-8353-3

Ⅰ . ①医… Ⅱ . ①曹… Ⅲ . ①医药卫生人员—人力资
源管理—中医学院—教材 Ⅳ . ① R192

中国国家版本馆 CIP 数据核字（2023）第 160517 号

融合出版数字化资源服务说明

全国中医药行业高等教育"十四五"规划教材为融合教材，各教材相关数字化资源（电子教材、PPT 课件、视频、复习思考题等）在全国中医药行业教育云平台"医开讲"发布。

资源访问说明

扫描右方二维码下载"医开讲 APP"或到"医开讲网站"（网址：www.e-lesson.cn）注册登录，输入封底"序列号"进行账号绑定后即可访问相关数字化资源（注意：序列号只可绑定一个账号，为避免不必要的损失，请您刮开序列号立即进行账号绑定激活）。

资源下载说明

本书有配套 PPT 课件，供教师下载使用，请到"医开讲网站"（网址：www.e-lesson.cn）认证教师身份后，搜索书名进入具体图书页面实现下载。

中国中医药出版社出版

北京经济技术开发区科创十三街 31 号院二区 8 号楼
邮政编码　100176
传真　010-64405721
万卷书坊印刷（天津）有限公司印刷
各地新华书店经销

开本 889×1194　1/16　印张 19.75　字数 524 千字
2023 年 12 月第 3 版　2023 年 12 月第 1 次印刷
书号　ISBN 978-7-5132-8353-3

定价　75.00 元
网址　www.cptcm.com

服务热线　010-64405510　　微信服务号　zgzyycbs
购书热线　010-89535836　　微商城网址　https://kdt.im/LIdUGr
维权打假　010-64405753　　天猫旗舰店网址　https://zgzyycbs.tmall.com

如有印装质量问题请与本社出版部联系（010-64405510）
版权专有　侵权必究

全国中医药行业高等教育"十四五"规划教材
全国高等中医药院校规划教材（第十一版）

《医药人力资源管理》
编委会

全国中医药行业高等教育"十四五"规划教材
全国高等中医药院校规划教材（第十一版）

专家指导委员会

名誉主任委员

余艳红（国家卫生健康委员会党组成员，国家中医药管理局党组书记、局长）

主任委员

张伯礼（天津中医药大学教授、中国工程院院士、国医大师）

秦怀金（国家中医药管理局党组成员、副局长）

副主任委员

王永炎（中国中医科学院名誉院长、中国工程院院士）

陈可冀（中国中医科学院研究员、中国科学院院士、国医大师）

严世芸（上海中医药大学教授、国医大师）

黄璐琦（中国中医科学院院长、中国工程院院士）

陆建伟（国家中医药管理局人事教育司司长）

委　员（以姓氏笔画为序）

丁中涛（云南中医药大学校长）

王　伟（广州中医药大学校长）

王　琦（北京中医药大学教授、中国工程院院士、国医大师）

王耀献（河南中医药大学校长）

石学敏（天津中医药大学教授、中国工程院院士）

田金洲（北京中医药大学教授、中国工程院院士）

仝小林（中国中医科学院教授、中国科学院院士）

匡海学（教育部高等学校中药学类专业教学指导委员会主任委员、黑龙江中医药大学教授）

吕晓东（辽宁中医药大学党委书记）

朱卫丰（江西中医药大学校长）

刘松林（湖北中医药大学校长）

孙振霖（陕西中医药大学校长）

李可建（山东中医药大学校长）

李灿东（福建中医药大学校长）

杨　柱（贵州中医药大学党委书记）

余曙光（成都中医药大学校长）

谷晓红（教育部高等学校中医学类专业教学指导委员会主任委员、北京中医药大学教授）

冷向阳（长春中医药大学校长）

宋春生（中国中医药出版社有限公司董事长）

陈　忠（浙江中医药大学校长）

季　光（上海中医药大学校长）

赵继荣（甘肃中医药大学校长）

郝慧琴（山西中医药大学党委书记）

胡　刚（南京中医药大学校长）

姚　春（广西中医药大学校长）

徐安龙（教育部高等学校中西医结合类专业教学指导委员会主任委员、北京中医药大学校长）

高秀梅（天津中医药大学校长）

高维娟（河北中医药大学校长）

郭宏伟（黑龙江中医药大学校长）

彭代银（安徽中医药大学校长）

戴爱国（湖南中医药大学党委书记）

秘书长（兼）

陆建伟（国家中医药管理局人事教育司司长）

宋春生（中国中医药出版社有限公司董事长）

办公室主任

周景玉（国家中医药管理局人事教育司副司长）

张岠宇（中国中医药出版社有限公司副总经理）

办公室成员

陈令轩（国家中医药管理局人事教育司综合协调处副处长）

李秀明（中国中医药出版社有限公司总编辑）

李占永（中国中医药出版社有限公司副总编辑）

芮立新（中国中医药出版社有限公司副总编辑）

沈承玲（中国中医药出版社有限公司教材中心主任）

全国中医药行业高等教育"十四五"规划教材
全国高等中医药院校规划教材（第十一版）

编审专家组

组　长

余艳红（国家卫生健康委员会党组成员，国家中医药管理局党组书记、局长）

副组长

张伯礼（天津中医药大学教授、中国工程院院士、国医大师）

秦怀金（国家中医药管理局党组成员、副局长）

组　员

陆建伟（国家中医药管理局人事教育司司长）

严世芸（上海中医药大学教授、国医大师）

吴勉华（南京中医药大学教授）

匡海学（黑龙江中医药大学教授）

刘红宁（江西中医药大学教授）

翟双庆（北京中医药大学教授）

胡鸿毅（上海中医药大学教授）

余曙光（成都中医药大学教授）

周桂桐（天津中医药大学教授）

石　岩（辽宁中医药大学教授）

黄必胜（湖北中医药大学教授）

前　言

为全面贯彻《中共中央　国务院关于促进中医药传承创新发展的意见》和全国中医药大会精神，落实《国务院办公厅关于加快医学教育创新发展的指导意见》《教育部　国家卫生健康委　国家中医药管理局关于深化医教协同进一步推动中医药教育改革与高质量发展的实施意见》，紧密对接新医科建设对中医药教育改革的新要求和中医药传承创新发展对人才培养的新需求，国家中医药管理局教材办公室（以下简称"教材办"）、中国中医药出版社在国家中医药管理局领导下，在教育部高等学校中医学类、中药学类、中西医结合类专业教学指导委员会及全国中医药行业高等教育规划教材专家指导委员会指导下，对全国中医药行业高等教育"十三五"规划教材进行综合评价，研究制定《全国中医药行业高等教育"十四五"规划教材建设方案》，并全面组织实施。鉴于全国中医药行业主管部门主持编写的全国高等中医药院校规划教材目前已出版十版，为体现其系统性和传承性，本套教材称为第十一版。

本套教材建设，坚持问题导向、目标导向、需求导向，结合"十三五"规划教材综合评价中发现的问题和收集的意见建议，对教材建设知识体系、结构安排等进行系统整体优化，进一步加强顶层设计和组织管理，坚持立德树人根本任务，力求构建适应中医药教育教学改革需求的教材体系，更好地服务院校人才培养和学科专业建设，促进中医药教育创新发展。

本套教材建设过程中，教材办聘请中医学、中药学、针灸推拿学三个专业的权威专家组成编审专家组，参与主编确定，提出指导意见，审查编写质量。特别是对核心示范教材建设加强了组织管理，成立了专门评价专家组，全程指导教材建设，确保教材质量。

本套教材具有以下特点：

1.坚持立德树人，融入课程思政内容

将党的二十大精神进教材，把立德树人贯穿教材建设全过程、各方面，体现课程思政建设新要求，发挥中医药文化育人优势，促进中医药人文教育与专业教育有机融合，指导学生树立正确世界观、人生观、价值观，帮助学生立大志、明大德、成大才、担大任，坚定信念信心，努力成为堪当民族复兴重任的时代新人。

2.优化知识结构，强化中医思维培养

在"十三五"规划教材知识架构基础上，进一步整合优化学科知识结构体系，减少不同学科教材间相同知识内容交叉重复，增强教材知识结构的系统性、完整性。强化中医思维培养，突出中医思维在教材编写中的主导作用，注重中医经典内容编写，在《内经》《伤寒论》等经典课程中更加突出重点，同时更加强化经典与临床的融合，增强中医经典的临床运用，帮助学生筑牢中医经典基础，逐步形成中医思维。

3.突出"三基五性"，注重内容严谨准确

坚持"以本为本"，更加突出教材的"三基五性"，即基本知识、基本理论、基本技能，思想性、科学性、先进性、启发性、适用性。注重名词术语统一，概念准确，表述科学严谨，知识点结合完备，内容精炼完整。教材编写综合考虑学科的分化、交叉，既充分体现不同学科自身特点，又注意各学科之间的有机衔接；注重理论与临床实践结合，与医师规范化培训、医师资格考试接轨。

4.强化精品意识，建设行业示范教材

遴选行业权威专家，吸纳一线优秀教师，组建经验丰富、专业精湛、治学严谨、作风扎实的高水平编写团队，将精品意识和质量意识贯穿教材建设始终，严格编审把关，确保教材编写质量。特别是对 32 门核心示范教材建设，更加强调知识体系架构建设，紧密结合国家精品课程、一流学科、一流专业建设，提高编写标准和要求，着力推出一批高质量的核心示范教材。

5.加强数字化建设，丰富拓展教材内容

为适应新型出版业态，充分借助现代信息技术，在纸质教材基础上，强化数字化教材开发建设，对全国中医药行业教育云平台"医开讲"进行了升级改造，融入了更多更实用的数字化教学素材，如精品视频、复习思考题、AR/VR 等，对纸质教材内容进行拓展和延伸，更好地服务教师线上教学和学生线下自主学习，满足中医药教育教学需要。

本套教材的建设，凝聚了全国中医药行业高等教育工作者的集体智慧，体现了中医药行业齐心协力、求真务实、精益求精的工作作风，谨此向有关单位和个人致以衷心的感谢！

尽管所有组织者与编写者竭尽心智，精益求精，本套教材仍有进一步提升空间，敬请广大师生提出宝贵意见和建议，以便不断修订完善。

国家中医药管理局教材办公室
中国中医药出版社有限公司
2023 年 6 月

编写说明

　　党的二十大擘画了以中国式现代化全面推进中华民族伟大复兴的新蓝图，对教育、科技、人才工作进行一体化部署，提出要坚持科技是第一生产力、人才是第一资源、创新是第一动力，要深入实施科教兴国战略、人才强国战略和创新驱动发展战略。

　　21世纪是一个以知识为主宰的时代，人力资源与知识资本优势的独特性成为组织重要的核心能力，没有优秀的人力资源，就没有卓越的组织。人力资源的价值成为衡量组织核心竞争力的标志。因此，人力资源与人力资源管理越来越受到高度重视，人力资源管理也被提到战略管理的高度，医药院校开设的管理类和药学类专业也多把人力资源管理课程作为核心课程，受到高度的重视。目前，国内人力资源管理教材种类众多，但总体来说，有的过于强调理论的系统性，实践应用性不强；有的过于强调实践操作性，理论体系不够完整；有的虽然在理论与实践平衡方面下了功夫，但缺乏行业背景和特点。医药行业包括医药生产企业、医药流通企业、医疗器械等诸多机构，无论是业务工作还是人力资源管理工作，具有较为突出的特点，这就要求医药行业的管理类人才，既要掌握较为完整的人力资源管理知识，又要熟悉医药行业的特点和文化背景。本教材正是基于上述认识和目的，结合党的二十大精神，在国家中医药管理局教材办公室的宏观指导下组织修订，全面贯彻党的教育方针，以服务人才培养为目标，以使用对象的需求为指导，实施精品战略，注重突出医药行业人力资源管理的特色，发挥教材在提高人才培养质量中的基础性作用，旨在体现医药行业特色和管理类人才的培养规律，注重理论与实践相结合，体现应用性的特点。

　　本教材的编写坚持与时俱进的原则，在全国中医药行业高等教育"十三五"规划教材的基础上，对原有各章的内容与标题进行了适当的调整，删减了第八章"员工激励"以及部分章节内容，增加了"人力资源组织结构的升级：HR三支柱""胜任素质模型"等新内容，并对部分案例进行了更新，增补了大量反映人力资源管理新观念、新方法、新进展的医药特色案例，使本教材的内容更加丰富，结构更加合理，重点更加突出，案例更加鲜活。本教材供公共事业管理、市场营销、药事管理等专业用，其主要特点：一是医药行业特色更加突出。教材紧密结合医药生产企业、医药流通企业等医药行业人力资源管理的实践，所选的案例主要来自医药行业企业。二是理论体系完整、合理。教材结合医药院校特别是中医药院校相关专业的实际，设置了人力资源管理导论、人力资源战略与规划、职位分析与胜任素质模型、员工招聘、培训与开发、绩效管理、薪酬管理、职业生涯规划与管理、劳动关系管理、人力资源管理前沿十章内容，根据中医药院校本课程的教学安排，本着理论体系够用的原则，比较系统地介绍了人力资源管理的基本理论。三是注重突出案例教学的特点。教材注重实践应用导向，改变"结构式课堂讲授"，重视采用"亲验性"（应用性、实践性、操作性）教学。

案例教学的恰当运用，能使学生分析问题、解决问题的能力有长足的进步，并与理论知识传授相得益彰，特别是人力资源管理这样实践性较强的学科，案例教学的应用就显得更加重要。教材每一章都设有"导入案例"版块，主要章节开头用一个医药案例导入，让学生带着问题进入新内容的学习；每一章正文比较系统地介绍了人力资源管理的相关知识和理论，使导入案例提出的问题能够得到解答；每一章篇尾还设置了"案例分析"版块，概述一个或多个综合性的案例，使学生通过综合运用该章的理论知识来详细分析这一案例，并对本章知识有一个巩固提高的过程，同时每章配有数字化资源，供学生学习参考。这些环节的设置旨在提高学生运用人力资源管理的知识和理论分析解决问题的能力，达到学以致用的目的。四是注重创新性。在编写内容方面吸收了人力资源管理最新的理论和应用成果，并将"知识链接""案例链接"等多种形式引入教材，有助于学生更好地理解所学的理论知识。我们相信，本教材一定会给使用者新的启迪和思考。

本教材由长春中医药大学曹世奎担任主编，国内中医药高校从事人力资源管理教学的一线教师参加了本教材的编写工作。本教材共十章，第一章由曹世奎编写，第二章由孙敦振编写，第三章由熊季霞、迟梦雅编写，第四章由田辉编写，第五章由年春兰、王锐编写，第六章由罗中华、张红编写，第七章由黄萍、杜娟编写，第八章由王毅编写，第九章由丁晨、曹世奎编写，第十章由曹世奎编写，丁晨负责本教材的文字整理。

本教材在编写过程中，参考和借鉴了国内外一些专家学者的理论和观点，并直接引用了一些教材、著作、论述、文献资料、案例和研究成果，这里不能一一注明，在此向他们致以诚挚的谢意！借此机会，向全国中医药行业高等教育"十三五"规划教材《医药人力资源管理》编委会为本教材编写奠定的良好基础表示衷心的感谢！

教材编写过程中，全体编写人员付出了辛苦，努力编出高质量的教材，若有不足，请专家、学者和师生提出宝贵意见，以便再版时修订提高。

《医药人力资源管理》编委会

2023 年 5 月

目　录

扫一扫，查阅
本书数字资源

第一章　人力资源管理导论…………………… 1

第一节　人力资源概述 2

一、人力资源的概念 2

二、人力资源的构成 3

三、人力资源与相关概念比较 4

四、人力资源的基本特征 7

第二节　人力资源管理与开发 8

一、人力资源管理的概念 8

二、传统人事管理与现代人力资源管理的
　　区别 8

三、人力资源管理的内容 9

四、人力资源管理的角色与职责分担 11

五、人力资源开发与管理的关系 12

第三节　人力资源管理的组织结构 13

一、人力资源管理部门组织结构 13

二、人力资源组织结构的升级：HR 三支柱 15

第四节　人力资源管理的基本原理 19

一、同素异构原理 19

二、能级层序原理 19

三、要素有用原理 19

四、互补增值原理 20

五、动态适应原理 20

六、激励强化原理 20

七、公平竞争原理 20

八、信息催化原理 21

九、组织文化凝聚原理 21

第五节　人力资源管理的历史沿革 21

一、人事管理起源阶段 21

二、人事管理阶段 22

三、现代人力资源管理阶段 22

第六节　医药行业人力资源管理现状 25

一、中国医药产业结构现状 25

二、中国医药产业人才供需趋势 26

三、中国医药行业人才供需趋势 28

四、医药企业人力资源管理存在的问题 36

第二章　人力资源战略与规划………………… 43

第一节　人力资源战略 44

一、人力资源战略的概念与内容 44

二、人力资源战略与组织战略的整合 45

三、人力资源战略的管理过程 48

第二节　人力资源规划 49

一、人力资源规划的概念 49

二、人力资源规划的内容 50

三、人力资源规划的分类 51

四、人力资源规划的作用 52

五、人力资源规划制订的步骤 52

第三节　人力资源供需预测与平衡 55

一、人力资源需求预测 56

二、人力资源供给预测 57

三、人力资源供需平衡分析 60

第三章　职位分析与胜任素质模型 …… 64

第一节　职位分析概述 65

一、职位分析的概念 65

二、职位分析的作用 66

三、职位分析的内容 67

四、职位分析的程序与步骤　67
五、职位分析的方法　70
六、职位说明书　79
第二节　职位设计　82
一、职位设计的概念、作用与要求　82
二、职位设计的方法　83
三、职位设计的模式　85
第三节　胜任素质模型　86
一、胜任素质模型概述　86
二、任职资格与胜任素质模型　88
三、胜任素质模型的构建　88
四、胜任素质模型的应用　89

第四章　员工招聘　92
第一节　员工招聘概述　93
一、招聘的概念与意义　93
二、企业招聘目标和原则　94
三、影响招聘的因素　95
四、招聘的职责划分　96
五、招聘的流程　96
第二节　人员招募　98
一、内部招募　98
二、外部招募　99
三、内部招募与外部招募的比较　100
第三节　人员甄选　101
一、甄选的概念与重要性　101
二、甄选的内容　101
三、甄选的方法　102
第四节　人员录用与招聘评估　115
一、人员录用　115
二、招聘评估　117
第五节　医药企业员工招聘　120
一、我国医药企业招聘管理现状　120
二、医药企业招聘质量提升的方法　121
三、医药企业招聘相关技巧　123

第五章　培训与开发　128
第一节　培训与开发概述　129
一、培训与开发的含义　129

二、培训与开发的分类　130
三、培训与开发的作用　131
四、培训与开发的原则　132
五、培训的误区　133
六、培训与开发的新趋势　134
第二节　培训管理　134
一、培训需求的分析　135
二、培训计划的制订　138
三、培训计划的实施　139
四、培训成果的转化　141
五、培训效果的评估　143
第三节　培训与开发的主要方法　145
一、直接传授式培训　145
二、实践性培训　147
三、体验式培训　148
四、电子化培训　150
五、团队建设法　151
第四节　医药组织典型人群培训策略　152
一、医药组织新员工的培训　152
二、医药销售人员的培训　153
三、医药研发人员的培训　154
四、医疗技术人员的培训　155
五、医药管理人员的培训　156

第六章　绩效管理　161
第一节　绩效管理概述　162
一、绩效的含义与特点　162
二、绩效管理与意义　163
三、绩效考核与绩效管理　164
四、绩效管理中存在的主要问题　165
第二节　绩效管理的基本流程　166
一、绩效计划　166
二、绩效沟通与辅导咨询　168
三、绩效考核　169
四、绩效反馈　173
第三节　绩效考核指标体系设计　177
一、绩效考核指标的确定　177
二、绩效考核指标权重的设定　179

三、绩效考核标准的确定 180
第四节 绩效考核的基本方法 180
一、比较法 181
二、简单清单法 182
三、关键事件法 182
四、绩效考核量表法 183
五、行为评分法 183
六、目标管理法 184
七、平衡计分卡绩效考核法 186
八、全方位绩效考核法 187
第五节 医药企业的绩效考核 188
一、研发人员的绩效考核 188
二、销售人员的绩效考核 190

第七章 薪酬管理 194
第一节 薪酬管理概述 195
一、薪酬管理的含义 195
二、薪酬管理的主要内容 197
三、薪酬管理的意义 198
四、影响薪酬管理的因素 199
五、薪酬管理的原则 201
第二节 薪酬制度与基本薪酬管理 203
一、薪酬制度设计的基本要求 203
二、薪酬制度的评价 204
三、常见的薪酬制度 204
四、薪酬的基本决策 207
五、基本薪酬管理流程 208
第三节 可变薪酬管理 210
一、个体可变薪酬 210
二、群体可变薪酬 213
三、可变薪酬设计的程序 216
四、可变薪酬设计的艺术 216
第四节 福利管理 217
一、福利的概念与特点 217
二、福利的作用 218
三、福利的种类 219
四、影响福利管理的因素 220
五、福利管理的程序 220

六、有效的福利管理 221
七、福利管理的发展趋势 222
第五节 医药薪酬福利管理 223
一、医药企业薪酬管理的形式 223
二、医药薪酬管理的发展趋势 226
三、医药员工的福利管理 227

第八章 职业生涯规划与管理 230
第一节 职业生涯规划与管理概述 231
一、职业生涯规划与管理的概念 231
二、职业生涯规划与管理的内容 232
三、职业生涯规划与管理的特点 233
四、职业生涯规划与管理的意义 234
第二节 职业生涯规划与管理理论 234
一、职业选择理论 234
二、职业发展阶段理论 235
三、职业生涯管理理论 236
第三节 职业生涯规划 236
一、职业定位 236
二、职业目标 237
三、职业选择 238
四、职业生涯规划调整 238
第四节 职业生涯管理与开发 239
一、个人职业生涯管理与开发 239
二、组织职业生涯管理与开发 241

第九章 劳动关系管理 245
第一节 劳动关系管理概述 246
一、劳动关系的概念 246
二、劳资合作的主要模式 246
三、劳动关系的性质 247
四、劳动关系的表现形式 247
五、劳动关系的基本内容 248
六、劳动关系管理制度 248
第二节 劳动合同管理 248
一、劳动合同管理概述 249
二、劳动合同的内容 251
三、劳动合同的订立 251
四、劳动合同的履行与变更 253

五、劳动合同的解除与终止 　255

六、违反劳动合同的责任 　257

七、特别规定 　259

第三节　劳动争议处理 　262

一、劳动争议处理概述 　262

二、劳动争议调解 　265

三、劳动争议仲裁 　266

四、劳动争议诉讼 　268

第四节　离职管理 　269

一、员工离职的内涵及类型 　269

二、员工离职的影响因素 　270

三、员工离职的流程与管理 　271

第十章　人力资源管理前沿 …………… 276

第一节　跨文化人力资源管理 　276

一、跨文化人力资源管理概述 　277

二、跨文化人力资源管理模式 　278

三、跨文化人力资源管理策略 　279

第二节　医药人力资源外包 　280

一、医药人力资源外包概述 　281

二、医药人力资源外包的优势 　285

三、医药人力资源外包的风险 　286

四、医药人力资源外包风险的规避措施 　287

主要参考文献 ………………………… 291

第一章
人力资源管理导论

扫一扫，查阅本章数字资源，含PPT、音视频、图片等

学习目标

1. 掌握人力资源、人力资本、人力资源开发、人力资源管理的概念；传统人事管理与现代人力资源管理，以及人力资源与人力资本之间的区别与联系。

2. 熟悉人力资源、人口资源、劳动力资源与人才资源之间的关系；人力资源管理的基本原理、角色定位与职责分担；HR 三支柱模式的内涵与特点。

3. 了解人力资源的特征、人力资源管理的演变过程；医药行业人力资源管理的现状及存在的问题。

【导入案例】

福康制药股份有限公司的"人事"问题

福康制药股份有限公司位于长江三角洲，是董事长兼总经理林一国于 7 年前创办的，专门生产抗生素、营养素之类的产品。从一开始，公司的做法就是大胆放权，各车间主任和科室负责人都各自包下自己部门的人事职能，对自己手下的人，从招聘、委派、考核、升迁、奖惩都由他们自己说了算，公司领导基本不过问。

经过 7 年发展，公司规模扩大到 540 多人，业务也复杂起来。林总发现当初那几年全公司"一个和睦大家庭"的气氛消退了，近两年员工士气在不断下降。班子开会研究，一致决定，应该专门设一个管人事的职能办公室了。但这个办公室该设在哪一级，班子意见不一致。争论再三，才决定设在生产厂长之下，办公地点在生产厂进门左边一间小房间内。该办公室有主任一名，并配一名秘书。

公司财务科有位成本会计师，叫李亮。他 5 年前从北方一所大学工商管理专业毕业，经他的父亲、林总的一位亲戚推荐，来公司财务科工作。那时公司还小，分工不细，他聪明能干，科长让他管成本控制，不久就熟练了。他的工作使他跟生产与营销两方面的人都多有接触，人缘甚佳。林总觉得这小伙子工作自觉，受到大家喜爱。但李亮却常说："我并不喜欢干财会，我其实爱搞人事工作，跟人打交道，不爱跟数字打交道。"那天在食堂，他正巧跟总经理秘书小周同桌吃饭，从小周那里听到公司要设"人事办"的消息。于是他闻风而动，马上递上书面申请，要求当这"人事办"主任。经过董事会讨论，他如愿以偿当上了"人事办公室主任"。上任前，林总关照他说："你这人事办公室干的好坏，对全厂工作很重要。"

李亮新官上任三把火，上任伊始，他就向各车间主任发出书面通知说："为适应公司的扩展，公司领导决定对全厂员工的人事管理实行集权。为此成立本办公室，今后各车间一切人事方面的决定，未经本主任批准，一概不得擅自执行。"

通知下发后，各车间主任们对此政策变化普遍不满，都说："小李这小子太狂了，一朝权在手，便把令来行，手太长了。"厂长听到主任们的抱怨后说："工人们已经跟刚招来时不同了，难管多了。"厂长有一回见到一位车间主任，问为什么生产下降了，主任答道："我手脚给捆住了，还怎么管得了工人。如今奖励、惩罚、招聘、辞退，我都没了权，叫我怎么控制得了他们？怎么让他们出活？"

有一天，有位女工闯进人事办公室气冲冲地说，她被车间主任无缘无故地辞退了。李亮说："别急，让我先搞清楚情况。"于是给那个车间主任挂了电话："喂，三车间张主任吗？我是李亮，你们车间林达芬是怎么回事？"

"我炒了她鱿鱼。"

"这我知道，但为什么？"

"很简单，我不喜欢她。"

"你知道，没有人事办批准，你是不能随便辞退工人的。"

"是吗？可是我已经辞退她了。"

"老张，你不能这么办。你总得有个站得住的理由才行……"

"我不喜欢她——这就够了。"

电话到此给挂断了。

李亮把这事向厂长做了汇报，最后是厂长做了不少工作，坚持让女工复职，这事才平息下来。但主任们关于招的工人素质差、自己没有人事权、管不了的抱怨却有增无减；主任们主张人事办应当管的事越少越好。这事终于闹到厂长那里去了，但林总出差走访用户去了。厂长认为，现在这厂的规模还不算大，用不着设一个专门的人事职能部门，还是用行之有效的老办法，让各车间主任自己管本部门的人事工作，李亮还是回财务科做原来的成本会计为好。但左思右想，难以定夺。最后厂长决定，等几天林总回来后，请示了再定。

资料来源：http://wenda.so.com/q/1378583508061311

【思考】

1. 你认为该公司这样处理人事职能恰当吗？为什么？

2. 李亮请求干人事工作，是否正确？为什么？

3. 你若是林总，回来听了厂长的汇报，会怎样决定？

4. 福康公司实行的是传统人事管理还是现代人力资源管理？

第一节　人力资源概述

21 世纪是一个以知识为主宰的时代，人力资源与知识资本优势的独特性成为组织重要的核心技能，没有优秀的人力资源，就没有卓越的组织。人力资源的价值成为衡量组织核心竞争力的标志。

一、人力资源的概念

资源作为经济学术语，泛指社会财富的源泉，经济学把可以投入到生产中创造财富的一切生产条件和要素统称为资源，包括人力资源、自然资源、资本资源和信息资源等。其中，人力资源是生产活动中最活跃的因素，是最宝贵的资源，是第一资源。

　　人力资源这一名词最早于1919年由约翰·R·康芒斯（J.R.Commons）在其所著的《产业信誉》一书中所使用。但是最早、最系统地界定现代意义上的"人力资源"的是现代管理学之父彼得·德鲁克（Peter Drucker），他在1954年出版的《管理的实践》一书中提出。人力资源与其他所有资源相比较而言，唯一的区别就是它是人，并且是经理们必须考虑的具有"特殊资产"的资源。

　　关于人力资源的概念，国内外学者有很多不同的认识和表述，主要可以分为两类：第一类，从能力的角度进行定义，认为人力资源是能够推动整个经济和社会发展的劳动能力，即处在劳动年龄的已经直接参加劳动或尚未参加劳动人口的能力。第二类，从人的角度进行定义，认为人力资源是在一定时期内，一个国家或地区能够推动国民经济和社会发展的、具有脑力劳动和体力劳动能力的人的总和。在这两类定义中，从能力的角度出发来解释人力资源的含义更接近于它的本质。因为资源是资本财富形成的来源，而人对财富形成起贡献作用的正是人所具有的知识、经验、技能、体能等能力。从这个角度说，人力资源的本质是能力，人只是一个载体而已。

　　所谓人力资源是人所具有的能创造价值、且能够被组织所利用的体力和脑力的总和。这个概念包括三个要点。

　　第一，人力资源的本质是人所具有的体力和脑力的总和，即劳动能力。

　　第二，这个劳动能力必须是财富形成的来源，即要能对财富的价值创造起贡献作用。

　　第三，这个能力还必须能够被组织所利用。

二、人力资源的构成

　　人力资源由数量和质量两方面构成。

（一）人力资源的数量

　　人力资源的数量是指一个国家或地区拥有的具有劳动能力的人口资源，也就是劳动力人口的数量，具体反映由就业、求业和失业人口所组成的现实人力资源。一个国家或地区的人力资源数量由八大部分构成。

　　1. 适龄就业人口　适龄就业人口是指处于劳动年龄之内、正在从事社会劳动的人口，它占据人力资源的大部分。

　　2. 未成年就业人口　未成年就业人口是指尚未达到劳动年龄、已经从事社会劳动的人口。

　　3. 老年就业人口　老年就业人口是指已经超过劳动年龄、继续从事社会劳动的人口。以上三部分构成就业人口的总体。

　　4. 求业人口或待业人口　求业人口或待业人口是指处于劳动年龄之内、具有劳动能力并要求参加社会劳动的人口，它与前三部分一起构成经济活动人口。

　　5. 就学人口　就学人口是指处于劳动年龄之内、正在从事学习的人口。

　　6. 家务劳动人口　家务劳动人口是指处于劳动年龄之内、正在从事家务劳动的人口。

　　7. 服役人口　服役人口是指处于劳动年龄之内、正在部队服役的人口。

　　8. 其他人口　其他人口是指处于劳动年龄之内的其他人口。

　　人力资源的构成见图1-1。

	未成年就业人口	适龄就业人口			老年就业人口	
		求业人口				
		就学人口	家务劳动人口　服役人口　其他人口			
		病残人口				
0 岁	少年人口	16 岁	劳动适龄人口	60/55 岁	老龄人口	

图1-1　人力资源的构成

影响人力资源数量的因素主要有三个方面。

（1）人口总量及其人口自然增长率　由于劳动力人口是人口总体中的一部分，人力资源的数量又体现为劳动人口的数量，因此，人口总量及通过人口的自然增长形成的人口变化决定了人力资源数量，即人口的状况决定了人力资源的数量。

（2）人口的年龄结构　人口的年龄构成是影响人力资源的一个重要因素。在人口总量一定的情况下，人口的年龄构成直接决定了人力资源的数量。劳动适龄人口在人口总量中所占的比重较大时，人力资源的数量相对会较多。相反，人力资源的数量相对会比较少。

（3）人口迁移　人口迁移可以使一个地区的人口数量发生变化，继而使人力资源的数量发生变化。人口迁移可由多种原因造成。一般情况下，主要由经济方面因素造成。如由贫困地区向富裕地区迁移；由低收入地区向高收入地区迁移；由发展前景小的地区向发展前景大的地区迁移；由于国家整体战略规划造成的人口迁移。

（二）人力资源的质量

人力资源的质量是对人力资源在质上的规定性，该指标具体反映在构成人力资源总量的劳动力人口的整体素质上，即指人力资源所具有的体质、智力、知识、技能水平，以及劳动者的劳动态度，一般体现在劳动者的体质、文化、专业技术水平及劳动积极性上。在统计与使用中，常常用健康状况、受教育程度、劳动者技术等级状况，以及劳动态度等指标进行衡量。

人力资源的质量是指一个国家或者地区拥有劳动者的身体素质、智能素质、心理素质及劳动技能水平的统一。劳动者在劳动中表现出的体力、知识、智力和技能水平，反映了人力资源的质量状况（图 1-2）。

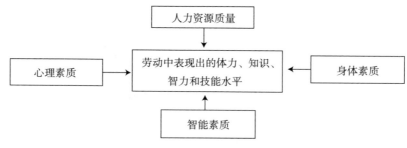

图1-2　人力资源的质量

三、人力资源与相关概念比较

人力资源是一个涵盖面很广的理论概括，分析人力资源与人口资源、劳动力资源、人才资源的关系，有助于准确地理解人力资源的实质和内涵。

（一）人力资源与人口资源、劳动力资源、人才资源

1. 人口资源　人口资源是指一个国家或地区所拥有的人口的总量，主要表现为人口的数量，是人力资源、劳动力资源、人才资源来源的基础。

2. 劳动力资源　劳动力资源是指一个国家或地区在劳动年龄范围内具有劳动能力的人口总和，即人口资源中在劳动年龄范围内且拥有劳动能力的那一部分人。

3. 人才资源　人才资源是指一个国家或地区中具有较强专业技术能力、创造能力、管理能力、研究能力，在价值创造过程中起关键或重要作用的那部分人。人才资源是人力资源的一部分，即优质的人力资源。

广义的人力资源强调人们所具有的能够推动国民经济与社会发展的智力劳动和体力劳动的能力，因此超出了劳动力资源的范围，涵盖了全部人口资源中具有劳动能力的人。人口资源、人力资源、劳动力资源与人才资源四者之间的关系依次为包含关系和数量关系（图1–3、图1–4）。

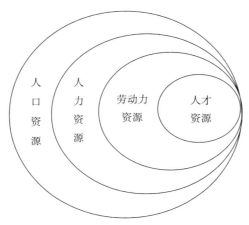

图 1–3　人口资源、人力资源、劳动力资源与人才资源的包含关系

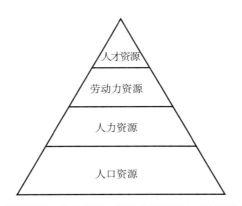

图 1–4　人口资源、人力资源、劳动力资源与人才资源的数量关系

（二）人力资本与人力资源

人力资本理论的创始人是美国芝加哥大学教授西奥多·舒尔茨，他在 1960 年发表《人力资本投资》的就职演说时阐明了关于人力资本的观点。舒尔茨认为，人力资本（humancapital）是通过对人力资源投资而体现在劳动者身上的体力、智力和技能。它是另一种形态的资本，与物质资本共同构成了国民财富，而这种资本的有形形态就是人力资源。

　　人力资本与人力资源是两个密切相关却又内涵各不相同的概念，各自有着不同的理论体系。但是在许多理论和实践中，人们经常将它们相提并论，因而引起了很多的混乱。因此，有必要认识和厘清人力资本与人力资源的关系。

　　1. 人力资本与人力资源的联系　从概念的角度来看，人力资源是指能够进入流通领域的劳动人口；人力资本是指经过投资而形成的凝结在人体内的能够带来预期回报的知识、技能、健康和态度等因素的总和。这两个概念外表上虽然大相径庭，但本质上却有相通之处。作为能够进入流通领域的劳动人口——人力资源个体的构成因素包括知识、技能、健康和态度，人力资本则是知识、技能、健康和态度等因素的总和。因此，有些学者把人力资本看作是劳动者的劳动能力，这是很有道理的。也就是说，每个人力资源个体都拥有一定的人力资本，只不过是存量不同而已。通过开发能够使人力资源个体形成或是提升其体内的人力资本，这个过程就是投资的过程。

　　从人力资源再生产的角度看，人力资源的生产环节就是对人力资本投资以形成新的人力资本的过程，人力资源的流通环节就是人力资本的配置过程，人力资源的消费环节就是以人力资本进行投资获取预期回报的过程。所以人力资源再生产的全过程与人力资本再生产的全过程高度一致，以至于可以这么说，人力资源再生产的全过程就是人力资本再生产的全过程。

　　因此可以断定，人力资源是一种资本性的资源。一方面，通过投资而形成人力资本，其质量的提高取决于后天社会和个人投资的程度；另一方面，人力资源投入消费的结果是人力资源个体能够获得预期的回报。

　　2. 人力资本与人力资源的区别　尽管人力资本与人力资源有着密切的联系，但两者毕竟是两个不同的概念。人力资源是一种资源，人力资本是一种资本，两者有着根本性的区别。作为一种资源，人力资源也是社会财富的来源，其消费能够产生社会财富；作为一种资本，人力资本也能带来剩余价值。两者的区别主要体现在三个方面。

　　（1）在社会财富和社会价值的关系上不同　人力资本是由投资形成的，强调以某种代价获得的能力或技能的价值，投资的代价可在提高生产力过程中以更大的收益收回。因此，劳动者将自己拥有的智力和体力投入到生产过程中参与价值创造，就要据此来获取相应的劳动报酬和经济利益，它与社会价值的关系应该说一种由因和果的关系。人力资源则不同，作为一种资源，劳动者拥有的智力和体力对价值的创造起到了重要的贡献作用。人力资源强调人力作为生产要素投入到生产过程中的生产和创造能力，它在生产过程中可以创造产品，创造财富，促进经济发展。它与社会价值的关系应当说是一种由果溯因的关系。

　　（2）两者研究问题的角度和关注重点不同　人力资本是从成本收益的角度研究人在经济增长中的作用，强调投资付出的代价及其收益，研究的是价值增值的速度和幅度，关注的重点是收益问题。人力资源则不同，它将人作为财富的来源看待，是从投入产出的角度研究人对经济发展的作用，关注的重点是产出问题，即人力资源对经济发展的贡献有多大、对经济发展的推动力有多强。

　　（3）人力资源与人力资本的计量形式不同　人力资源是存量概念，人力资本兼有存量和流量的概念。人力资源是指在一定时间、一定空间内人所具有的对价值创造起贡献作用，并且能够被组织所利用的体力和脑力总和。人力资本从生产的角度看，表现为经验的不断积累、技能的不断提高、产出量的不断变化和体能的不断消耗；从投资的角度看，表现为投入到教育培训、迁移和健康等方面的资本在人身上的凝结。

　　引入人力资本的概念，对于人力资源管理在理论上大有裨益。比如，人力资本投资、人力资本收益、人力资本价值等分析理论，对人力资源的教育培训、人力资源的效益、人力资源的薪酬回报等有很大的帮助。企业家人力资本理论和科学家人力资本理论，对企业特殊人力资源的配置和分配也有很大的帮助。从某种角度上说，人力资本理论是人力资源管理的理论基础。

人力资本合伙人制度

除了组织和管理变革外，在互联网时代还有一个重大的变化就是利益分享机制的变化，从人力资源走向人力资本。所以海尔提出超值分享，华为要实行获取分享制。总之，企业的利益分享机制正在发生变化。

未来可能会是知识雇佣资本，一个人少量控股甚至不控股就可以实现对这个企业的有效控制，称之为人力资本合伙人制度。这方面阿里巴巴比较有代表性。

当年阿里巴巴的股权结构是日本软银集团孙正义占 34.4% 的股份，雅虎占 22.5%，马云只占到 8.9%，蔡崇信占 3.6%，陆兆禧等高管和其他社会资本（包括员工持股）共占 30.6%。雅虎的股份也可能属于孙正义，因此孙正义才是真正阿里巴巴的大股东。如果从股权来讲，阿里巴巴应该算是日本企业，但实际上马云和他的创业合伙人掌控着企业的日常经营决策。

阿里巴巴在美国上市，就是因为美国承认人力资本合伙人制度。人力资本合伙人制度最大的特点是同股不同权。资本方不参与企业经营管理，企业的经营权、管理权由企业创始人和职业经理人进行。这就是为什么马云只占 8.9% 的股份，但可以有效控制这个企业的原因。

阿里巴巴的人力资本合伙人主要来自两方面：马云自己培养的合伙人和空降的技术人才。就财富来讲，马云虽然只有 8.9% 的股份，但市值为 130 多亿美元。阿里巴巴上市后，杭州一下就多了成百上千位千万级、亿万级富翁。

这反映出一个趋势：在互联网时代，人们不一定要通过控股而获得财富和价值，通过知识、能力和人力资源的付出，把企业做大、把企业价值做大，同样可以获得极大的财富和价值。

所以未来将进入人力资本价值管理时代。它具有三个特点：第一，人力资本成为企业价值创造的主导要素。第二，人力资本不仅要获得工资待遇，还要参与企业的利益分享。第三，人力资本不仅要参与企业的利益分享，而且要参与企业的经营管理。

资料来源：http://weixin.niurenqushi.com/article/2015-03-11/2000941.html

四、人力资源的基本特征

人力资源与其他资源（如自然资源、资本资源、信息资源等）相比，具有五个基本特征。

（一）能动性

能动性是人力资源与其他资源的最根本区别。人力资源具有情感、思维和思想，具有主观能动性，能够有目的、有意识地主动利用其他资源去推动社会和经济的发展，因而它在组织的发展过程中起到了积极和主导作用，其他资源则处于被动使用的地位。另外，人力资源还是唯一能起到创造作用的因素。人所具有的创造性思维能发挥出两方面的作用：一是在组织发展中能创造性地提出一些新方法，加速组织的发展和进步；二是能适应环境变化和发展要求，担负起应变、进取、创新发展的任务，进而使组织充满活力。

（二）两重性

人力资源既是投资的结果，同时又能够创造财富。换言之，人力资源既是生产者，又是消费者。研究证明，对人力资源的投资，无论是对社会还是对个人所带来的收益都要远远大于对其他资源投资所产生的收益。

（三）时效性

人力资源的形成、开发和利用都会受到时间的限制。从个人成长角度看，人才的培养有幼稚期、成长期、成熟期和退化期 4 个阶段。相应地，人才的使用则经历培训期、适用期、最佳使用期和淘汰期 4 个阶段。这是由于随着时间的进程，社会在进步，科学技术也在不断发展，这就使得人的知识或技能相对老化。人力资源的开发与管理必须尊重人力资源的时效性特点。

（四）再生性

与物质资源一样，人力资源在使用过程中也会出现有形磨损或无形磨损。有形磨损是指人自身的疲劳或衰老，这是不可避免、无法抗拒的损耗。无形磨损是指人的知识或技能与科学技术发展相比的相对老化。不过，人力资源可以实现自我补偿，自我更新，自我丰富。这就要求人力资源的开发与管理要注重终身教育和学习，加强后期培训与开发。

（五）社会性

由于每个民族（群体）都有自身的文化特征，每一种文化都是一个民族（群体）共同的价值取向，但是这些文化特征是通过人这个载体表现出来的。由于每个人受自身文化和环境影响的不同，其个人的价值观也可能不同，他们在工作、生活及社会交往等活动中，其行为可能会与民族（群体）文化所倡导的行为准则发生矛盾，可能会与他人的行为准则发生矛盾，这就要求人力资源管理要注重团队建设，注重人与群体、人与社会、人与人的关系及利益的相互协调与整合。

第二节   人力资源管理与开发

一、人力资源管理的概念

人力资源管理的概念是继彼得·德鲁克 1954 年提出人力资源概念之后，1958 年由美国社会学家怀特·巴克（E.Wight.Bakke）首次提出的。对于这一概念，目前虽然学术界有不同的理解和表述，但实质内容并无太大分歧。所谓人力资源管理，是指为了实现组织的战略目标，对组织人力资源进行的规划、招聘、使用、保留和激励等各个环节的管理活动的总和。

我国台湾地区的著名人力资源管理专家黄英忠提出：人力资源管理是将组织所有人力资源做最适当的获取、开发、维持和使用，以及为此所规划、执行和统制的过程。国内著名学者彭剑峰认为，人力资源管理是根据组织和个人发展的需要，对组织中的人力这一特殊的战略性资源进行有效开发、合理利用与科学管理的机制、制度、流程、技术和方法的总和。这一观点在国内的宏观人力资源管理研究中，具有一定的代表性。

二、传统人事管理与现代人力资源管理的区别

传统人事管理与现代人力资源管理有着很大的区别：前者注重事，以事为主；后者注重人，以人为本，注重开发人的潜能。如果说传统人事管理属于刚性管理的话，那么现代人力资源管理则是刚柔并济，以柔为主。现代人力资源管理与传统人事管理的区别见表 1–1。

表 1–1 现代人力资源管理与传统人事管理的区别

比较项目	现代人力资源管理	传统人事管理
管理视角	视员工为第一资源	视员工为成本
管理目的	组织和员工利益的共同实现	组织短期目标的实现
管理活动	重视培训开发	重使用，轻开发
管理内容	非常丰富	简单的事务管理
管理地位	战略层	执行层
部门性质	生产效益部门	单纯的成本中心
管理方式	强调民主、参与	命令式、控制式
管理模式	以人为中心	以事为中心
管理性质	战略性、整体性	战术性、分散性

资料来源：范勇军.人力资源实战管理模式：工作流程·范本实例·操作实务.广州：广东经济出版社，2004.

三、人力资源管理的内容

人力资源管理的内容主要包括人力资源规划、职位分析、员工招聘、培训与开发、绩效管理、薪酬管理、职业生涯管理、劳动关系管理等。

1. 人力资源规划 人力资源规划是指根据企业目前的人力资源状况，为了满足企业实现战略目标对人力资源质量和数量方面的需要，对人力资源的引进、保持、提高、流出所做出的预测及其他相关事项。

人力资源规划是企业人力资源管理的一项基础性工作，人力资源规划的目的是保证企业人力资源供给和需求的平衡，优化人力资源结构，并为人力资源的其他各项工作提供保障。

2. 职位分析 职位分析是人力资源管理中的一项基础性工作，是对企业不同职务的设置目的、岗位性质、职责、工作任务、工作内容、权力和隶属关系、工作条件和环境，以及员工为履行岗位任务所需的资格条件等所做的系统分析和研究。职位分析的结果是形成职位说明书和岗位规范。

职位分析是企业人力资源管理的基石。企业人力资源管理中的其他活动，如人力资源规划、员工招聘、员工培训、员工绩效管理及薪酬管理等，都要在职位分析的基础上才能开展。职位分析在企业人力资源管理中具有很重要的作用。

3. 员工招聘 招聘是指为了实现企业的目标，人力资源管理部门和相关职能部门根据组织战略和人力资源规划的需求，通过各种渠道和方法，把符合职位要求的求职者引进到企业中，以弥补岗位空缺的过程。

录用是人员招聘的主要环节之一，主要指对应聘人员进行挑选之后，对候选人进行录取和任用的一系列具体事宜（决定并通知录用人员、合同签订、员工的初步安排、试用和正式录用等）。在这一环节，招聘者和求职者都要做出决策，以达到个人和岗位的最终匹配。

有效的招聘和录用具有提高员工满意度、降低员工流失率、减少甚至无须支付员工培训成本、增强团队工作士气、减少工作纠纷和提高组织绩效水平等作用。

4. 培训与开发 培训是指企业为了实现其战略发展目标，满足培养人才、提升员工职业素养的需要，采用各种方法对员工进行有计划的教育、培养和训练的活动过程。开发是指企业根据员工需求和组织发展需求对员工的潜能开发与职业发展进行系统设计与规划的过程。培训和开发的最终目的在于通过提升员工的能力实现员工与企业的共同成长。

有效的培训和开发可以传授给员工与工作相关的知识和技能，提高员工的终生就业能力，从而为企业吸引和保留人才、建立学习型组织及营造优秀企业文化等提供必要的支持。

5. 绩效管理　绩效管理是组织为实现企业发展战略目标，运用特定的标准和指标，采用科学的方法与员工共同进行绩效计划、绩效沟通、绩效评价和绩效反馈，持续改进员工个人绩效，最终提高组织绩效的管理过程。

绩效管理的目标是不断改善组织氛围，优化工作环境，持续激励员工，提高组织效率。有效的绩效管理有助于组织真正地了解自身，改善绩效，保证员工与组织目标一致，提高员工满意度，优化和协调人力资源管理等。

6. 薪酬管理　薪酬管理是指企业在发展战略指导下的动态管理过程，确定、分配和调整员工薪酬与福利支付原则、薪酬与福利策略、薪酬与福利水平、薪酬与福利结构和薪酬与福利构成。

科学、有效的薪酬管理具有推动和支持企业战略目标的实现，确立企业的竞争优势；满足员工的需求，激发员工潜能，开发员工能力；调和劳资关系，推动社会和谐发展等作用。

7. 职业生涯管理　职业生涯管理是企业帮助员工制定职业生涯规划和帮助其职业生涯发展的一系列活动。职业生涯管理应作为满足管理者、员工、企业三者需要的一个动态过程。管理者必须鼓励员工对自己的职业生涯负责，企业必须提供自身的发展目标、政策、计划等，并帮助员工做好自我评价、培训、发展等。当个体目标与组织目标有机结合起来时，职业生涯管理就会意义重大。因此，职业生涯管理是从企业出发的职业生涯规划和职业生涯发展。

8. 劳动关系管理　劳动关系是指企业与员工在劳动过程中发生的以经济利益为核心的各种关系的总和。劳动关系管理主要包括劳动合同管理、劳动纠纷管理、员工满意度管理和沟通与冲突管理等。

劳动关系管理的总目标是依据劳动关系管理的法律法规，缓解、调整企业劳动关系的冲突，创造良好的工作氛围和良好的人际关系环境，最大限度地促进劳动关系的和谐，以提高企业管理效率，实现组织战略目标。

人力资源管理工作是一个有机的整体，人力资源管理六大业务模块之间相互作用，密不可分。人力资源管理各项业务工作必须到位，并且根据不同的情况，不断地调整工作重点，以保证人力资源管理的良性运作，促进企业战略目标的实现。

人力资源管理的基本职能与功能见图1-5。

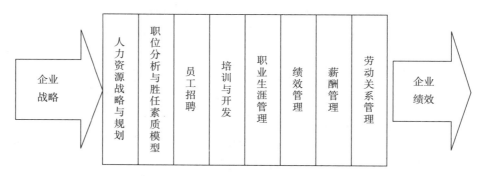

图1-5　人力资源管理的基本职能与功能

四、人力资源管理的角色与职责分担

人力资源管理要支撑企业的竞争优势，帮助企业获得可持续成长与发展，除了要建立以核心竞争力为导向的人力资源管理体系之外，还必须对人力资源管理在企业中扮演的角色重新进行界定，并在此基础上进一步明确人力资源管理不仅是人力资源部门的职责，更是企业的高层管理者与直线管理者所必须履行的职责，是他们管理工作的关键组成部分。因此，提高人力资源管理战略地位的两个关键命题，一是人力资源管理在现代组织中的角色定位；二是人力资源管理在组织各层、各类人员中的责任分担。

（一）人力资源管理在现代组织中的角色定位

随着 21 世纪知识经济时代的到来，人力资源是组织的第一资源、是组织获取竞争优势的根本源泉已形成共识。这一变化使人力资源管理发生了深刻的变化，即逐步从传统的强调专业职能角色的人力资源管理向基于战略的人力资源管理转变。要实现这种转变，除了要在理论、技术和方法上解决人力资源管理如何支撑企业战略外，还需要对人力资源管理在组织中的角色重新进行定位，在组织的日常运营中强化人力资源管理的战略职能，提升人力资源管理在整个运作体系中的位置。

目前，国内外有关人力资源管理的角色定位有多种说法，从国内相关研究看，中国人民大学彭剑锋教授提出，人力资源管理必须在企业中扮演战略伙伴、专家（顾问）、员工服务者和变革的推动者 4 种角色，并对每一种角色要求的行为和结果进行了详细说明（表 1–2）。

表 1–2　人力资源管理的 4 种角色

角色	行为	结果
战略伙伴	组织战略决策的参与者，提供基于战略的人力资源规划及系统解决方案	将人力资源纳入组织的战略与经营管理活动当中，使人力资源与组织战略相结合
专家（顾问）	运用专业知识和技能研究开发组织人力资源产品和服务，为组织人力资源问题的解决提供咨询	提高组织人力资源开发与管理的有效性
员工服务者	与员工沟通，及时了解员工的需求，为员工及时提供支持	提高员工满意度，增强员工忠诚感
变革的推动者	参与变革与创新，组织变革（并购与重组、组织裁员、业务流程再造等）过程中的人力资源管理实践	提高员工对组织变革的适应能力，妥善处理组织变革过程中的各种人力资源问题，推动组织变革过程

（二）人力资源管理的职责分担

现代人力资源管理越来越强调人员的参与，人力资源管理不仅是人力资源部门的事情，更是各层各类管理者的共同职责。因此，必须对人力资源管理者的各类参与者进行明确的界定，并且对其职能进行合理的定位，有效地促进组织内部的人力资源管理的职责分担，从而使人力资源管理真正变成组织的战略伙伴，以及人力资源管理产品的开发者和提供者。在组织中，参与人力资源管理的主要责任主体包括组织的高层管理者、直线管理人员、人力资源部门和组织的每一位员工。组织各类人员在人力资源管理中的责任和角色见表 1–3。

表 1-3   组织各类人员在人力资源管理中的责任和角色

责任主体	责任	角色
高层管理者	从大局着眼把握未来人力资源管理发展方向，倡导组织各级管理者都关心人力资源问题，并承担人力资源管理责任	人力资源战略的倡导者、人力资源政策的制定者、领导团队的建设者、人力资源政策导向的把握者、自我管理者
直线管理人员	现有直线职能管理体制下，各中心、部门主管是人力资源管理和组织文化最直接的体现者，应承担相应的职责	人力资源政策和制度的执行者、人力资源具体措施的制定者、人力资源管理氛围的营造者
人力资源部门	从权力机构转变为专业化秘书、咨询机构，对组织人力资源管理起决策支持作用	人力资源开发与管理方案的制定者、人力资源政策和制度执行的监督者、人力资源管理人员的专业化
员工本人	由他律到自律、自我开发与管理	心理契约，团队管理，学习型人才与学习型组织，职业生涯管理，跨团队、跨职能的合作

五、人力资源开发与管理的关系

（一）人力资源开发的概念

人力资源开发主要指国家或地区、企业、家庭、个人的正规国民教育，在职学历教育，职业技能培训，以及人的使用和启发智力等一系列活动，从而达到培养各类人才、开发人的潜能、提升人的质量的目的。

（二）人力资源开发与管理的关系

人的一生可分为三大阶段：输入阶段、输出阶段和淡出阶段。

第一阶段为输入阶段。这一阶段，个人被输入大量的知识、经验和信息。这一阶段的时间从学龄 6 岁开始，受教育的时间长度分别为 12 年（高中毕业或中专毕业）、15 年（大学专科毕业）、16 年（本科毕业）、19 年（硕士研究生毕业）、22 年（博士研究生毕业），加上学龄前的家庭教育和社会教育的 6 年，人们的从业年龄一般在 18 ～ 28 岁。输入阶段也是人力资本投资最集中的阶段。在输入阶段，个别人可能会勤工俭学、参加社会实践活动等，但这一阶段始终以输入为主。

第二阶段为输出阶段，也叫从业阶段。这一阶段个人输出其知识、智能、信息、劳动和服务。在这一阶段，人们以输出劳动和服务为主，随着时代的变迁和知识的更新，人们也需要一些补充输入、继续教育和再教育。在人生输出阶段的输入多数是业余的、短期的或间断性的。

第三阶段是淡出阶段。这一阶段是社会和组织对其曾经输出的劳动和服务的回报。这种回报使人们获得了更加自由的时间和空间，可以发挥自己所长，把在输出阶段因时间和工作的限制无法展现的才华和无法实现的某些理想在这一阶段中表现出来，如绘画、写作、音乐、旅游等。

人力资源管理主要表现在输出阶段（图 1-6）。人力资源管理的对象主要是正在从事体力劳动和脑力劳动的人，包括从人力资源规划、招聘开始，到退休为止的全过程，也包括在职培训、潜能开发等。人力资源开发则表现在人生的整个过程。

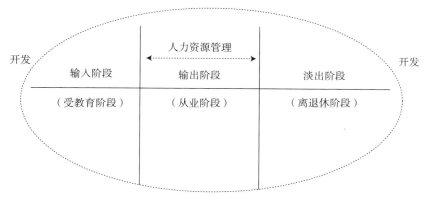

图 1-6　人力资源开发与管理的关系

第三节　人力资源管理的组织结构

在企业在人力资源管理实践中，企业往往真正关注的是人力资源管理在企业中如何实施与应用，而要真正实施必须通过一定的组织结构才能得以实现。

一、人力资源管理部门组织结构

人力资源管理部门的组织结构形式繁多，比较常见的有直线职能制结构、事业部制结构和矩阵式结构等。

（一）直线职能制组织结构

直线职能制是吸取直线制和职能制的优点，把两者结合起来而形成的组织结构形式，也是最常见的组织结构形式。其组成特点是在管理权责方面以直线制为基础，辅之以职能部门的参谋指导作用，实行行政负责人统一管理指挥与职能部门参谋指导的有效结合。直线行政领导机构统一对各级组织行使指挥权，职能部门按专业化原则，作为直线行政领导机构的参谋，不能直接发号施令，只能进行业务指导。该组织结构的优点是既保证了企业管理体系的集中统一，又充分发挥各专业管理机构发挥专业管理的作用；缺点是权力集中于最高管理层，职能部门的主动性和协调配合性较差，信息传递路线较长，决策和办事效率低。该组织结构适合应用于规模不大、经营单一、外部环境较为稳定的企业，可有效提升管理效率，提高专业化经营水平。目前我国很多组织采用此组织结构形式。直线职能制组织结构（图 1-7）。

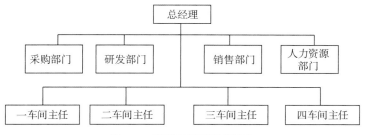

图 1-7　直线职能制组织结构

（二）事业部制组织结构

事业部制结构是一种以"集中决策、分散经营"为特点的高度集权领导下的分权管理体制。事业部制是分级管理、分级核算、自负盈亏的一种形式。这种组织结构中，在总经理领导下，通常按地区、产品或渠道分设若干个事业部，从产品设计、原料采购、产品销售、成本核算甚至产品制造均由事业部负责，实行单独核算，独立经营，公司总部只保留人事决策、预算控制和监督权。事业部制的优点是提供了管理的灵活性和适应性，有利于高层集中精力研究企业发展战略规划等重要事务，提高事业部经营效率；缺点是增加了管理层级，管理成本较高，事业部容易滋生本位主义和分散主义倾向。适用于规模庞大、品种繁多、技术复杂的大型企业。事业部制组织结构（图1-8）。

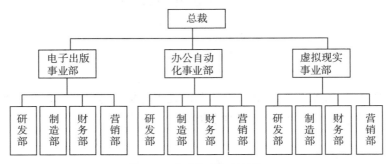

图1-8　事业部制组织结构

资料来源：董克用.李克平，人力资源管理概论.北京：中国人民大学出版社.2019.

（三）矩阵制组织结构

矩阵制既有按职能划分的垂直领导系统，又有按产品（项目）划分的横向领导关系的结构，是为了改进直线职能制横向联系差、缺乏弹性等缺点而形成的一种组织形式。它的特点表现在围绕某项专门任务成立跨职能部门的专门机构上，力图做到条块结合，以协调有关部门的活动，保证任务的完成。这种组织结构形式是固定的，人员却是变动的，任务完成后就可以离开。项目小组和负责人均是临时委任的，任务完成后小组就解散。其优点是有利于加强职能部门的协调配合，加强不同专长的专业人员的组织管理；缺点是权责难以区分，易引起管理混乱。这种组织结构适用于横向协作和攻关项目。矩阵制组织结构（图1-9）。

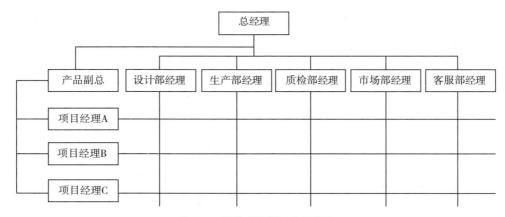

图1-9　矩阵式组织结构示意图

资料来源：董克用.李克平，人力资源管理概论.北京：中国人民大学出版社.2019.

二、人力资源组织结构的升级：HR 三支柱

HR 三支柱（人力资源三支柱）模式，是 IBM 基于人力资源管理大师戴维·尤里奇的思想，结合自身的人力资源转型实践提出来的，其核心理念是通过组织能力再造，让 HR 更好地为组织创造价值。

（一）HR 三支柱模式的起源

1. HR 三支柱以福特和 GE 的实践为开端　20 世纪 80 年代初，随着信息技术在管理学中的广泛应用，企业的工资单首次实现信息化、自动化，美国的福特公司在欧洲成立了世界第一个共享服务中心，其主要用途是借助信息化加强公司对财务的管控、提高运营效率、降低企业成本。同时，1984 年 GE（通用电器）在北美建立了时称"财务服务操作中心（FSO）"的共享服务中心，这就是作为 HR 三支柱之一的共享服务中心，也是广泛意义上 HR 三支柱模式（HR Three Pillars Model）的起源。

到了 20 世纪 80 年代后期，美国的杜邦和 DEC 公司（Digital Equipment Corporation）相继建立了财务共享服务中心。在此阶段 GE 进一步建立了人力资源共享服务中心，并成为共享服务中心在人力资源管理领域的最早探索者。以此为开端，20 世纪 90 年代北美和欧洲的一些企业掀起了建立共享服务中心的热潮。人们熟知的 IBM、微软、惠普等大企业，都纷纷在本土建立了共享服务中心。特别值得一提的是，IBM 也于 1992 年开展了人力资源共享服务中心的探索，并以戴维·尤里奇 1995 年的思想为遵循，发展了 HR 三支柱模式。

由此说明：第一，HR 三支柱的起源，广义上来说是美国的福特和 GE 公司的实践；第二，HR 三支柱是跨界融合的产物，其人力资源共享服务中心理念来源于财务共享服务中心。

2. 戴维·尤里奇对 HR 三支柱理论的贡献　1987 年，戴维·尤里奇在一篇工作论文 *Working Paper* 中，通过对 8000 多位人力资源专业人士的胜任素质调研分析，指出人力资源专业人士要成为业务伙伴，这也是最先提出人力资源业务伙伴理论的。首次系统论述 HR 三支柱中的共享服务理论是耿氏公司（Gunn Partner）的创始人耿氏（Robert W.Gunn）、强生（Johnson &Johnson）公司的卡伯里（David P.Carberry）、GE 公司的弗里戈（Robert Frigo）及其 DEC 公司的贝伦斯（Stephen Behrens），他们在 1993 年联合发表文章，对企业共享服务中心的实践探索进行了归纳总结。

1995 年戴维·尤里奇发表文章《共享服务：从追求时尚到创造价值》（*Shared Services:From Vogue to Value*），在系统论述共享服务理论的同时，还首次提出了人力资源共享服务中心的理论。1997 年，戴维·尤里奇出版《人力资源转型：为组织创造价值和达成成果》一书，该著作就是 HR 三支柱的理论框架的雏形。书中提出对人力资源管理进行组织、流程再造，通过建立专家中心、共享服务中心和业务伙伴，从而实现四角色模型（战略伙伴、效率专家、变革先锋、员工后盾）在企业的落地。但实际上尤里奇并没有提出 HR 三支柱及其类似概念。

在实践方面，共享服务中心是企业 HR 三支柱的最早探索。IBM 自 20 世纪 90 年代初开始一直在实践中探索尤里奇的理论，历经近 17 年的探索实践，将人力资源部门分为三个部分，即专家中心、共享服务中心和业务伙伴，并在 2007 年提出了 HR 三支柱模式，并得到尤里奇认可和众多公司的应用。

（二）HR 三支柱模式的内涵

尤里奇认为，HR 想要更好地创造价值，就应该扮演好四大角色：战略伙伴、效率专家、变革先锋与员工后盾，同时提高角色背后的胜任素质。四角色模型的提出得到了企业的广泛认同，但不同企业实践对此的理解却不尽相同。无论是采用传统 HR 部门 +SSC（共享服务中心）管理模式，还是采取传统 HR 部门 +HRBP（人力资源业务伙伴）管理模式的企业，在实践中都发现四大角色很难与部门或岗位逐一对应，需要一个 HR 要同时扮演多重角色，这非常不利于四大角色的专业化发展。尤里奇在 1997 年提出对人力资源管理进行组织、流程再造，通过建立专家中心、共享服务中心和人力资源业务伙伴，来实现四角色模型在企业中的落地，也就是 HR 三支柱模式，也称三角模式（图 1-10）。HR 三支柱是一种人力资源组织架构方式，兼有矩阵制、事业部制、网状组织架构的特征。

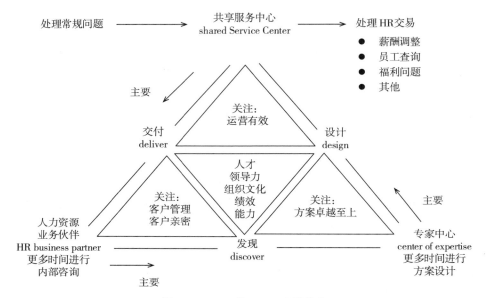

图 1-10　IBM 的 HR 三支柱模式

（1）支柱一　专家中心（center of expertise，COE）。COE 概括来说就是人力资源战略价值选择，其核心价值在于帮助高管与决策层制定正确的战略。

COE 的角色是领域专家，要求通晓人力资源管理理论，掌握 HR 相关领域精深的专业技能，以追踪、对标最优实践。COE 的服务对象是公司管理层和 HRBP（人力资源业务伙伴）。服务管理层体现在 COE 参与公司战略制定，制定人力资源战略。总部 COE 负责设计全球 / 全集团统一的战略、政策、流程和方案的指导原则，而地域 / 业务线 COE 则负责结合地域 / 业务线的特点进行定制化，通过这样的 COE 设置，来实现在全公司一致的框架下满足业务部门所需的灵活性。

（2）支柱二　人力资源业务伙伴（human resource business partner，HRBP）。HRBP 概括来说就是业务策略的选择，即利用 HRBP 自己所掌握的专业知识和经验，辅助一线业务负责人对组织、团队及人才进行管理。

HRBP 的角色是人力资源通才，既需要掌握 HR 各项职能的专业技能，又要了解所在部门的业务，从而解决 HR 不接地气的问题。HRBP 服务对象是业务部门，其职责是协助业务领导干部进行组织、团队和人员的管理，在工作中找到业务团队管理问题的症结，并对业务发展过程中的 HR 诉求做出诊断，通过综合运用 HR 专业方法论及工具（如分析人员需求、培训要求、绩效考核等），解决业务运行中出现的问题，不断优化流程以适应业务部门需求，帮助各级业务干部培养和发展人力资源管理的能力。

（3）支柱三　共享服务中心（shared service center，SSC）。SSC 概括来说就是指人力资源平台与服务的选择，即 SSC 为组织提供一体化、数据化、自助化的 HR 平台支撑。

具体包括平台的选择和服务的选择。平台的选择指 SSC 为组织中的员工与管理者提供一体化、自助化、信息化的 HR 系统，进而实现平台化服务和规模经济。服务的选择，是指 SSC 一方面是标准化服务的提供者（负责解答管理者及员工的问询，帮助 HRBP 和 COE 从事务性、重复性工作解脱出来）；另一方面还要研究员工需求，为员工提供定制化和可信赖的 HR 服务。

（三）HR 三支柱模式的特点

HR 三支柱模式帮助企业管理者、人力资源管理者厘清了以下三个基本关系。

1. 部门管理者与人力资源管理的关系　人力资源管理不仅是人力资源部门的事情，更是各级各类管理者的职责。HR 三支柱转型既是对企业人力资源组织结构的创新，也是管控模式上的创新。HR 三支柱的转型及落地实施要求高层管理者、部门经理和人力资源经理必须结成转型的合作伙伴，以便迅速而彻底地重新设计和确定 HR 三支柱的职能，从而将一个原本忙于各种活动的部门转变为注重结果的部门。

2. HR 三支柱与职能模块的关系　人力资源专业职能管理，按照开展工作的过程来划分，一般分为职位分析、人员招聘、培训与开发、绩效管理、薪酬福利、员工关系管理、离职管理等模块。与重视过程的职能化管理体系相比，HR 三支柱模式更注重人力资源管理的成果及产出，即更注重人力资源管理为管理层、业务团队和基层员工带来的管理组织、管理人员上的支持。HR 三支柱模式强调结果并不排斥重视过程的人力资源管理职能，实质是将人力资源管理职能作为方法论和工具，从而更好地进行人力资源管理活动。

HR 三支柱模式与人力资源各职能模块是密切关联的。可以说，职能模块是嵌入 HR 三支柱模式的每一个支柱之中的，也就是说，每一个支柱都从事与人力资源职能相关的人员招聘、培训与开发、绩效管理、薪酬管理、员工关系管理等工作，只是三个支柱在从事人力资源职能工作时各有侧重而已。以绩效管理为例，三个支柱都会涉及绩效管理职能工作，但侧重点不同。COE 绩效管理要研究业内绩效管理最优实践和绩效评估最优方案等；HRBP 要参与业务的 KPI 设定，做好绩效评估落地实施，定制化绩效评估方案设计；SSC 主要负责绩效评估信息系统管理。通过这样的分工合作体现出人力资源管理的效率。

总之，COE 侧重各职能模块的政策制定与方案设计，享有员工人力资源专业业务咨询的最终解释权，属于人力资源专才。SSC 侧重各职能模块中基础性与行政性工作，负责处理各工作流程中的事务性环节，侧重负责人力资源职能活动中共性工作的整合及标准化处理。HRBP 属于人力资源通才，侧重通过 HR 专业职能素养来发现业务中的管理问题，从而为业务工作提供更适合的问题解决方案或更加合理的工作流程设计。

【知识链接】

中国企业 HR 三支柱的设计与运用

HR 三支柱模式诞生于讲理性、重事实，轻关系、弱互惠的西方世界，在融入看重情感多于法理的中国文化背景时，中国企业出现了"水土不服"的现象。中国标杆企业进行的 HR 三支柱实践对中国特有的人情面子、关系信任、传统文化等因素进行了考量，在设计理念和逻辑上进行了创新。

　　HR 三支柱理论指出，COE 要紧贴战略，制定政策；HRBP 要以业务为中心，深耕业务需求，满足业务需求；SSC 对分散在各部门的独立运作业务进行整体运作，提高效率。HR 三支柱经历了几十年的理论和实践探索，观点逐步完善，模式逐步成型。在大变革、大颠覆的时代，人力资源管理理念在变，内外部客户的需求在变，甚至一些常识也在改变。在这种背景下，人力资源管理如果被动地适应变化，未来前景令人担忧，只有主动求变，在变化中大胆升级，才能生存、发展、创造更大的价值。结合前沿的理论，与华为、腾讯、阿里等中国企业在 HR 三支柱方面的实践探索，马海刚、彭剑锋、西楠等提出了中国企业 HR 三支柱模式（图 1-11）。

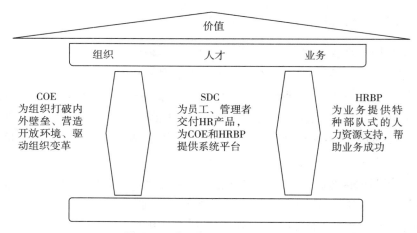

图 1-11　中国企业 HR 三支柱模式

　　从整体来看，中国企业 HR 三支柱模式是一个房屋，价值做房顶，HR 三支柱做房屋的三根顶梁柱，平台化的共享交付中心（Shared Deliver Center，SDC）托起另外两个 HR 支柱作为房屋的底盘。人力资源服务的对象——组织、员工、管理者等作为房屋的房梁，HR 三支柱不断与服务对象达成共识，让体系结构更加稳固。

　　分别来看，COE 创造战略价值，是 HR 的战略指挥部，为组织打破内外壁垒、营造开放的环境、驱动组织变革；HRBP 创造业务价值，是深入业务的特种部队，帮助业务成功；SDC 创造平台价值，是配置作战资源的后台，通过 HR 共享服务产品交付，为用户创造价值。

　　HR 三支柱之间存在着互动关系。

　　COE 与 SDC：COE 作为战略指挥部，在 SDC 的工作中起着引领指导的作用。SDC 要以 COE 制定的战略、制度、政策为依据和准则，将 COE 的具体工作通过系统化、流程化、精细化的操作落实和细化。同时，SDC 还要积极向 COE 反馈操作过程中遇到的问题，协助修正人力资源管理制度的科学性和准确性，提高人力资源管理效率。

　　COE 与 HRBP：HRBP 是 COE 制定的公司战略落实到内部客户的重要中介。COE 根据内部客户制定出人力资源管理制度后，HRBP 需根据业务部门的特点对其进行本地化处理，使其更符合该业务部门的情况，促进员工对政策方针的认同和理解。同时，HRBP 也需要向 COE 积极反馈业务部门的需求，帮助 COE 制定更符合业务部门个性化需求的战略和政策。

　　HRBP 与 SDC：HRBP 作为深入业务部门的特种部队，需要对业务部门进行人力资源需求管理、员工沟通，从而发现最本质的问题，并且提出一个符合业务部门需求的解决方案。而 SDC 需要做的就是通过信息化技术、资源信息平台为这些解决方案提供技术支持，最终交付各个部门产品化的服务，满足其需求。

COE、HRBP 和 SDC 构成了资源流动、行为互动，有一定制度规范及联结关系的企业内部网络，COE、HRBP 和 SDC 是网络中的三个关键节点。西方的 HR 三支柱理论和实践中，HR 三支柱重视信息资源的流动，互动过程频率较小，互惠程度较低，整体呈现弱联系。组织网络权威专家格兰诺维特指出，弱联系让各节点之间的差异性大增，资源多元化程度提高，信息更为丰富。这种策略在西方讲理性、重事实的工作环境中具有优势。

在中国重视关系的文化背景下，中国企业导入西方讲理性、重事实、轻关系和互惠的弱联系 HR 三支柱理论，容易出现水土不服。相比弱联系，强联系 HR 三支柱理论除重视信息资源的获取，还重视人情资源的获取以及复杂信息的传递。图 1-11 展示的模型体现了 HR 三支柱之间的相互联系，强联系模式让中国企业的 HR 三支柱间信任感增强，使得 HR 三支柱间能够以更低的成本实现资源流动。

从信息传递的角度来看，西方的 HR 三支柱理论将三个节点等同对待，选取某个节点作为中心，中心具有数据优势，成为其他节点之间的数据桥梁、枢纽。作为人力资源数据产生、维护和分析者角色的 SDC 适合作为信息的中心节点，随着数据规模增大，能成为 HR 三支柱的大数据平台，起到支撑 COE、HRBP 的作用。同时，由于对数据高度敏感，SDC 还能从数据中提炼价值与趋势，让 HR 创造价值。

资料来源：马海刚 . 彭剑锋 . 西楠，HR+ 三支柱：人力资源管理转型升级与实践创新 . 北京：中国人民大学出版社，2017.

第四节　人力资源管理的基本原理

根据现代人力资源管理的理论和实践，人力资源管理可以概括为九个基本原理。

一、同素异构原理

同素异构原理是从化学借用的概念，指事物的成分因在空间关系上即排列次序和结构形式上的变化而引起不同的结果，甚至发生质的变化。把自然界中的同素异构原理移植到人力资源管理中，指同样数量的人采用不同的组织结构，可以取得不同的效果。好的组织结构可以有效地发挥整体功能大于个体功能之和的优势。合理的组织结构，可以充分地发挥人力资源的潜力，发挥组织的系统功能。

二、能级层序原理

能级层序原理是来自物理学的概念。能表示做功的能量。能级表示事物系统内部个体能量大小形成的结构、秩序和层次，这样才能形成稳定的物质结构，这就是能级对应关系。将能级层序原理引入人力资源管理，指具有不同能力的人，应配置在组织中的不同职位上，给予不同的权利和责任，使能力与职位相应，这样组织结构才会相对稳定。这里的能力不仅指知识、经验，还包括人的道德水平、价值观。

三、要素有用原理

要素有用原理是指在人力资源开发与管理中，任何要素（人员）都是有用的。关键在于知人善任，没有无用之人，只有不用之人。

1.要承认人的能力、知识、价值观是有差异的，也是多元化的。

2.要根据每个人的知识、能力和经验等，配置到合适的岗位上。

3.作为领导要善于发现员工的特点，用其所长，避其所短。

总之，每个人身上都有闪光的一面，关键是将其放到合适的岗位，为其创造闪光的机会。

四、互补增值原理

互补增值原理是指将各种差异的群体，通过个体间取长补短而形成整体优势，以实现组织目标。该理论的启示是：在目标一致的前提下，充分利用互补增值原理，往往可以收到事半功倍之效。

互补主要包括五个方面：一是知识互补。在一个群体中，若个体在知识领域的广度和深度上实现互补，则整个集体的知识结构就比较全面、合理。二是能力互补。在一个群体中，若个体在能力类型、大小方面实现互补，各种能力的互补就能形成优势，使组织的能力结构更加合理。三是性格互补。每个个体都具有不同的性格特点，而且具有互补性，这样易于整个组织形成良好的人际关系和胜任处理各类问题的良好的性格结构。四是年龄互补。合适的人员年龄结构，可以在体力、智力、经验、心理上形成互补，从而有效实现人力资源的新陈代谢，使组织焕发出持久的活力。五是关系互补。每个人都有自己特殊的社会关系，从整体上看，关系互补更易于发挥集体的社会关系优势。

五、动态适应原理

动态适应原理是指随着时间的推移，员工个体状况、组织结构、外部环境等也会发生变化，人力资源管理要适时予以调整，以适应各种变化。员工个人状况的变化包括年龄、知识结构和身体状况等。组织结构包括机构组织结构、人才组织结构、岗位组织结构、生产组织结构等。外部环境包括科学技术的进步、竞争的加剧等。

人与事的不适应是绝对的，适应只是相对的。从不适应到适应是在运动中实现的，是一个动态的适应过程。应对人力资源实行动态管理，主要包括五个方面：一是实施岗位的调整或岗位职责的调整。二是实施人员调整，进行竞聘上岗，平行调动。三是实施弹性工作时间，如聘用小时工、临时工等。四是培养、发挥员工一专多能的才干，实现岗位流动。五是实施动态优化组合，实现组织、机构人员的优化。

六、激励强化原理

所谓激励，是以物质和精神满足员工的需求，激励职工的工作动机，使之产生实现组织目标的特定行为的过程。应注意对人的动机的激发和对行为的激励。激励可调动人的主观能动性，强化期望行为，使之适应组织目标，从而提高劳动生产效率。

七、公平竞争原理

公平竞争原理是指竞争条件、规则的同一性原则。在人力资源管理中，指考核录用和奖惩过程中的统一竞争原则。同一性指起点、尺度、条件、规则的统一。

运用竞争机制需注意三点：一是竞争的公平性。应严格按规则办事并一视同仁，对员工给以鼓励和帮助。二是竞争的加强。没有竞争或竞争强度不够，会使组织死气沉沉，缺乏活力；相反，过度竞争会使人际关系紧张，破坏员工之间的协作，破坏组织的凝聚力。三是竞争的目的性。竞争应以组织目标为重，良性竞争既可提高效率、增强活力，又不削弱凝聚力。恶性竞争则必然破坏组织的凝聚力，难以实现组织目标。应坚持公平竞争、适度竞争、良性竞争三项原则。

八、信息催化原理

信息是指作用于人的感官被大脑所反映的事物的特征和运动变化的状态。信息催化原理反映了人们通过获得自然、社会、人类自身的信息，能动地认识客观世界并改造世界的思想。组织领导需不断向员工提供各种信息，也可通过文字以简报或组织内部网传达各种信息。

九、组织文化凝聚原理

组织文化凝聚原理是指以价值观、理念等文化因素将员工凝聚在一起的原理。组织凝聚力大小取决于两个方面，一是组织对个体的吸引力或是个体对组织的向心力；二是组织内部个体之间的黏结力或吸引力。

组织文化是组织的灵魂，具有极强的凝聚力，是组织员工的黏合剂。员工一旦对组织文化认同，就会与组织同甘苦、共命运。所以要加强组织文化的建设，用高尚的组织目标、组织精神、组织风气塑造人才、凝聚队伍，促进组织发展壮大。

第五节　人力资源管理的历史沿革

从管理的发展看，人力资源管理工作在管理中很早就已经存在，对人力资源管理发展历史的考察有助于提高对组织人力资源管理的工作内容、职能及地位的认识。关于人力资源管理的发展，国内外学者将其分为不同阶段。目前，国内学者一般将人力资源管理的发展分为人事管理起源阶段、人事管理阶段和现代人力资源管理阶段。

一、人事管理起源阶段

人事管理起源于 19 世纪后期，持续到 20 世纪初期，一些工厂出现了一些关于人的"福利工作"。

（一）福利人事管理阶段

人事管理的发展与 18 世纪后半叶工业革命的到来相伴随。18 世纪以前盛行于欧洲的行会制度以家庭式管理处理学徒培训和雇用问题。工业革命的兴起使工作性质和雇佣关系发生了根本性变化，机器大工厂的建立需要大量的人集中到工厂做工。当时管理需要解决的主要问题，是吸引农业劳动力放弃原有的生产和生活方式到工厂来，传授给他们工业生产所需要的基本技能，且使其适应工业文明的行为规则，从而最大限度地发挥劳动分工和生产协作所带来的巨大生产率潜力。这些本是现代人事管理的内容，在当时承担的主要是"福利工作"。

"福利工作"大约从 1910 年开始弱化，并逐步被"人事管理"替代。此后的"福利工作"多限于制定若干规定，如公司为员工提供食堂和外出度假等便利。直至今日，我们还能从人事管理中看到福利传统的影响。

（二）专业化人事管理阶段

1. 人事工作逐步专业化　1910 年，一家实行泰罗制的出版社普利茅斯成立了人事部，其职责是通过职业分析确定适当的人选，训练和引导工人，保存工作记录，每月接见每个工人 1 次，每 6 个月为增加工资评定效率等级听取意见，照顾出事故或生病的工人，管理储藏流行和技术杂志书籍的图书馆，为家庭提供财务咨询，提供餐厅及其他服务。毫无疑问，这是当时最完善的人事部门。20 世纪初期，人事工作主要关注企业人员的录用、安置、上岗培训、工时记录、退职、报酬支付体系等，让工人掌握科学的操作方法和技巧，加大劳动强度，强调提高劳动生产率，增加效率。

2. 人事工作逐步系统化与职业化　第一次世界大战和第二次世界大战之间，人事管理渐渐成形，成为管理的支持体系。企业组织规模的不断扩大是这一阶段不可忽视的因素。虽然福利人事中也强调人的价值，但它难以适应现代企业发展所需要的专业化。人事管理工作也逐步演进成为由一位主要的人员负责招聘、挑选等工作的标准模式。企业的人事职能因完成该项工作的人越来越多而得到了加强。通过引入工业心理学，科学管理给予了人事管理工作这种活力，使人事管理有了很大的发展。

福利主义和科学管理为现代人事管理开辟了道路。

二、人事管理阶段

人事管理是人力资源管理发展的第二阶段，即 20 世纪初期（第二次世界大战后）到 20 世纪 50 年代。在梅奥的霍桑试验宣告"工具人"管理时代结束时，管理进入了新的时代。在随后很长的一段时间里，科学家们开始关注工人的需要，研究工人的行为特点，并试图在管理中突出人的重要性。理论学家们将科学管理与行为科学相结合，以"社会人""自我实现人"假设理论为基础，强调以工作为中心的思想，包括如何挑选工人、如何培训员工以提高生产效率。这些理论为管理者提供了管理实践的依据。

但是这一时期，管理者追求效用最大化，对员工的关注更多地体现在以"工作"为中心的人事管理上。例如，在招录人员时，强调人对工作的适应性；对员工工作绩效的评价标准取决于工作的要求；工资分配的标准，根据工作的特征来制定等。

尽管这一阶段人事管理又容纳了更多的内容，包括工资管理、基础培训和劳资关系咨询，但仍局限在战术而非战略水平上。在此阶段，组织规模的不断扩张又对促进劳资关系的特定变化起了举足轻重的作用。例如，劳资交涉明显从行业团体交涉转向公司层次，其结果是在人事管理层中出现了劳资关系专家。

三、现代人力资源管理阶段

20 世纪 50 年代以后，人事管理进入现代人力资源管理阶段。现代人力资源管理阶段经历了 4 个发展时期。

（一）档案管理阶段

该阶段从人事管理出现到 20 世纪 60 年代中期。人事管理的主要工作是招聘录用、培训和人事档案管理。随着雇主对员工关心程度的增加，新员工的录用、职前教育、人事档案的管理等工作都是由人事部门或专门的人员进行负责，这一阶段缺乏对工作性质、目标的明确认识，也没有清晰的条理和制度。爱德华·巴克（Edward W·Bakke）最早在 1958 年出版的《人力资源功能》中提到了企业人力资源职能的概念，并认为所有的管理者是资源管理者，其中包括人的因素。这一阶段，人力资源管理的某种真实价值在于建立人事管理的一个合法领域。

（二）政府职能阶段

该阶段主要从 20 世纪 60 年代后期到整个 70 年代。之所以称为政府职能阶段，是因为这一阶段，政府介入和法律规定开始在各个方面影响雇佣，但企业高层仍将人力资源管理的成本视为非生产性消耗。在美国，继 1964 年《民权法》通过之后，政府相继通过了《种族歧视法》《退休法》《保健与安全法》等涉及公民雇佣的多种法规，企业违反了这些法规就会遭受巨大的经济损失。这些法规对就业的各个方面都产生了影响，许多企业从劳工诉讼的大量经济后果中意识到了错误人事管理的经济代价。在这种背景下，企业人事管理工作不得不强调规范化、系统化和科学化，企业的劳动人事管理工作处于政府强制行为之下。这一阶段，加速了管理者把人力资源管理的职能提到议事日程上，一些并非专门从事人事管理工作的经理开始对这一领域重视起来，一大批薪酬和福利专家、劳工关系专家和培训专家等纷纷出现在人力资源管理领域，人事专家也显得更加重要。明确地说，档案管理和政府职责仍属于人事管理部门的工作。

（三）组织职责阶段

该阶段从 20 世纪 70 年代末到 80 年代。20 世纪 80 年代后，企业的管理者不再将人事管理认为是"政府的职责"，而是视为企业自己的"组织职责"范畴，人力资源管理成为企业人事部门的职责。这一认识上的转变基于以下原因：一是心理学、社会学和行为科学日益渗透到企业管理领域，通过学科交融形成的崭新企业管理理论受到企业的重视和认可。二是这一阶段，特别是 1972～1982 年，美国生产率相比于日本、联邦德国增长缓慢，员工的懒散和管理的低效使得企业高层管理者忧虑日增。三是政府对企业的人事管理进行了不公正的干预。四是劳动力多样化和教育水平的提高加大了人事管理的难度。加之当时劳资关系紧张，企业管理者不得不从企业内部寻找出路，结果发现人力资源管理是一个重要的突破口。20 世纪 80 年代初期，美国和欧洲一些国家纷纷建立人力资源管理部门或组织，人事部门也更名为人力资源管理部。至此，企业逐渐从强调对物的管理转向注重对人的管理。

（四）战略性人力资源管理阶段

该阶段从 20 世纪 80 年代开始至今。这个阶段企业开始从战略的角度考虑人力资源管理问题，人力资源管理成为重要的管理核心。企业的人力资源管理不再仅仅承担传统的、辅助性的行政管理事务，而是更加突出能够影响企业长远发展的战略性任务。一方面，科学技术的迅速发展和信息时代的到来对管理提出了进一步的要求，人在工作中的能动性对工作效率和质量具有更重要的意义。企业如果想取得成功，人力资源就必须作为企业战略的组成部分。选人、培养、奖励和其他一些人事工作必须在企业战略中体现。另一方面，美国的管理学家已从单纯的理性分析转向对管理实践的探索。反思美国企业管理水平整体下滑的原因，以及部分成功企业的经验，管理的理论研究者和实际工作者都不约而同地接受了人本管理的理念与模式。德鲁克 1954 年在其《管理的实践》中首先提出了人本管理的思想，并指出："人的资源是唯一能够扩大的资源。""把人管理好，既是管理的出发点，也是管理的归宿。"由此，现代人力资源管理应运而生。

知识链接

企业的核心竞争力是什么

人！企业，"企"字的上面是一个人字，没有上面这个"人"就是一个"止"，停止的"止"，所以人才是第一核心竞争力。有了一流的人，才会有一流的管理，才会有一流的执行力和创新力。无论哪个企业，都应该把人才的招聘和培养作为重点工作来抓。因为这是整个企业的核心所在。若企业要找到那些想干事、能干事、干成事的优秀人才，培养他们的集体荣誉感，最关键的就是留住他们，让他们最大限度地为企业服务。

1. 企业核心能力的含义　核心能力是企业在长期生产经营过程中的知识积累和特殊的技能（包括技术、管理等），以及相关资源（如人力资源、财务资源、品牌资源、企业文化等）组合成的一个综合体系，是企业独具的与其他组织不同的一种能力。

企业持续竞争的源泉和基础在于核心能力。核心能力是1990年由两位管理科学家哈默尔和普拉哈拉德在《哈佛商业评论》发表的《企业核心能力》一文中提出的。此后，核心能力和企业能力理论在企业发展和企业战略研究方面迅速占据主导地位，成为指导企业经营和管理的重要理论之一。根据麦肯锡咨询公司的观点，所谓核心能力是指某一组织内部一系列互补的技能和知识的结合，它具有使一项或多项业务达到竞争领域一流水平的能力。企业核心能力是企业的整体资源，它涉及企业的技术、人才、管理、文化和凝聚力等各方面，是企业各部门和全体员工的共同行为。

2. 核心能力的种类

第一类：基于整合和协调观的核心能力。整合观、协调观、网络观、组合观等都属于此类。核心能力是组织对企业拥有的资源、技能、知识的整合能力，是一种积累性学识。这个积累过程涉及企业不同生产技巧的协调、不同技术的组合和价值观念的传递。通过核心能力积累，组织可以很快发现产品和市场的机会，获得更多的超额利润。

第二类：基于文化观的核心能力。知识观、文化观等属于此类。巴顿等认为，企业中难以完全仿效的、有价值的组织文化是公司最为重要的核心竞争力，并强调核心竞争力蕴含在企业的文化中，表现在企业的诸多方面，包括技巧和知识、技术价值观系统和管理系统。麦肯锡公司的凯文、科因、斯蒂芬、霍尔等也提出，核心能力是某一组织内部一系列互补的技术和知识的组合，具有使一项或多项关键业务达到业界一流水平的能力。这一提法强调了核心能力是以知识的形式存在于企业的各方面能力中。

第三类：基于资源观的核心能力。杰伊·巴尼强调，获得那些潜在租金价值的资源是企业成功的基础，这些资源是保证企业持续获得超额利润的最基本条件。奥利维尔认为，不同企业之间在获取战略性资源时，决策和过程上的差异构成了企业的核心竞争力。企业只有获得战略性资源，才能在同行业中拥有独特的地位，这种地位来自其在资源识别、积累、储存和激活过程中独特的能力。

第四类：基于技术观的核心能力。帕特尔和帕维特认为，企业的创新能力和技术水平的差异是企业异质性存在的根本原因。梅耶和厄特巴克（1993年）提出，核心竞争力是企业在研究开发、生产制造和市场营销等方面的能力，并且这种能力的强与弱直接影响企业绩效的好坏。

第五类：基于系统观的核心能力。持有该观点的学者认为，核心能力是提供企业在特定经营中的竞争能力和竞争优势基础的多方面技能，是互补性资产和运行机制的有机结合。它建立在企业战略和结构之上，以具备特殊技能的人为载体，涉及众多层次的人员和组织的全部职能，因而必须有沟通、参与和跨越组织边界的共同视野和认同。企业的真正核心能力是企业技术核心能力、组织核心能力和文化核心能力的有机结合。

无论哪种类型的核心能力，都来源于企业对人力资源的开发，创建学习型组织，在不断修炼中增加企业的专用资产和不可模仿的隐性知识等。

资料来源：https://baike.1688.com/doc/view-d1322515.html

第六节　医药行业人力资源管理现状

医药行业是我国国民经济的重要组成部分，是传统产业与现代产业相结合，第一、二、三产业为一体的产业。医药行业主要包括五大支柱产业，分别是生物医药、化学药、中成药、医疗器械和医药流通业。医药行业对于保护和增进人民健康、提高生活质量，促进经济发展和社会进步均具有十分重要的作用。

中华人民共和国成立以来，特别是改革开放 40 多年来，我国已经形成了比较完备的医药工业体系和医药流通网络，发展成为世界制药大国。

本次报告仅以 2022 中国医药产业人才供需白皮书（智联数据）为参考，将视野聚焦在医药行业，利用智联招聘全站大数据，从医药行业人才的供需现状入手，分析医药行业不同链条环节的人才结构、人才供需特征、发展前景以及存在的结构性问题等。

一、中国医药产业结构现状

（一）中国医药研发业发展现状

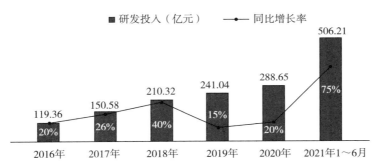

图 1-12　2016～2021 年上半年中国上市药企医药研发投入情况

数据来源：网上公开资料整理

医药研发作为医药产业的源头，是一项高投入、高风险、长周期的行业，属于知识密集型产业，整个过程需要大量的资金、人才投入。近年来我国医药研发投入处于高速增长阶段，2021年上半年我国上市药企研发投入是 506.21 亿元，相比 2020 年全年增长 75%（图 1-12）。但是，同欧美药企相比，仍然存在一定差距。2020 年中国医药企业的研发投入占到企业营收的 3.6%，而美国医药企业研发投入占比则达到 7.8%。

（二）中国医药制造业发展现状

医药工业包括医药制造业八个子行业，我们首先将目光聚焦医药工业的发展现状。通过观察 2010～2020 年我国医药工业增加值增速发现，我国医药工业从 2011 年开始进入高速增长阶段，2015 年开始回落（图 1-13），2019 年至今保持稳定增长态势，但医药工业规模增速依然高于工业整体。

2020 年，即使面对突发疫情，医药工业增速依然保持在 5.9%，这一数字显示医药工业发展态势位于工业全行业前列。从我国医药工业企业的营收和利润情况来看，其发展趋势和医药工业规模呈现出同样的走向。

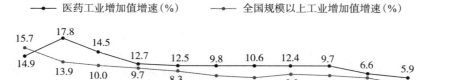

图 1-13   2010～2020 年医药工业增加值增速情况

数据来源：国家统计局、工信部

（三）中国医药流通业发展现状

表 1-4   2016～2020 年医药流通总额、终端数量、电商数量变化情况

项目	2016 年	2017 年	2018 年	2019 年	2020 年
流通总额（亿元）	18393	20016	21586	23667	24149
同比增长率	11%	9%	8%	10%	2%
终端数量	14975	16118	17131	17955	16437
同比增长率	8%	8%	6%	5%	-8%
电商数量	650	736	978	1000	1778
同比增长率	37%	13%	33%	2%	78%

数据来源：工信部

在医药流通阶段，药品流通总额持续增长，但是终端总额在 2020 年出现下降（表 1-4）。与实体终端机构形成显著对比的是，我国医药电商机构在 2020 年出现井喷式增长，这与 2020 年新冠肺炎疫情期间的实体终端环节医药流通受限有一定的关系。

二、中国医药产业人才供需趋势

（一）医药研发人才需求持续扩大

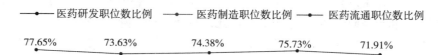

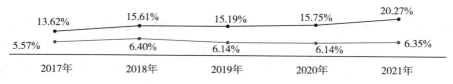

图 1-14   中国医药人才需求变化趋势

资料来源：智联招聘医药产业全站大数据

通过对智联招聘大数据监测，我们发现 2017～2021 年医药行业人才需求连续五年持续扩大（图 1-14）。

在上游，2021 年医药研发在线职位比例为 20.27%，相比 2017 年增加了 6.65 个百分点，医药研发职位比例在 2019 年有所下滑，从 2020 年开始上涨，2021 年提高了将近 4.52 个百分点，涨幅显著。

在中游，医药制造业的人才需求比较稳定，维持在 6% 左右。

在下游，医药流通行业的职位占比则下降了将近 5.74 个百分点。

（二）供给端：医药制造人才供给端略有提升，而研发人才供给比例下滑

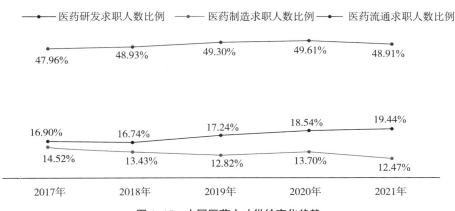

图 1-15　中国医药人才供给变化趋势

资料来源：智联招聘医药产业全站大数据

通过对智联招聘大数据监测，纵观 2017 ～ 2021 年医药行业人才供给趋势发现，医药行业人才供给比例略有上升（图 1-15）。分不同产业链条环节而言，医药研发行业的求职人数比例下降了将近 2 个百分点，医药制造和医药流通行业的人才比例略有提升，医药制造人才供给比例提升将近 2.5 个百分点，医药流通行业提升将近 1 个百分点。

（三）医药研发人才供需矛盾加剧，医药制造岗位竞争激烈

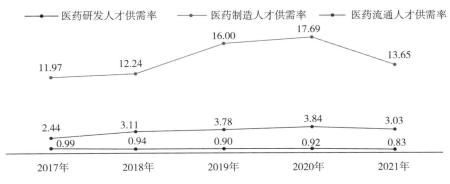

图 1-16　中国医药人才供给变化趋势

资料来源：智联招聘医药产业全站大数据

医药研发人才供需矛盾加剧：医药研发行业属于知识密集型产业，研发人员从事基础研究性质的工作，需要具备高学历、专业能力强等特点。

医药制造人才竞争激烈：纵观 2017 ～ 2021 年中国医药制造人才供需率趋势发现，我国医药制造人才供需率持续保持高位，2019 年医药制造人才供需率涨幅显著，2020 年医药制造人才供需率是 17.69，达到峰值，2021 年回落到正常水平（图 1-16）。

三、中国医药行业人才供需趋势

（一）中国医药研发行业的人才供需趋势

1. 生物技术研发人才需求旺盛，临床研究人才需求不断扩大

我们从研发环节不同职位大类来看，2017 ～ 2021 年，生物技术行业是医药研发人才需求最旺盛的领域，临床研究人才需求持续扩大，化学制药研发人才需求下降。

生物技术行业的人才需求近五年始终维持在 50% 左右，而临床研究岗位则从 2017 年的 15% 增加到 2021 年的 25%，增加了 10 个百分点，化学制造岗位人才需求下降了 8 个百分点（图 1-17）。

□生物技术研发岗位　□化学制药研发岗位　■临床研发岗位　■器械/设备研发岗位

	2017年	2018年	2019年	2020年	2021年
生物技术研发岗位	50%	47%	49%	47%	47%
化学制药研发岗位	29%	31%	28%	25%	21%
临床研发岗位	15%	16%	17%	22%	25%
器械/设备研发岗位	6%	6%	6%	6%	6%

图 1-17　医药研发不同职类的在线职位占比变化情况

资料来源：智联招聘医药产业全站大数据

2. 大型上市企业的研发人才需求持续升高

表 1-5　不同规模企业医药研发职类需求占比变化（%）

项目	2017 年	2018 年	2019 年	2020 年	2021 年
99 人以下	21	21	19	17	9
100 ～ 499 人	29	28	25	24	19
500 ～ 999 人	9	7	6	11	7
1000 人以上	41	44	50	48	65

资料来源：智联招聘医药产业全站大数据

（1）需求端　从需求端企业特征来看，千人以上的大型企业是医药研发岗位的主要释放端，而来自中小微企业的岗位需求则持续在下降。

表 1-6　不同性质企业医药研发职类需求占比变化（%）

项目	2017 年	2018 年	2019 年	2020 年	2021 年
民营	37	40	27	36	33
上市公司	16	16	22	22	29
外资企业	31	32	35	32	28
股份制企业	9	6	8	7	6
国企	6	3	2	2	1
其他	2	2	5	2	3

资料来源：智联招聘医药产业全站大数据

2021 年，民营企业、上市公司、外资企业构成了医药研发人才需求"三足鼎立"的局面。

①人才要求：学历高、工作经验丰富。

表 1-7　医药研发岗位招聘学历要求构成（%）

项目	2017 年	2018 年	2019 年	2020 年	2021 年
无限制	23	13	9	4	7
高中 / 中专 / 中技	4	4	1	1	1
大专	18	18	17	18	13
本科	38	51	57	60	57
硕士及以上	17	14	16	17	22

资料来源：智联招聘医药产业全站大数据

从医药研发对于人才的要求来看，对于学历的要求越来越高，当前超过九成的医药研发岗位要求学历在大专及以上学历。

表 1-8　医药研发岗位的工作经验要求构成（%）

	2017 年	2018 年	2019 年	2020 年	2021 年
不限经验	70	55	58	53	51
1 年以下	3	4	3	2	6
1～3 年	17	27	24	29	26
3～5 年	7	10	10	11	10
5～10 年	2	4	4	3	6
10 年以上	0	0	0	0	2

资料来源：智联招聘医药产业全站大数据

工作经验　从工作经验要求来看，医药研发岗位对于工作经验的要求也是越来越高。

技能要求：研究分析能力是核心。

表 1-9　医药研发岗位的专业技能关键词构成（%）

项目	2017 年	2018 年	2019 年	2020 年	2021 年
研究	5	5	5	5	5
分析	5	5	5	5	5
实验	5	5	5	5	5
药学	4	4	4	4	4
数据	3	3	3	4	4
法规	3	3	3	4	4
临床试验	2	2	2	2	3
注册	2	3	3	3	3
文献	2	2	2	2	2
标准	2	2	2	2	2

资料来源：智联招聘医药产业全站大数据

医药研发行业对于研发人员的专业技术能力要求近五年也未发生明显变化，研发岗位最看重的从业人员的研究能力、实验能力、专业要求。

②医药研发需求旺盛岗位 TOP10（表 1–10）。

表 1–10　医药研发行业需求旺盛岗位占比 TOP10（%）

排序	2017 年		2018 年		2019 年		2020 年		2021 年	
	职位名称	占比	职位名称	占比	职位名称	占比	职位名称	占比	职位名称	占比
1	实验技术员	20	实验技术员	21	实验技术员	23	实验技术员	22	实验技术员	23
2	基因工程技术	12	医药技术研发	12	药物研发	10	细胞生物技术	10	细胞生物技术	10
3	医药技术研发	11	药物研发	10	医药技术研发	9	临床研究员	9	临床研究员	8
4	药物研发	9	基因工程技术	9	细胞生物技术	9	药物研发	8	临床协调员 CRC	8
5	细胞生物技术	9	分子生物技术	9	基因工程技术	9	临床协调员 CRC	8	分子生物技术	7
6	分子生物技术	9	细胞生物技术	8	临床研究员	8	分子生物技术	8	基因工程技术	7
7	临床研究员	6	临床研究员	7	分子生物技术	8	医药技术研发	7	药物研发	6
8	临床协调员 CRC	6	临床协调员 CRC	6	临床协调员 CRC	7	基因工程技术	7	医疗器械研发	6
9	医疗器械研发	6	医疗器械研发	6	医疗器械研发	4	医疗器械研发	6	临床监查员 CRA	5
10	药物分析	6	药物分析	5	药物分析	4	药物分析	3	药品注册	3

资料来源：智联招聘医药产业全站大数据

实验技术员一直是医药研发领域人才需求最为旺盛的岗位。近五年来，临床研究领域的人才需求持续扩大。

（2）供给端　拥有高学历的知识型人才队伍（表 1–11）。

表 1–11　医药研发人才的学历分布（%）

项目	2017 年	2018 年	2019 年	2020 年	2021 年
高中 / 中专 / 中技	4	5	5	4	3
大专	25	27	29	27	26
本科	53	52	52	53	53
硕士及以上	18	16	14	16	18

资料来源：智联招聘医药产业全站大数据

①在年龄方面，七成左右的医药研发行业人才集中在 21 ～ 30 岁，其次是 31 ～ 40 岁。

②在学历方面，超过一半的医药研发人才拥有本科学历，其次是专科、硕士以上学历。可以看出医药研发的从业者。

表 1–12　医药研发人才的城市分布（%）

排序	2017 年		2018 年		2019 年		2020 年		2021 年	
	城市	占比	城市	占比	城市	占比	城市	占比	城市	占比
1	北京	14	北京	14	北京	13	北京	12	北京	10
2	上海	7	上海	7	上海	6	上海	6	上海	5
3	成都	5	天津	5	成都	4	天津	5	天津	5
4	天津	4	成都	4	天津	4	成都	4	成都	4
5	深圳	4	深圳	4	深圳	4	深圳	3	广州	3
6	广州	3	广州	3	南京	3	南京	3	南京	3

续表

排序	2017 年		2018 年		2019 年		2020 年		2021 年	
	城市	占比	城市	占比	城市	占比	城市	占比	城市	占比
7	南京	3	南京	3	广州	3	广州	3	长春	3
8	西安	3	西安	3	西安	3	长春	2	郑州	2
9	苏州	3	苏州	3	苏州	3	武汉	2	沈阳	2
10	武汉	3	沈阳	2	沈阳	2	苏州	2	深圳	2

资料来源：智联招聘医药产业全站大数据

③从分布城市来看，北京是医药研发人才聚集的首选城市，但同时也能看到北京的聚集效应正在下降，上海、成都、天津也是比较热门的城市。

④高学历、高层次的专业人才稀缺。

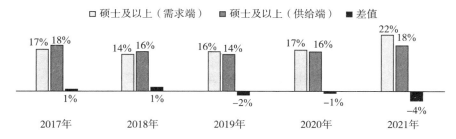

图 1-18　医药研发行业硕士及以上学历人才供需占比差距

资料来源：智联招聘医药产业全站大数据

由于医药研发高专业度、高投入、长周期的特点，所以对于人才的引进与培养也是一项长期工程。2021 年我国医药研发投入高速增长，其对于高学历人才的需求也在不断扩大，尤其是硕士及以上学历的人才需求从 2020 年的 17% 增长到了 2021 年的 22%，增加了 5 个百分点，呈现出持续增长的态势（图 1-18）。

反观高学历人才供给侧，硕士及以上学历人才比例未发生明显变化，供给侧和需求侧的学历差距不断拉大，高学历人才将成为未来医药研发行业的稀缺人才。

（二）中国医药制造行业的人才供需趋势

1. 需求端：质量岗位人才需求旺盛且持续扩大（图 1-19）

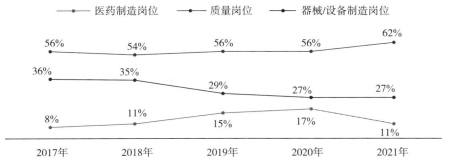

图 1-19　医药制造不同职类的在线职位占比变化情况

资料来源：智联招聘医药产业全站大数据

从医药制造职位大类而言，医药制造类和质量类岗位需求有所扩大，质量岗位人才需求最旺盛，占到医药制造类岗位的六成左右，其次是器械／设备制造岗位，但该岗位的人才需求持续下滑。

（1）中小型民营企业人才需求旺盛，中西部释放巨大发展潜力。

表 1-13　不同规模企业医药制造职类需求占比变化（%）

项目	2017 年	2018 年	2019 年	2020 年	2021 年
99 人以下	21	18	28	53	30
100～499 人	33	25	28	23	22
500～999 人	12	8	17	11	13
1000 人以上	34	48	28	12	34

资料来源：智联招聘医药产业全站大数据

从企业规模来看，500 人以下规模的中小微企业对于医药制造人才需求占到整个行业的半壁江山（表 1-13）。

表 1-14　不同性质企业医药制造职类需求占比变化（%）

项目	2017 年	2018 年	2019 年	2020 年	2021 年
民营	44	54	45	62	54
外资企业	23	19	20	10	15
上市公司	17	12	9	6	13
股份制企业	9	9	16	12	8
国企	7	3	3	6	2
其他	1	3	7	4	8

资料来源：智联招聘医药产业全站大数据

从企业性质来看，民营企业对于医药制造岗位的人才需求高于其他企业。同时，来自外资企业、上市公司的医药制造人才需求则有所下降（表 1-14）。

表 1-15　不同城市企业医药制造职类需求占比变化（%）

排序	2017 年		2018 年		2019 年		2020 年		2021 年	
	城市	占比	城市	占比	城市	占比	城市	占比	城市	占比
1	上海	11	上海	10	北京	17	北京	8	上海	10
2	北京	10	深圳	8	上海	8	苏州	4	北京	6
3	深圳	10	北京	7	南京	4	深圳	3	南京	5
4	石家庄	6	苏州	5	泰州	4	南京	2	重庆	4
5	广州	4	泰州	4	杭州	4	上海	2	武汉	3
6	武汉	3	杭州	3	深圳	4	杭州	2	广州	3
7	苏州	2	广州	3	广州	4	无锡	2	天津	3
8	泰州	2	天津	2	天津	4	天津	2	苏州	3
9	成都	2	南京	2	武汉	4	泰州	2	昆明	3
10	南京	2	成都	2	无锡	3	重庆	2	深圳	3

资料来源：智联招聘医药产业全站大数据

（2）从分布省市来看，虽然东部地区人才需求下滑明显，但是 上海、广东、江苏等东部地区的省市对于医药制造行业人才的需求依然旺盛。（表 1–15）

①学历要求逐渐放宽，工作经验无严格限制

表 1–16　医药制造岗位招聘学历要求构成（％）

项目	2017 年	2018 年	2019 年	2020 年	2021 年
无限制	36	35	37	39	40
高中/中专/中技	16	16	16	18	19
大专	25	23	24	22	21
本科	23	26	22	21	20
硕士及以上	1	1	1	1	1

资料来源：智联招聘医药产业全站大数据

2017～2021 年医药制造岗位对于人才的学历要求比较一致，无明显变化（表 1–16）。

②从业者的就业门槛较为稳定。

表 1–17　医药制造人才的学历分布（％）

项目	2017 年	2018 年	2019 年	2020 年	2021 年
高中/中专/中技	14	18	18	18	15
大专	34	36	39	37	37
本科	45	42	39	40	43
硕士及以上	7	5	5	5	5

资料来源：智联招聘医药产业全站大数据

学历方面，医药制造行业从业者的学历水平未发生明显变化，仍然以专科及以上学历人才为主（表 1–17）。

表 1–18　医药制造人才的城市分布（％）

排序	2017 年		2018 年		2019 年		2020 年		2021 年	
	城市	占比	城市	占比	城市	占比	城市	占比	城市	占比
1	北京	10	北京	10	北京	10	北京	10	北京	10
2	天津	6	天津	6	天津	6	天津	6	天津	6
3	上海	5	深圳	5	深圳	5	深圳	5	深圳	5
4	深圳	5	上海	5	上海	5	上海	5	上海	5
5	成都	4	成都	4	成都	4	成都	4	成都	4
6	广州	4	广州	4	广州	4	广州	4	广州	4
7	苏州	3	苏州	3	西安	3	沈阳	3	沈阳	3
8	沈阳	3	西安	3	沈阳	3	苏州	3	苏州	3
9	西安	3	沈阳	3	苏州	3	南京	3	长春	2
10	南京	3	南京	3	长春	2	石家庄	2	石家庄	2

资料来源：智联招聘医药产业全站大数据

城市分布上，北京、天津、深圳、上海、成都一直占据热门城市前五位。

2. 中西部医药制造行业人才供需差距拉大

表 1-19　中西部医药制造行业人才供需差距（%）

项目	区域	2017 年	2018 年	2019 年	2020 年	2021 年
需求端	西部地区	11	11	9	20	20
	中部地区	14	15	13	24	17
供给端	西部地区	15	17	17	17	18
	中部地区	14	14	14	16	16
差值（中西部人才供给比例 - 中西部人才需求比例）		4	5	9	-11	-3

资料来源：智联招聘医药产业全站大数据

在医药人才需求端，中西部对于医药制造人才的需求潜能巨大，在供给端，2021 年来自中西部地区的医药制造人才比例大约为 34%，相比 2017 年提升了 5 个百分点（表 1-19）。

（三）中国医药流通行业的人才供需趋势

1. 终端市场的人才需求扩大，流通人才需求略有萎缩

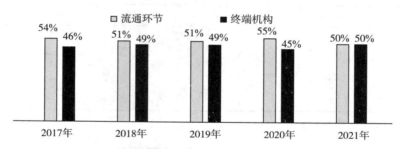

图 1-20　医药流通不同职类的在线职位占比变化情况

资料来源：智联招聘医药产业全站大数据

通过对近 5 年医药流通行业职类变化情况的观察发现，终端市场释放出来的人才需求小幅提升，而医药流通环节的需求比例略微下滑（图 1-20）。

2. 大型民营企业是医药流通人才需求的主要阵地

表 1-20　不同规模企业医药流通职类需求占比变化（%）

项目	2017 年	2018 年	2019 年	2020 年	2021 年
99 人以下	26	27	25	28	23
100～499 人	23	25	22	29	22
500～999 人	16	12	11	10	9
1000 人以上	35	35	43	32	55

资料来源：智联招聘医药产业全站大数据

在医药流通环节，千人以上的大型企业一直是人才的主要需求方，其次是中小微企业（表 1-20）。

表 1–21 不同性质企业医药流通职类需求占比变化（%）

项目	2017 年	2018 年	2019 年	2020 年	2021 年
民营	46	50	50	53	55
股份制企业	11	13	18	18	18
上市公司	4	6	8	10	14
外资企业	29	19	17	12	10
国企	4	4	2	2	1
其他	6	8	5	4	3

资料来源：智联招聘医药产业全站大数据

民营企业一直是医药流通人才需求的主力军，但是从 2019 年开始，上市公司和股份制企业对于医药流通人才的需求大幅上升，外资企业对于医药流通人才需求出现明显下滑（表 1–21）。

表 1–22 不同城市企业医药流通职类需求占比变化（%）

排序	2017 年		2018 年		2019 年		2020 年		2021 年	
	城市	占比	城市	占比	城市	占比	城市	占比	城市	占比
1	北京	4	北京	4	北京	5	北京	4	北京	5
2	广州	4	郑州	4	上海	4	成都	3	郑州	4
3	郑州	3	广州	3	郑州	3	西安	3	成都	4
4	成都	2	成都	3	成都	3	郑州	3	上海	4
5	上海	2	上海	3	广州	3	上海	3	广州	3
6	济南	2	西安	2	西安	3	广州	3	西安	3
7	西安	2	济南	2	武汉	3	济南	2	南京	3
8	南京	2	武汉	2	南京	2	南京	2	济南	3
9	武汉	2	南京	2	杭州	2	武汉	2	深圳	3
10	石家庄	2	石家庄	2	石家庄	2	石家庄	2	武汉	2

资料来源：智联招聘医药产业全站大数据

从分布省市来看，虽然东部地区人才需求下滑明显，但是上海、广东、江苏等东部地区的省市对于医药制造行业人才的需求依然旺盛（表 1–22）。

3. 学历要求逐渐放宽，工作经验无严格限制

表 1–23 医药流通岗位招聘学历要求构成（%）

项目	2017 年	2018 年	2019 年	2020 年	2021 年
无限制	52	38	38	37	29
高中 / 中专 / 中技	8	8	8	8	8
大专	33	44	43	45	50
本科	6	8	10	9	12
硕士及以上	1	1	1	1	1

资料来源：智联招聘医药产业全站大数据

医药流通岗位要求中对于学历的门槛要求越来越高（表1-23），以专科和本科学历为例，2021年大专和本科学历的岗位比例为62%，相比2017年提升了23个百分点。

高学历为主，电子商务专业的从业者持续增多。

医药流通行业人才供给端，人才年龄结构以21～30岁为主，但是30岁以上的人才比例逐年升高。

表1-24   医药流通人才的学历分布（%）

项目	2017年	2018年	2019年	2020年	2021年
高中/中专/中技	10	12	12	11	12
大专	43	45	46	45	46
本科	41	38	37	39	38
硕士及以上	6	5	4	4	4

资料来源：智联招聘医药产业全站大数据

在学历结构中，超过八成的从业者以大专/本科学历为主，从业者的学历构成较为稳定（表1-24）。

表1-25   医药流通人才的城市分布（%）

排序	2017年		2018年		2019年		2020年		2021年	
	城市	占比	城市	占比	城市	占比	城市	占比	城市	占比
1	北京	11	北京	11	北京	11	北京	11	北京	11
2	成都	6	成都	6	成都	6	成都	6	成都	6
3	上海	5	上海	5	上海	5	上海	5	上海	5
4	广州	4	广州	4	深圳	4	广州	4	西安	4
5	深圳	4	深圳	4	广州	4	西安	4	广州	4
6	西安	4	西安	4	西安	4	深圳	4	深圳	4
7	郑州	3	郑州	3	郑州	3	郑州	3	郑州	3
8	沈阳	3	沈阳	3	沈阳	3	沈阳	3	沈阳	3
9	天津	3	天津	3	天津	3	天津	3	长春	2
10	武汉	3	长春	2	长春	2	长春	2	长沙	2

资料来源：智联招聘医药产业全站大数据

从具体城市来看，北京、成都、上海是医药流通人才聚集的主要城市，而且北京一直稳居头部位置（表1-25）。

四、医药企业人力资源管理存在的问题

（一）人力资源管理观念落后

社会经济的高速发展为医药企业的发展带来了良好的发展机遇。在当前市场环境下，一些医药企业将主要精力都用在了外部经营和生产环节上，缺乏长远发展眼光，人才意识缺乏，对人力资源管理重视不够，管理方式落后。在人力资源管理中仅过于强调"用人"，在人才开发和培养方面投入不足，阻碍了医药企业的长远发展。为此，医药企业必须从观念上进行根本转变，完善

人才管理模式，从而实现自身的健康发展。

（二）对人力资源管理职能认识不清

在现代市场环境下，人才竞争已以成为企业之间竞争的根本。为此，很多医药企业都专门设置了人力资源管理部门，但是仍然按照以往的人事管理开展人才招聘、人员评价与竞聘、薪资管理以及档案管理等简单的人事工作，并没有发挥出人力资源管理区别于人事管理的更大价值。这主要是因为这些企业与人力资源管理者对人力资源的意义和管理职能认识不清。医药企业相对于其他企业来说具有其特殊性，医药企业人力资源管理者除了要具备专业的管理知识与技能以外，还要了解医药生产、医药研发、医药营销以及销售供应链等医药行业知识。若人力资源管理者对以上内容没有完全掌握，便无法制订有效的相关管理制度与流程。

（三）人力资源管理人才队伍不稳定

医药企业由于其所在行业的特殊性，聚集了大量高技术人才，但是当前一些企业尤其是中小企业提供的薪资待遇无法满足人才需求，导致医药企业普遍存在人才队伍不稳定的现象，人才流失较为严重，这也为医药企业人力资源管理带来了严重的困扰。人才流失是当前各大医药企业存在的普遍问题，民营医药企业这一情况更为严重。基于现阶段我国医药企业人力资源管理制度不够健全，人力资源发展规划制度缺乏，许多基层员工缺乏良好的发展平台与晋升机会，管理层也不能更好地发挥管理作用。在人才招聘方面，绝大部分企业人才招聘渠道呈现多元化，包括校园招聘、传媒招聘、网上招聘、内部招聘、人才交流以及猎头公司推介等，而各大医药企业却仍然以校园招聘方式为主。这种招聘形式虽然能够为医药企业招聘到具有专业知识的优秀年轻人才，但是仅通过这单一招聘形式，能招到的人才类型有限，对于需要丰富行业经验的高级人才岗位招聘来说，校园招聘难以发挥作用。同时，单一的招聘形式会带来人才来源单一的问题，这在一定程度上不利于人才梯队建设，从而影响人才队伍的稳定性，给企业带来不稳定因素，不利于企业健康发展。

（四）绩效考核与激励机制不健全

科学的绩效考核工作能够帮助企业人才清晰地了解企业自身价值及工作中存在的不足，帮助企业合理配置人力资源，从而促进人才与企业的共同发展。同时，通过绩效考核也能对企业各类人才的劳动给予肯定和公平的奖惩，激发员工的责任感和工作积极性，从而促进医药企业健康发展。当前，对于诸多医药企业来说，其人力资源管理工作依然缺乏科学的绩效评价机制与考核体系，无法对企业人才做出准确的评价和激励，致使人才的实力与其对企业的贡献常常被忽视。医药企业在进行人才评价时会掺杂过多主观因素，加之机制不合理，难以体现人力资源管理的公平性。对于我国大型医药企业来说，其人力资源管理绩效考核评定结果不仅是一份评估结果，更是建立和完善绩效激励系统的重要前提。科学制度下的绩效考核评定结果能够更好地调动和鼓舞医药技术人才的工作热情，也能为其搭建起更好的职业发展平台，提高医药企业人力资源管理水平。但是，当前一些大型医药企业人力资源管理激励手段和方式过于单一，激励机制不够健全，许多大型医药企业的在职员工兢兢业业数十载，却由于缺少职业上升通道而一直处在原岗位，福利待遇也没有参照市场水平得到应有的提升，导致员工积极性降低，甚至发生人才流失。

本章小结

人力资源是人所具有的能创造价值，并且能够被组织所利用的体力和脑力的总和。人力资源由数量和质量两方面构成，具有能动性、两重性、时效性、再生性、社会性等特征。人力资本是通过对人力资源投资而体现在劳动者身上的体力、智力和技能，它是另一种形态的资本。人力资源与人力资本既有区别，又有联系，人力资源是一种数量化的概念，人力资本是一种质量化的概念。

人力资源管理是为了实现组织的战略目标，对组织人力资源进行规划、招聘、使用、保留和激励等各个环节的管理活动的总和。传统人事管理与现代人力资源管理有着很大的区别：前者注重事，以事为主；后者注重人，以人为本，注重开发人的潜能。人力资源管理的基本内容包括人力资源规划、工作分析、员工招聘、培训与开发、绩效管理、薪酬福利管理、员工激励、职业生涯管理、劳动关系管理九个方面。人力资源管理在企业中扮演着战略伙伴、专家（顾问）、员工服务者和变革推动者四种角色。人力资源开发与管理关系密切，人力资源管理主要表现在输出阶段，人力资源开发则表现在人生的整个过程。

人力资源管理的组织结构比较常见的有直线职能制结构、事业部制结构和矩阵式结构等。HR 三支柱就是通过组织再造、流程再造，建立专家中心、共享服务中心和人力资源业务伙伴等人力资源三支柱模式，来实现人力资源战略伙伴、效率专家、变革先锋与员工后盾等四角色模型在企业中的落地。专家中心（COE）概括来说就是人力资源战略价值选择，其核心价值在于帮助高管与决策层制定正确的战略。人力资源业务伙伴（HRBP）概括来说就是业务策略的选择，即利用 HRBP 自己所掌握的专业知识和经验，辅助一线业务负责人对组织、团队及人才进行管理。共享服务中心（SSC）概括来说就是指人力资源平台与服务的选择，即 SSC 为组织提供一体化、数据化、自助化的 HR 平台支撑。

人力资源管理的基本原理主要有同素异构原理、能级层序原理、要素有用原理、互补增值原理、动态适应原理、激励强化原理、公平竞争原理、信息催化原理、组织文化凝聚原理等。

对人力资源管理发展历史进行考察，有助于提高对企业人力资源管理工作内容、职能及地位的认识。国内外学者将人力资源管理的发展分为若干不同的阶段。目前，国内学者一般将人力资源管理分为人事管理起源阶段、人事管理阶段和现代人力资源管理阶段三个发展阶段。

医药行业主要包括五大支柱产业，分别是生物医药、化学药、中成药、医疗器械和医药流通业。中国医药产业人才供需趋势主要是：医药产业高学历、高层次的人才稀缺；医药研发行业的人才供需矛盾加剧，供需差距拉大；东部地区依然是我国医药产业人才供需占比最大的区域，中西部区域医药人才缺口扩大；大型企业在医药研发与流通环节人才需求巨大，中小微企业对医药制造人才需求更加旺盛。医药行业人力资源管理还存在着人力资源管理观念落后、对人力资源管理职能认识不清、人力资源管理人才队伍不稳定、绩效考核与激励机制不健全等问题。

【推荐网站】

1. 中国人力资源网：http://www.hr.com.cn

2. 中国人力资源管理网：http://www.rlzygl.com

3. 现代人力资源管理网：http://www.ehrdm.com

4. 中国人力资源开发网：http://www.chinahrd.net

【思考题】

1. 什么是人力资源？人力资源、人口资源、劳动力资源、人才资源之间的关系是什么？

2. 人力资源的基本特征是什么？

3. 什么是企业核心竞争力？它与人力资源有什么关系？

4. 什么是人力资本？人力资本与人力资源的关系是什么？

5. 什么是人力资源管理？其主要内容是什么？

6. 人力资源管理与传统人事管理有何区别？

7. 简述人力资源管理在企业中的地位与角色定位。

8. 什么是人力资源开发？人力资源开发与人力资源管理是什么关系？

9. 人力资源管理的基本原理是什么？

10. 简述 HR 三支柱模式的内涵与特点。

11. 简述中国医药行业人才供需趋势。

12. 简述医药企业人力资源管理存在的问题。

【案例分析】

新奥集团的 HRSSC 与腾讯的 SDC

1. 新奥集团：因地制宜地推行 HRSSC 模式

（1）HRSSC 运作模式日益成熟

新奥集团成立于 1989 年，从燃气业务起步，是一家包含互联网、能源、文化等多元化产业的集团性公司，目前有员工近 4 万人，业务遍及全国。为了使人力资源基础业务实现规模化、物准化的运作，于 2010 年开始建立人力资源共享服务中心（HRSSC）。与传统的 HRSSC 搭建及推行方式不同，新奥集团自 HRSSC 成立始，并没有强制要求其人力系统必须应用，而是根据内部各业务单元对 HRSSC 的认可程度逐渐扩大其业务承接范围。

新奥集团 HRSSC 的成长规划分为三步：

1）第一阶段（2010～2012 年），建立共享体制。此阶段提出了新奥集团 HRSSC 的战略定位：提升人力资源系统的整体运作效率、降低成本、解放人力资源生产力、在合法合规的前提下控制企业法律风险的内部服务部门。依据此定位，HRSSC 进行了业务流程梳理、制度政策建设、团队组织搭建等一系列工作，奠定了人力转型的基础。

2）第二阶段（2012～2015 年），降成本提效率。经过第一阶段的探索，新奥集团 HRSSC 已形成一整套相对完善的电子化人力资源管理系统、业务流程、标准规范、制度政策，并已具备了一支基础扎实、精益求精、不断创新的稳定团队。不断的自我提升使 HRSSC 得到各类用户的认可，在电子化人力资源管理系统应用、标准规范业务运作等人力资源基础业务方面实现了全集团的业务覆盖。

3）第三阶段（2015～2018 年），黏用户防风险。2015 年开始，随着互联网思维模式在企业内的推行和应用，如何提供更优质的用户体验对 HRSSC 的运作提出了新的挑战，基于前两个阶段的积累，新奥集团 HRSSC 创新性地提出用户经理运作模式。以用户经理为信息纽带，连接用户前端和业务后端，拉近与用户的距离，提升用户满意度。在这一阶段，HRSSC 最终完成从成本中心向利润中心的转型，成为跨地区横向承接各业务单位人力资源基础业务的内部承包商，发挥规模效应的同时，用规范化、标准化的操作手段和审计类业务来规避及预防整个集团人力资源基础业务的风险。

（2）创新性提出用户经理模式

为了提供更加优质的用户体验，新奥集团 HRSSC 对用户逐类型做了分析，并明晰了客户经理的定位（见图 1-21）。第一类用户为员工，他们期望人力资源政策咨询、手续办理的需求能够得到快速的处理和响应；第二类用户是各产业集团的人力资源（HR），他们期望 HRSSC 可以提供员工关系相关的工作支持，并且可以更加迅速精准地在基础数据的管理 / 分析 / 预测、员工关怀管理、劳动风险的洞察及规避等方面满足其个性化需求，从而解放生产力，投身到更加贴近业务的工作上；第三类用户是决策层，他们期望能够看到人力资源方面跨产业、跨地区的各种数据分析，并在集团层面达到资源整合、规避系统风险的效果。

经过分析，客户经理定位为员工关系的业务伙伴，为产业集团人力、员工提供一站式解决方案及服务，是 HRSSC 提供服务的统一窗口，他们会将各种人事数据比如人事结构调整信息、社保增减信息、薪酬福利调整信息及其他个性化服务需求带回 HRSSC，交给相应团队进行业务办理，并将结果及时反馈给用户。

员工层面——重体验（方便、快捷）
· 帮助解读集团相关人力资源政策
· 办理人力资源相关手续
· 满足员工需求，解答员工相关疑问

产业人力层面——重标准
· 提供员工关系相关工作服务，打通、优化产业集团与共享的工作流程
· 基础数据的管理、分析、预测等
· 员工关怀管理，劳动风险的洞察及规避
· 个性化需求的满足

集团层面——重整合共享
· 大数据的积累与管理
· 资源的整合与共享
· 风险的规避及模式的推广

图 1-21　新奥集团 HRSSC 的用户类型分类

（3）HRSSC 的人才培养策略

HRSSC 承接的是人力资源基础事务性的工作，其特点是工作内容的重复性比较强，人才流动性大是大多数共享中心所面临的挑战。

为了搭建稳定的团队，新奥集团 HRSSC 打通了员工职业发展的双通道，即打通专业通道和管理通道，系统地构建人才培养体系，促使优秀的人员能够在集团内部进行流动及发展，因此担任起集团人力资源队伍人才培养"摇篮"的角色（见图 1-22）。

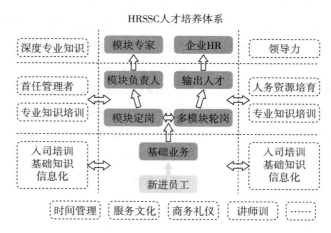

图 1-22　HRSSC 的人才培养

HRSSC 的业务发展需要不同角色的人员发挥作用。这些角色的能力要求有共性，也要有很大的差异，新奥集团 HRSSC 的人才培养工作从基础业务开始，之后通过员工能力的提升，在培养成熟后可让其从事直接面对服务对象的工作，最终使员工成长为业务骨干或者将其输出到有需求的业务单位。HRSSC 的培养体系就是针对这样的培养成长模式搭建起来的。

新奥集团 HRSSC 为每一位新加入的员工都安排了一系列的培养计划。培养过程包含理论传授与实操和演练两部分。一位新进入的员工，首先会系统地接受入司培训、理论基础知识、信息化知识等专业知识的培训，其间还会将组织的服务文化和职场礼仪向大家分享。之后进入实操阶段，通过实践，真正掌握各业务模块的技能经验。

员工在成长为业务熟手后，其成长路径有两条：一条向模块专家培养，其间会经历模块定岗、模块负责人的角色成长，接受专业知识、首任管理者方向培训，最终成为深度掌握专业知识的模块专家；另一条则向人力资源业务合作伙伴的角色发展，其间会经历多模块轮岗的学习和培训，学习和了解人力资源共享服务中各个模块的专业知识，提升人力资源综合管理的能力，最终成长为集团的人力资源业务合作伙伴的角色，输出轮岗到产业集团从事综合人力资源的工作。

2. 腾讯的 SDC

作为中国最大的互联网综合服务提供商之一，腾讯的发展可以用"超速"来形容。腾讯于 1998 年 11 月由马化腾等五位创始人共同创立，2004 年 6 月于香港成功上市，2016 年 9 月，腾讯股价开盘后持续大涨，成为当时亚洲市值最高的公司。腾讯用十几年的时间实现了从中型军舰到超级航母的华丽转变，缔造了一个又一个商业传奇。

（1）腾讯的三支柱结构

腾讯于 2010 年 3 月正式提出建立专家中心（COE）、共享服务中心（SSC）、业务伙伴（HRBP）的 HR 三支柱组织架构的概念，形成了客户价值导向的人力资源管理组织结构。2014 年，为进一步将 HR 服务产品化，为客户、用户提供端到端的交付，腾讯将共享服务中心（SSC）升级为共享交付中心 (shared deliver center,SDC)。

腾讯通过从 HR 价值出发进行重新定位，确保人力资源部门在公司战略推进和落地过程中成为可信赖的合作伙伴。通过重新定位，人力资源部门推动各 HR 支柱发挥前瞻性牵引作用、体系支撑作用、紧贴业务作用。

COE：发挥前瞻性牵引作用，成为前瞻性业务变革活动的加速器，腾讯的 COE 下设四个部门，分别是人力资源部、腾讯学院、薪酬福利部、企业文化与员工关系部。COE 的主要作用是根据公司战略导向，拟定前瞻性的 HR 战略，制定有战略连接性的 HR 政策制度，同时负责方法论、工具的研发与指导，做公司级 HR 项目的主导者、牵头人，在各专业职能领域推动变革，为公司及业务创造价值。

SDC：发挥体系支撑作用，成为 HR 产品、服务、系统高效交付的专家。腾讯的 SDC 包括 HR 信息建设中心、HR 系统开发中心、运营服务中心以及四个区域人力资源中心（北京、上海、成都、广州）。为了发挥 SDC 的体系支撑作用，需要 HR 提供面向业务和员工的 HR 专业交付服务，搭建 HR 业务运营体系和功能管控的统一平台。

HRBP：发挥紧贴业务作用，成为业务部门、团队管理问题快速诊断的顾问。腾讯总共有七大事业群和一个职能系统，事业群或职能系统都设有 HR 中心，构成了 HRBP。HRBP 的主要职责就是诊断并且满足业务部门发展过程中的业务部门个性化 HR 需求，成为业务部门专业的 HR 顾问，为他们提供灵活、有针对性的"一站式"HR 解决方案。

（2）SDC 开辟新时代

腾讯 HR 三支柱模式中的 COE，HRBP，SDC 各具特色，例如 SDC 是对 SSC 的升级突破，以用户价值为依归，可以说 SDC 开辟了一个全新的共享交付时代。

腾讯认为，传统的 SSC 是一个舶来品，是福特、通用电气（GE）等根据美国的情况在工业发展时代提出的一个概念。但实际上，中国现在的环境已不同于 SSC 提出时的背景，处于"互联网＋"时代，行业的快速发展，个体的个性化追求，用户需求的多样化……这些都对组织和人提出了全新的挑战，中国的企业、人力资源从业者该如何应对这一环境？我们该如何去面对这一挑战？基于对这些问题的思考，腾讯开启了 SDC 的探索之路。

SDC 的转型起源于时代背景的变化与用户对 HR 需求的提升，同时它又以用户需求为核心，希望为组织及员工提供稳定、可靠、可依赖的 HR 服务，打造体系化、可持续、一体化的 HR 服务交付平台，推动企业内自管理、自驱动和自组织形态的成长成熟，用大企业平台、小公司精神应对挑战。

如果用一句话来简单地概括如何升级 SDC，就是把原来只是去考虑事务性的工作、被动响应的 SSC，升级成对 COE、HRBP 的内部客户，即业务部门、管理者、员工等内部用户需求的深度挖掘，在彻底理解内外部需求之后提供一个超出预期的交付。

腾讯的 SDC 在不断地发展，未来也不会一成不变。对于 SDC 的未来，腾讯从五个方面勾画了一幅蓝图，提出五个"新"。①新组织：要有一个合适的组织架构来体现交付链条的产出。②新属性：应该对 SDC 的工作赋予新的属性，让 SDC 工作更有用户属性、产品属性以及好玩儿属性。③新模式：要有科学合理的 HR 交付模式来支撑从需求出发实现超预期交付的过程。④新工具：要会用先进的工具和手段来提升交付的便利，以及辅助决策和可持续运作。⑤新能力：SDC 员工要在基本的选、育、用、留、出方面，逐步具备 HR 交付管理的知识和技能。

资料来源：新奥集团因地制宜地推行 SSC 模式 .（2017-07-13）.http:// www.sohu.com/a/156890618_183808. 腾讯的 HR 三支柱模式 .（2017-08-28）.https://www.hrloo.com/rz/14241054.html.

【思考题】

1. 新奥集团的 HRSSC 建设对其他企业有什么启示？

2. 腾讯的 SDC 建设对其他企业有什么启示？

3. 试对比新奥集团 HRSSC 与腾讯 SDC 的建设，有哪些异同？又有何启示？

学习目标

1. 掌握人力资源规划的步骤；人力资源需求预测、供给预测方法；人力资源供需平衡方法。

2. 熟悉人力资源战略与组织战略的整合；人力资源战略管理过程；人力资源规划的内容、影响因素与制订原则；人力资源供给的影响因素；人力资源需求的影响因素。

3. 了解人力资源战略的概念、内容；人力资源规划的概念、分类。

【导入案例】

张华和郭总的苦恼

张华是银江医药有限公司的人事部经理。去年6月，公司总经理郭怀远把张华叫到了办公室。一进门，郭总经理就非常着急地说："老张，最近我们公司业务量剧增，没办法，为了能够生产出客户需要的产品，生产部经理马迈迈提出招人要求。所以你必须在半个月内从市场上招50个生产工人、4个生产部管理人员和1个生产部副经理。""这么急？""怎么？你搞人事多年了，难道招不到？""郭总，一下子真的招不到，因为我们公司的生产人员还是有挺多的专业要求的。""我也知道你很为难，可是公司业务发展需要啊！""我听说今年下半年医药市场会缩小。""不管那么多，你招就是了。""那我尽力吧。"

两周后，张华从市场上招了相应数量的人员。可是没过多久，马迈迈就向总经理反映，张华招的人很多技术没法用，工作效率低，知识不完全对口。于是出现了下面一幕："郭总，老张明显就是不负责任嘛，市场上那么多人却给我招些没法用的人。""老张，你怎么说？""郭总，我已经说过市场上根本没有人了，可是你让我招我也没办法。再说，我去年就说业务量可能会有增加，并且要求聘用一部分人员，可是你们都不同意。你看，现在……"不容张华说完，马经理就说了："郭总，你看，他明显是对去年不听他的意见耿耿于怀，这不是不负责任是什么？"张华只好不停地解释……

这件事让张华很是苦恼：我明明是没有任何私心，可为什么会这样呢？其实他不知道郭总也很纳闷：我知道他们俩都很尽心，可是为什么会这样呢？我该怎么办？

1年后，整个医药市场出现了萎缩，银江医药有限公司也难逃厄运。

【思考】

1. 结合本章要介绍的内容分析：为什么会出现案例中的情况？

2. 公司应该如何应对环境的变化？如何制订适合环境变动的计划？

第一节 人力资源战略

一、人力资源战略的概念与内容

（一）人力资源战略及相关概念

1. 战略 战略是指组织面对激烈变化、严峻挑战的经营环境，为求得长期生存和不断发展而进行的总体性规划。

2. 人力资源战略 人力资源战略是根据外部和内部环境，确定组织目标，从而制订出人力资源管理目标，并通过各种人力资源管理职能活动实现组织目标和人力资源目标的过程。

3. 组织战略管理 组织战略管理是一个过程，是将组织主要目标、政策和行为依次整合为一个具有内在有机联系的整体的过程。

4. 人力资源战略管理 人力资源战略管理是人力资源战略制订并得到实施的一个过程。一个完整的人力资源战略管理过程包括人力资源战略的制订、组织建设、进行能力开发、评价绩效等。

知识链接

战略人力资源管理

战略人力资源管理（Strategic Human Resources Management，SHRM）的概念诞生于 20 世纪 80 年代一篇名为《人力资源管理：一个战略观点》的文章。按 Wright & Mcmanhan 的观点，战略人力资源管理是为组织能够实现目标所进行和所采取的一系列有计划、具有战略性意义的人力资源部署和管理行为。它定位于在支持组织的战略中人力资源管理的作用和职能，主要观点是人力资源管理活动对组织绩效非常重要。其理论依据包括人力资源基础理论、角色行为理论和一般系统理论等。

（二）人力资源战略的内容

1. 人力资源开发战略 主要是为有效发掘组织内外人力资源、提高员工能力与智慧，利用各种技术、手段与方法所进行的长远性的谋划和方略。常见的战略方案有人才引进战略、人才使用战略、人才激励战略、人才培养战略（自主培养、鼓励自学、定向培养等方式）等。

2. 人才结构优化战略 主要是对人才群体要素和系统组织配合方式进行调整，从而使各种要素形成最佳组合的谋划与方略。即如何遵循人才群体结构的变动规律，搭建良好的学科、层次、年龄、智能与职能结构，更好地发挥人才群体的作用，保障组织运行所需。人才结构优化，可以考虑学科优化战略、层次优化战略、年龄优化战略、智能优化战略、职能优化战略等方案。

3. 人才使用战略 主要从如何才能使"人尽其才，物尽其用"的角度，在对人力资源进行科学评价的基础上，依据组织战略目标与任务，根据人的特点将其安排到合适的岗位上，并科学、合理地组合人才、取长补短，从而发挥人的最大能量的谋划与方略。该战略可选择的战略方案包括任人唯贤战略、岗位轮换战略、权力委让战略等。

国药集团中联药业有限公司的人才战略

国药集团中联药业有着悠久的历史，是湖北省首批授予的老字号企业，由拥有四百余年中医药历史并享誉全国的叶开泰、达仁堂、刘有余堂、金同仁、九芝堂、陈太乙等为代表的 199 家中药店铺联合组建而成。1952 年，在原武汉市中药饮片业同业公会的发动下，成立武汉市中联制药厂。1997 年股份制改造，2011 年底重组进入中国最大的健康产业平台——中国医药集团，2018 年进入中国医药集团旗下中医药全产业链平台——中国中药控股有限公司。公司致力于中医药全产业链发展，主营业务涵盖经典中药生产、中药材种植加工贸易、中药饮片、配方颗粒及相关智能配送、中医药大健康产业等。公司的人才理念是唯才是用，唯德重用，公司的人才战略主要体现在以下三个方面。

1. 人力资源战略：开放的实施人才战略

解读：以开放的心态，把人才作为一种战略资源，把人才视为企业最宝贵的财富。对人才引进、培养和任用进行宏观、全局性构想与安排，不拘一格，唯才是用。以公司的整体战略为导向，合理调整人才资源结构。

2. 绩效原则：鼓励创新，多劳多得

解读：对大胆创新进取给予鼓励、肯定和褒奖，形成"多劳动多受益，不劳动不得食"的工作氛围，充分体现劳动价值，效果差异性。

3. 人才标准：想干事、会干事、干成事的合适人选

解读：让想干事的人有机会，能干事的人有平台，干成事的人有位置。想干事，是不懈追求、奋发有为的精神状态，是将理想化为现实的谋划、求索和动力。公司通过提供展示机会，从而发现品德高尚、能力出众的优秀人才，把他们用在最适合的岗位上，让他们的智慧和才华得到充分发挥展现。对于能够干成事，取得成绩的人给予尊重、褒奖、重用、提拔，并通过他们的示范和引导作用，使越来越多的人将关注力用到努力干事上来。

资料来源：http://www.sinopharmzl.com

二、人力资源战略与组织战略的整合

（一）组织经营战略的层次与基本类型

1. 组织经营战略的层次　组织经营战略一般分为三个层次（图 2-1）。

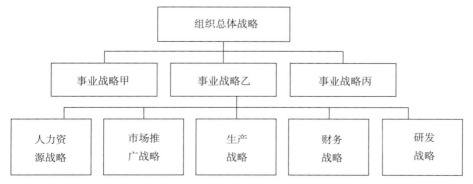

图 2-1　组织经营战略的层次

2. 组织基本竞争战略 为获得竞争优势，组织可以采取三大基本竞争战略。

（1）成本领先战略 力求在生产经营活动中降低成本、扩大规模、减少费用，使产品成本比竞争对手低，因为可以用低价格和高市场占有率保持竞争优势。适合于成熟的市场和技术稳定的产业。

（2）差别化战略 努力使自己的产品区别于竞争对手产品，保持独特性。为达到这一目的，组织可能生产创新性产品，即竞争对手无法生产的产品，或具有竞争对手产品所不具有的独特功能；也可以生产高品质产品来实现这一目的，以优秀品质胜过竞争对手的产品。

（3）集中战略 组织集中精力在较小较窄的市场细分中进行生产经营，努力使自己在市场缝隙中专门化，弥补他人产品的不足，这一战略主要是通过巧妙避开竞争而求得生存和发展。

3. 组织的发展战略 组织发展战略主要分为以下四种。

（1）成长战略 通常，组织在市场不断扩大、业务不断增长时采取成长战略，以抓住发展机会。分为三种：①集中式成长战略：即在原有产品基础上，集中发展成为系列产品，或开发与原产品相关联的产品系列。②纵向整合成长战略：即向原组织产品的上游产业或下游产业发展。③多元化成长战略：即组织在原产品或产业的基础上，向其他不相关或不密切相关的产品和产业发展，形成"多角化经营"格局。

（2）维持战略 当市场相对稳定，且被几家竞争组织分割经营时，处于其间的组织常常采用维持战略，即坚守自己的市场份额、客户和经营区域，防止组织利益被竞争对手蚕食，同时警惕新对手的进入。采用这种战略的组织，经营目标不再是高速发展，而是维护已有的市场，尽可能大地获取收益和投资回报。常用的维持方法包括培养客户忠诚感、维护名牌知名度、开发产品独特功能、挖掘潜在顾客等。

（3）收缩战略 当组织的产品进入衰退期或因经营环境变化而陷入危机时，组织可以采取收缩战略以扭转颓势，克服危机，争取柳暗花明，走出困境。常见的收缩战略方法包括转向、转移、破产、移交。

（4）重组战略 组织通过资产重组的方式寻求发展。常见的资产重组方式有兼并、联合、收购。

4. 组织文化战略 组织文化是指一个组织长期形成的、并为全体员工认同的价值信念和行为规范。奎因认为，组织文化可以根据两个轴向而分成四大类（图 2-2）。

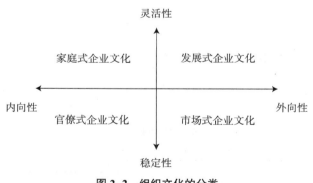

图 2-2　组织文化的分类

（1）发展式组织文化 特点是强调创新和成长，组织结构较松散，运作上非规范化和程序化。

（2）市场式组织文化 特点是强调工作导向和目标的实现，重视按时完成各项生产经营目标。

（3）家庭式组织文化 特点是强调组织内部的人际关系，组织像一个大家庭，员工像一个大家庭里的成员，彼此间相互帮助和相互关照，最受重视的价值信念是忠诚和传统。

（4）官僚式组织文化 特点是强调组织内部的规章制度，凡事皆有章可循，重视组织的结构、层次和职权，注重组织的稳定性和持久性。

（二）人力资源战略与组织经营战略的整合

人力资源战略是组织总体战略的重要组成部分，只有与组织经营战略相协调，才有助于组织利用市场机会，提升组织内部组织优势，帮助组织达成战略目标。

1. 与波特竞争理论相匹配的人力资源战略 根据迈克尔·波特的竞争理论，戈梅斯和麦加等人提出了与之相匹配的三种人力资源战略（表2-1）。

表2-1 与波特竞争理论相匹配的三种人力资源战略

战略类型	组织特点	人力资源战略要求
成本领先战略	结构分明的组织和责任；严格的成本和定量目标控制，以及员工监督；经常、详细的控制报告	强调员工生产率；以定量目标和绩效评估为基础的薪酬激励；强调与工作有关的培训
差异化战略	基础研发能力强；质量或科技领先的组织声誉；强大的生产营销能力	营造轻松愉悦的工作氛围吸引创造型人才；强调主观评价和自我激励而非定量指标；基于团队的培训
集中化战略	针对某一客户群、某一地区提供更高效的服务，以实现成本领先优势或差异化优势	员工有特定的技术特长；通过长期激励来留住核心员工

2. 与迈尔斯和斯诺的人力资源战略相匹配的人力资源战略 根据迈尔斯和斯诺的战略划分，伯德和比奇勒提出了组织与之相匹配的人力资源战略（表2-2）。

表2-2 与迈尔斯和斯诺的人力资源战略相匹配的人力资源战略

战略类型	组织特点	人力资源战略要求
防御者战略	维持内部稳定性；有限的环境分析；集中化的控制系统；标准化的运作流程	累积者战略：获取员工最大潜能；通过培训开发员工能力、技能和知识；保持稳定的员工流动水平
分析者战略	组织结构弹性大；严密和全盘的规划；低成本的独特产品	协助者战略：重视自我激励动机强的员工；知识能力、技能和知识的自我发展；人员配备与团队结构灵活运用
探索者战略	组织结构非正式化；广泛的环境分析；分权的控制系统；资源配置快速	效用者战略：雇用拥有目前需要的技能且能马上使用的员工；员工能力、技能和知识的培养以工作为导向；外部招聘较多

3. 与奎因组织基本竞争战略和文化战略相匹配的人力资源战略 根据奎因的研究，组织的基本经营战略和组织文化战略与人力资源战略可以有以下三种配合方式（表2-3）。

表2-3 组织的基本经营战略和组织文化战略与人力资源战略的配合

基本经营战略	文化战略	人力资源战略
低成本、低价格经营战略	官僚式组织文化	诱引式人力资源战略
独创性产品经营战略	发展式组织文化	投资式人力资源战略
高品质产品经营战略	家族式组织文化	参与式人力资源战略

（1）采用成本领先的组织 多为集权式管理，生产技术较稳定，市场也较成熟，因此组织主要考虑的是员工的可靠性和稳定性，工作通常是高度分工和严格控制。

（2）采用产品差别化战略的组织　处在不断成长和创新的过程中，主要以创新性产品和独特性产品去战胜竞争对手，其生产技术一般较复杂，其成败取决于员工的创造性，而员工工作内容较模糊，无常规做法，非重复性并具有一定的风险。组织的任务是为员工营造一个有利的环境，鼓励员工的独创性。

（3）采取高品质产品战略的组织　只有依赖于广大员工的主动参与，才能保证其产品的优秀品质。组织重视培养员工的归属感和合作参与精神，通过授权，鼓励员工参与决策或通过团队建设让员工自主决策。

4. 与蒂契和迪维纳组织发展战略配合的人力资源战略　人员招聘、绩效考评、薪酬政策和员工发展等应与组织的发展战略相配合，这样才能实现组织的发展目标。

（1）集中式单一产品发展战略与家长式人力资源战略的配合　组织采取这种发展战略时，往往具有规范的职能型组织结构和运作机制，高度集权的控制和严密的层级指挥系统，各部门和人员都有严格的分工。这种组织常采用家长式人力资源战略，在员工选择招聘和绩效考评上，较多从职能作用上评判，且较多依靠各级主管的主观判断；在薪酬上，多采用自上而下的家长式分配方式；在员工的培训和发展方面，以单一的职能技术为主，较少考虑整个系统。

（2）纵向不整合式发展战略与任务式人力资源战略的配合　采取这种发展战略的组织在组织结构上仍较多实行规范性职能型结构的运作机制，控制和指挥同样较集中，但这种组织更注重各部门实际效率和效益。其人力资源战略多为任务式，即人员的挑选、招聘和绩效考评多依靠客观标准，奖酬主要依据工作业绩和效率，员工的发展仍以专业化人力培养为主，少数通才主要通过工作轮换来培养和发展。

（3）多元化发展战略与发展式人力资源战略的配合　采取这种发展战略的组织因为经营不同产业的产品系列，其组织结构较多采用战略事业单位或事业部制。这种事业单位都保持着相对独立的经营权。这类组织的发展变化较为频繁，其人力资源管理多为发展式战略。在人员招聘和选择上，较多运用系统化标准；对员工的绩效考评主要是看员工对组织的贡献，主客观评价标准并用；奖酬的基础主要是对组织的贡献和组织的投资效益；员工的培训和发展往往是跨职能、跨部门、甚至跨事业单位的系统化开发。

三、人力资源战略的管理过程

制订与实施人力资源战略是一个与组织战略一致的人力资源管理过程，可以分为环境分析、战略选择、战略实施、战略评估与战略控制五步（图2-3）。

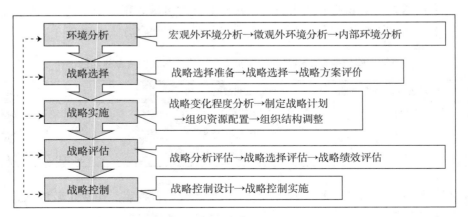

图2-3　人力资源战略管理过程图

1. 环境分析　环境分析是企业制定人力资源战略、进行人力资源规划的基础。从长期来看，能够帮助企业识别所面临的人力资源方面的挑战，为企业的发展提供人力资源保障。人力资源环境分析包括宏观外环境分析、微观外环境分析和内部环境分析。其中，外部宏观环境是指国家或较大区域范围内，影响企业生产和经营活动及其发展的各种客观因素的集合；外部微观环境是指能够直接影响企业运行的要素即企业所处的产业环境；内部环境是指企业层面影响人力资源的各种客观因素和力量的集合。

2. 战略选择　战略选择包括战略选择准备、战略选择、战略方案评价，需要考虑以下因素：①国家有关劳动人事制度的改革和政策。②劳动力市场和人才市场的发育状况。③企业的人力资源开发能力。④企业人力开发投资水平。⑤社会保障制度的建立情况。

3. 战略实施　战略实施是将企业战略规划转变为行动和好的结果，体现的是管理执行问题，主要依赖于职能战略。战略实施主要包括战略变化程度分析、制定战略计划、组织资源配置、组织结构调整。一个好的战略要想获得成功，必须依靠有效的管理，一个不好的战略也可以通过管理控制与纠偏，最后达到一个理想的境界。

4. 战略评估　战略评估是检测战略实施进展，评价战略执行业绩，不断修正战略决策，以期达到预期目标。战略评估包括战略分析评估、战略选择评估、战略绩效评估。

5. 战略控制　战略控制是指在企业经营战略的实施过程中，检查企业为达到目标所进行的各项活动的进展情况，评价实施企业战略后的企业绩效，把它与既定的战略目标与绩效标准相比较，发现战略差距，分析产生偏差的原因，纠正偏差，使企业战略的实施更好地与企业当前所处的内外环境、企业目标协调一致，使企业战略得以实现。战略控制主要包括战略控制设计、战略控制实施。

第二节　人力资源规划

一、人力资源规划的概念

（一）人力资源规划的含义

人力资源规划（human resource planning，HRP）是根据组织的战略目标，科学预测组织在未来环境变化中人力资源的供给与需求状况，制订必要的人力资源获取、利用、保持和开发策略，确保组织对人力资源在数量和质量上的需求，使组织和个人获得长远利益的人力资源管理过程。

（二）人力资源规划与其他人力资源管理职能的关系

1. 人力资源规划是人力资源管理的纽带　人力资源规划以企业工作岗位分析、劳动定员定额等人力资源管理的基础工作为前提，又对企业人员的招聘、选拔、考评、调动、升降、薪资、福利、培训开发和人员调剂等各种人力资源管理活动的目标、步骤与方法有具体而详尽的安排，是其他人力资源管理活动的纽带。

2. 人力资源规划是人力资源管理的业务基础　人力资源规划是其他人力资源管理活动的总则与纲领，为其他人力资源管理活动提供方向，并通过不断调整人力资源管理的政策和措施，指导人力资源管理活动，规定其他人力资源管理活动的走向，是人力资源管理其他业务活动的基础。

二、人力资源规划的内容

从广义上说，人力资源规划的内容包括战略规划、组织规划、制度规划、人员规划和费用规划。从狭义上说，人力资源规划的内容主要是指人员规划，包括总体规划与各项业务计划（表2-4）。

表2-4　人力资源规划及其各项业务计划

计划类别	目标	政策
总规划	总目标：绩效、人力资源总量、素质、员工满意度	基本政策：如扩大、收缩改革、稳定
人员补充计划	类型、数量对人力资源结构及绩效的改善等	人员标准、人员来源、起点待遇等
人员使用计划	部门编制、人力资源结构优化、绩效改善、职务轮换	任职条件、职务轮换、范围及时间
人员接替与提升计划	后备人员数量保持、改善人员结构、提高绩效目标	选拔标准、资格、试用期、提升比例、未提升人员安置
教育培训计划	素质与绩效改善、培训类型与数量、提供新人员、转变员工劳动态度	培训时间的保证、培训效果的保证
评估与激励计划	离职率降低、士气提高、绩效改善	激励重点：工资政策、奖励政策、反馈
劳动关系计划	减少非期望离职率、雇佣关系改善、减少员工投诉与不满	参与管理、加强沟通
退休解聘计划	编制、劳务成本降低、生产率提高	退休政策、解聘程序等

（一）人力资源总体规划

人力资源总体规划是有关计划期内人力资源开发利用的总目标、总政策、实施步骤及总预算的安排。其中，人力资源开发利用的总目标不外乎组织与员工绩效、人力资源总量与结构、人员素质、员工满意度等方面。

（二）人力资源业务计划

人力资源业务计划是总体规划的展开和具体化，包括人员补充计划、培训开发计划、人员配备计划、薪资激励计划、人员晋升计划、员工职业计划。

1. 人员补充计划　人员补充计划是组织根据组织运行情况，对组织可能产生的空缺岗位加以弥补的计划。目的在于促进人力资源数量、质量的改善，是组织吸收员工的依据。人员补充计划主要有两种情况：一是由于自然减员、技术革新、离职、组织规模扩大等，针对人员需求招聘和选拔新员工到组织来；二是因为晋升计划导致职位空缺逐级向下移动，产生较低层次的人员需求。

2. 培训开发计划　人员培训开发计划（教育培训计划）就是通过对员工有计划的培训，提升员工能力与潜力，引导员工技能与组织发展目标相适应。

3. 人员配备计划　人员配备计划是组织按照内外环境的变化，采取不同的人员管理措施，实现内部人员的最佳配置。如部分岗位人员过剩时，通过岗位再设计对岗位工作量进行调整，解决工作负荷不均的问题。

4. 薪资激励计划　薪酬激励计划（包含福利计划）一方面是为了充分发挥薪酬的激励功能，充分调动员工的积极性；另一方面，是为保证组织人工成本与组织状况之间的比例关系恰当。

5. 人员晋升计划　人员晋升计划是根据组织目标、岗位需要和人员分布情况制订员工职务提升方案，从而能够把有能力的员工配置到能够发挥其最大作用的岗位上去。

6. 员工职业计划　员工职业计划是对员工在组织内的职业发展做出系统安排，从而把员工的职业发展与组织需要结合起来，有效留住、激励人才，稳定员工队伍。

三、人力资源规划的分类

（一）根据期限分类

根据人力资源规划的用途和时间幅度，可分为战略性的长期规划、策略性的中期规划和作业性的短期计划三种。

1. 战略性的长期规划　通常是 5 年或 5 年以上，主要涉及组织外部因素分析，预计未来组织总需求中对人力资源的需求，估计远期组织内部人力资源数量，调整人力资源规划，重点在分析问题。

2. 策略性的中期规划　也称为战术上的策略规划，通常是 2 ～ 5 年，涉及对人力资源需求与供给量的预测，并根据人力资源的方针政策，制订具体的行动方案。

3. 作业性的短期计划　通常是 1 ～ 2 年，涉及一系列的具体操作实务，要求任务具体明确，措施落实。

组织人力资源规划的期限长短，主要取决于组织环境的确定性和稳定性，以及对人力资源素质高低的要求。通常环境越不确定、不稳定，对人力资源素质要求也越不高，可以随时从市场上补充所需的劳动力，其人力资源规划可以是短期的；反之，必须制订长期人力资源规划。

（二）根据范围分类

根据规划范围大小，可以分为整体人力资源规划、部门人力资源规划、具体任务或工作的人力资源规划。

1. 整体人力资源规划　在整个企业范围内进行的人力资源规划，将组织所有部门都纳入规划范围内。

2. 部门人力资源规划　在某个或某几个部门内进行人力资源规划。

3. 具体任务或工作的人力资源规划　是为了完成某项工作或任务而制订的人力资源规划。

（三）根据独立性分类

根据人力资源规划是否单独进行，可分为独立性人力资源规划和附属性人力资源规划两类。

1. 独立性人力资源规划　独立性人力资源规划是指将人力资源规划作为一项专门职责来进行，其结果体现为一份独立的人力资源规划报告，因此其对人力资源分析的内容往往比较详细。

2. 附属性人力资源规划　附属性人力资源规划是指将人力资源规划作为组织整体战略规划的一部分，在整体规划过程中涉及人力资源规划，而不是专门进行，结果往往不单独显示，对人力资源的分析往往相对简单。

四、人力资源规划的作用

（一）支撑组织战略目标的实现

组织战略规划是一个由一些相对独立的业务规划组合而成的整体规划，是指导和控制整个组织一切行为的最高纲领。人力资源规划是组织的战略目标在资源保障与配置——人力资源供需（包括数量与质量）上的分解，是为了确保组织目标的实现而制订的一种辅助性规划，它与组织其他方面的规划共同构成组织目标的支撑体系。

（二）满足组织对人力资源的需求

人力资源规划可以根据组织战略目标要求和组织环境变化，预测人力资源供需，对人力资源的需求和供给之间的差距进行分析，制订必要的措施，从而保证可以在合适的时间、合适的地点获得合适岗位上的合适人才。

（三）保证人力资源管理活动的有序性

人力资源规划是企业人力资源管理工作的基础，它由总体规划和各种业务计划构成，为管理活动（如确定人员的需求量、供给量、调整职务和任务、培训等）提供可靠的信息和依据，进而保证管理活动的有序开展，不受或少受环境变动的影响。

（四）调动员工的积极性和创造性

人力资源管理要求在实现组织目标的同时，也要满足员工的个人需要（包括物质需要和精神需要），这样才能激发员工持久的积极性。只有在人力资源规划的条件下，员工对自己可满足的东西和满足的水平才是可知的。

（五）控制人力资源成本

人力资源规划有助于检查和测算人力资源规划方案的实施成本及其带来的效益，避免企业发展过程中因人力资源浪费而造成的人工成本过高问题。通过人力资源规划，可以预测组织人员的变化，调整组织的人员结构，将人工成本控制在合理的水平。

（六）统一组织思想

人力资源规划是组织人力资源管理的纲领性文件，具有先导性和战略性，为各项人力资源管理活动提供了方向。

五、人力资源规划制订的步骤

人力资源规划的制订与实施是一个科学的过程，主要分五个阶段（图2-4）。

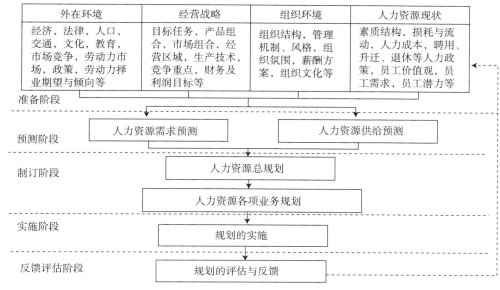

图 2-4 人力资源规划的基本步骤

（一）准备阶段

准备阶段的主要任务是信息的采集，即调查、收集和整理涉及企业战略决策和经营环境的各种信息，包括外部环境信息、内部环境信息和现有人力资源信息。

1. 外部环境信息 外部环境信息是指组织开展经营活动所处的经济、法律、人口、文化教育、市场竞争、劳动力市场等，可以使用 PEST 分析法、波特五力模型等分析组织的外部环境。

2. 内部环境信息 内部环境信息主要包括组织结构、管理风格、组织氛围、薪酬方案、组织经营战略、组织目标任务、产品组合、经营区域、竞争重点等。

3. 现有人力资源信息 现有人力资源信息是人力资源规划的信息基础，主要包括个人情况、录用资料、教育资料、工资资料、工作执行评价、工作经历、服务与离职资料、工作态度、安全与事故资料、工作或职务情况、工作环境情况、工作或职务的历史资料等。

（二）预测阶段

预测阶段的主要目的是得出计划期各类人力资源的余缺情况，掌握"净需求"的数据。

1. 人力资源存量分析 人力资源存量分析是指计算特定时间、空间范围的人力资源数量和质量，方法是把经济学上的存量分析引入人力资源管理研究领域。人力资源存量分析主要有以下五个方面：

（1）外部存量分析主要包括数量分析、质量分析和结构分析。

（2）内部存量分析主要包括数量、类型、年龄结构分析，工作流分析，岗位配置分析，冗员分析，素质分析。

（3）对存量分析的结果进行内部讨论，得出准确的统计结果。

（4）结合组织发展规划，根据工作量的增长或减少情况，确定各部门需要增加或减少的工作岗位与人员数量。

（5）汇总分部门和分类的预测结果，得出组织整体的预测结果。

2. 人力资源供需预测 人力资源供需预测是人力资源规划的基础，包括供给预测和需求预测。

（1）人力资源需求预测　人力资源需求预测包括短期预测和长期预测、总量预测和各个岗位需求预测。典型步骤如下：①现实人力资源需求预测。②未来人力资源需求预测。③未来人力资源流失情况预测。④得出人力资源需求预测结果。

（2）人力资源供给预测　人力资源供给预测包括组织内部供给预测和组织外部供给预测。典型步骤如下：①内部人力资源供给预测。②外部人力资源供给预测。③将组织内部人力资源供给预测数据和组织外部人力资源供给预测数据汇总，得出组织人力资源供给总体数据。

（3）确定人力资源净需求　在对员工未来的需求与供给预测数据的基础上，将本组织人力资源需求的预测数与同期内组织本身可供给的人力资源预测数进行对比分析，测算出各类人员的净需求数。这里所说的"净需求"既包括人员数量，又包括人员的质量、结构；既要确定"需要多少人"，又要确定"需要什么人"，从而有针对性地进行招聘或培训，为组织制订有关人力资源的政策和措施提供依据。

（三）制订阶段

制订阶段的主要任务是根据组织战略目标及本组织员工的净需求量，制订人力资源开发与管理的总规划；根据总规划制订各项具体的业务计划，以及相应的人事政策，以便各部门贯彻执行。各项业务计划相互关联，在规划时要全面考虑，不能分散地做个别单一的计划。这一阶段是人力资源规划中比较具体细致的工作阶段。同时，要注意总体规划和各项业务计划，以及各项业务计划之间的衔接和平衡，提出调整供给和需求的具体政策和措施。

一个典型的人力资源规划应包括六个方面。

1. 规划时间段　确定规划时间的长短，要具体列出从何时开始，到何时结束。若是长期的人力资源规划，可以长达 5 年以上；若是短期的人力资源规划，如年度人力资源规划，则为 1 年。

2. 规划达到的目标　确定达到的目标要与组织的目标紧密联系起来，最好有具体的数据，同时要简明扼要。

3. 情景分析　①目前情景分析：主要是在收集信息的基础上，分析组织目前人力资源的供需状况，进一步指出制订该计划的依据。②未来情景分析：在收集信息的基础上，在计划的时间段内，预测组织未来的人力资源供需状况，进一步指出制订该计划的依据。

4. 规划的具体内容　这是人力资源规划的核心部分，主要包括：①项目内容。②执行时间。③负责人。④检查人。⑤检查日期。⑥预算。

5. 规划制订者　规划制订者可以是一个人，也可以是一个部门。

6. 规划制订时间　主要指该规划正式确定的日期。

案例链接

人力资源规划示例

目标：今后两年将公司管理干部的平均年龄降低到 35 岁以内。

政策：重视对年轻人的培养和使用，选聘和提拔年轻人进入管理层。

方案：加强对现任管理干部的高级管理培训。

选择优秀的一线员工接受管理培训及其他培训。

在招聘工作中向有管理经验的年轻人倾斜。

对现任管理干部进行规划，通过退休、聘为顾问等途径，有计划地使年龄超过 50 岁的干部退出现任管理岗位。

　　方案评价：两年以后进行。

　　评价的主要问题：

　　我们最初的目标（两年达到35岁）定得太高吗？

　　公司是否真正愿意为年轻人提供展示才能的舞台？

　　参加高级管理培训的现任管理干部的平均年龄是多少？

　　有多少优秀一线员工接受了管理培训？

　　新招聘了多少有管理经验的年轻后备人才？

　　有多少50岁以上的管理干部已退出原任岗位？是否得到妥善安置？

　　公司的管理思想、管理效果是否发生了变化？与干部年轻化有关吗？

　　是否应推迟或改变原来的目标？

（四）实施阶段

　　组织将人力资源的总体规划与各项业务计划付诸实施，根据实施的结果进行人力资源规划的评估，并及时将评估的结果反馈，修正人力资源规划。人力资源规划是一个长久持续的动态工作过程，它具有滚动的性质。由于组织内外诸多不确定因素的存在，造成人力资源战略目标的不断变化，也使得人力资源规划不断变更，因此人力资源规划应当滚动地实施，不断修正短期计划方案。

知识链接

人力资源规划实施中需要注意的问题

　　1. 必须有专人负责既定方案的实施，要赋予负责人拥有保证人力资源规划方案实现的权利和资源。

　　2. 要确保不折不扣地按规划执行。

　　3. 实施前要做好准备。

　　4. 实施时要全力以赴。

　　5. 要有关于实施进展状况的定期报告，以确保规划能够与环境、组织的目标保持一致。

（五）评估与反馈阶段

　　评估与反馈是人力资源规划工作的重要内容，应协调组织各部门与规划相关环节的关系，形成信息沟通顺畅，全体人员重视，决策者对人力资源规划中提出的预测结果、行动方案和建议充分利用的局面。

第三节　人力资源供需预测与平衡

　　人力资源供需预测是人力资源规划中最具技术性的环节和核心环节，分为人力资源供给预测和人力资源需求预测。

一、人力资源需求预测

人力资源需求预测是估算组织未来需要的员工数量和能力的组合，其基本原理是根据过去推测未来，预测结果可根据现实需要进行调整。

（一）人力资源需求的影响因素

总体上，影响人力资源需求的因素主要分为两大类。

1. 组织外部影响因素　按照 PEST 模型、五力模型等的提示，可以理解为经济、市场（尤其是劳动力市场）、社会、政治、法律、技术进步、行业特点、竞争者情况等对人力资源需求都有一定的影响。

2. 组织内部影响因素　人力资源需求与组织整体战略目标、组织结构和职位设置、管理体制和机制等密切相关。因此，组织的战略、财务预决算、生产和销售预测、工作设计、新设部门或组织扩大、员工流动、员工退休、员工休假、员工解聘、员工辞职等都是需要考虑的因素。

（二）人力资源需求预测方法

人力资源需求预测一般可分为两大类：定性分析预测法与定量分析预测法。

1. 定性分析预测法

（1）经验预测法　经验预测法是由有经验的专家或管理人员进行直觉判断预测，其准确度取决于预测者的个人经验和判断力，又称为专家征询法，多适用于组织缺少足够的信息资料、环境变动速度不快、组织规模较小时。当组织内外部环境复杂多变时，经验预测法难以适应需求。

（2）德尔菲（Delphi）法　德尔菲法又称专家讨论法。它根据对影响组织内部因素的了解程度来选择多个专家。德尔菲法的具体做法是：首先将要咨询的内容写成明确的问题，将这些问题寄给专家，请他们以书面的形式予以回答。专家在背靠背、互不通气的情况下回答问题，然后将意见归纳并反馈给他们，使专家有机会修改自己的预测并说明修改的原因，之后再将修改结果寄回。经过 3 ～ 4 次反馈，专家的意见趋于集中。最后通过一些数字化处理，可得出结果。

知识链接

德尔菲法使用注意事项

1. 要向专家提供充分且完备的信息，以使其能够做出判断。
2. 所提出的问题应该是他们能够答复的问题。
3. 不要求精确。允许专家粗估数字，并请他们说明预估数字的肯定程度。
4. 尽可能简化，特别是不要问那些没有必要的问题。
5. 保证所有专家能从同一角度去理解员工分类和其他定义。
6. 向高层领导和专家说明预测的优点，以取得他们的支持。

（3）描述法　描述法是指人力资源规划人员通过对组织在未来一个时期内相关因素的变化进行描述和假设，并从中提炼出需求预测规划方案，不同的描述和假设得出相应的人力资源需求备选方案。描述法适用于短期预测，长期预测的诸多不确定因素使之难以胜任。

2. 定量分析预测法

（1）趋势外推预测法　趋势外推预测法又称时间序列法，预测者必须拥有过去一段时间的历史数据资料，然后用最小平方法求得趋势线，将趋势线延长，就可预测未来的数值。趋势预测法以时间或产量等单个因素作为自变量，人力数作为因变量，且假设过去人力的增减趋势保持不变、一切内外部影响因素保持不变。具体又分为直接延伸法和滑动平均法两种。

①直线延伸法：直线延伸法是组织人力资源需求量在时间上表现出明显均等延伸趋势的情况下运用，可由需求线直接延伸得出未来某时点的人力资源需求量。

②滑动平均法：滑动平均法一般是在企业人力资源需求量的时间序列不规则、发展趋势不明确时，采用滑动平均数进行修匀的一种趋势外推法。它假定现象的发展情况与较近一段时间情况有关，而与较远时间无关，以近期现象已知值的平均值作为后一期的预测值。主要适用于短期预测。

（2）回归分析预测法　回归分析预测法是在分析市场现象自变量与因变量相关关系的基础上，建立变量之间的回归方程，并将回归方程作为预测模型，根据自变量在预测期的数量变化来预测因变量关系，大多表现为相关关系。

具体步骤：根据预测目标，确定自变量和因变量；建立回归预测模型；进行相关分析；检验回归预测模型，计算预测误差；计算并确定预测值。

（3）转换比率法　转换比率法的本质是把业务量转化为对人员的需求，具体做法是：首先根据业务量估算一线员工的数量，然后根据得出的员工数量估算辅助人员数量，适用于短期需求预测。

（4）定员定额分析法　定员定额分析法主要包括工作定额分析法、比例定员法、岗位定员法、设备看管定额分析法和劳动效率定员法。

（5）生产模型法　生产模型法是根据组织的产出能力和资本量开展人力资源预测，主要依据道格拉斯生产函数：Y（总产出）＝劳动投入量（弹性系数调节）× 资本投入量（弹性系数调节）× 总生产系数（一般为正常）× 正态分布误差。

（6）工作负荷法　工作负荷法又叫比率分析法。它考虑的对象是企业目标和完成目标所需人力资源数量间的关系，考虑的是每个人的工作负荷和企业目标间的比率。企业的目标一般是指生产量或者销售量等容易量化的目标。每个人的工作负荷则是指某一特定的工作时间每个人的工作量。具体操作步骤是：先根据历史数据算出某特定工作每单位时间的每人工作负荷，然后根据未来的生产量目标计算所完成的总工作量，最后根据前一标准，折算出所需人力资源数。即按下列公式计算：人力资源数 ＝ 未来总工作量 /（每人每单位工作量 × 每人工作时间）。

二、人力资源供给预测

人力资源的供给包括内部供给与外部供给两个方面。一般来说，首先要进行内部人力资源供给的预测，以确定对外部人力资源的要求。对于内部人力资源，不仅要研究现有人员的情况，更要预测在将来某一时刻，经过升迁、内部流动、离职后，组织内还存在多少人力资源可供利用。

（一）人力资源供给的影响因素

1. 内部影响因素　组织内部人员的内部流动（降职、晋升、调动等）、自然流失（退休、伤残、死亡等）、跳槽（解聘、辞职等）。

2. 外部影响因素

（1）人口现状与人口政策。

（2）地域性因素。

（3）劳动力市场状况。

（4）相关的政府政策、法规。

（5）科技因素。

（6）社会就业意识和择业心理偏好。

（二）人力资源供给分析

1. 内部人力资源供给 内部人力资源供给是组织人力资源供给的主要部分，内部人力资源供给数量主要考虑内部流动（员工晋升、员工调动、员工降职等）、自然流失（退休、死亡、伤残等）、辞职、解聘等因素。

2. 外部人力资源供给 外部人力资源供给的主要渠道包括大中专院校毕业生、流动人员、失业人员、待业人员、其他组织的在职人员。

（三）人力资源供给预测的方法

1. 内部预测 内部人力资源供给预测，就是组织内部通过对现有人力资源的供给预算和流动情况来解决人力资源的供给与需求问题。内部预测常见的方法有以下几种。

（1）人力资源信息库 人力资源信息库是组织借助计算机建立的功能模拟信息库，主要包括人员的基本信息、技能清单和管理才能清单。

基本信息主要包括员工的姓名、年龄、学历、民族、婚姻状况等；技能清单主要包括员工的工作岗位、技术能力、经验、工作表现、提升准备条件等；管理才能清单主要包括管理业绩、管理幅度、管理对象工种、管理预算额度等。

更新和完善员工的技能清单和管理才能清单是组织建立人力资源库的工作重点，有利于组织高效使用人力资源，是内部预测的常用方法。

（2）人员替代法 人员替代法是通过一张人员替代图来预测组织内的人力资源供给。在人员替代图中要给出部门、职位名称、在职员工姓名、每位员工的职位（层次）、每位员工的绩效与潜力。人员替代法将每个工作职位均视为潜在的工作空缺，该职位下的每个人均是潜在的供给者。人员替代法以员工的绩效作为预测的依据，当某位员工的绩效过低时，组织将采取辞退或调离的方法；当员工的绩效很高时，他将被提升替代他上级的工作。这两种情况均会产生职位空缺，其工作则由其下属替代。通过人员替代图我们可以清楚地看到组织内人力资源的供给与需求情况。

（3）人员继承法 人员继承法实际上是人员替代法的发展，两者本质上没有什么差异。所不同的是，前者较后者预测的时间更长一些、更灵活一些。职位候选人不一定来自本单位或本部门，其工作绩效不一定最佳，但他却最具备胜任该工作的能力或潜力。

（4）继任卡法 继任卡法的一般形式（图2-5）。说明：A填入现任者晋升可能性，且用不同颜色表示晋升可能性大小——甲级（红色表示）表示应立即晋升，乙级（黑色表示）表示随时可以晋升，丙级（绿色表示）表示1~3年内可以晋升，丁级（黄色表示）表示3~5年可以晋升。B填入现任者的职务；C填入现任者的年龄，仅是为了考虑何时退休之用；D填入现任者姓名；E填入现任者任现职的年限。1、2、3分别代表三位继任者。C1、C2、C3，D1、D2、D3，B1、B2、B3，A1、A2、A3分别表示三位继任者的年龄、姓名、职务和晋升的可能性（与现任者的字母含义一样）。最后一行为紧急继任（如现任者突然死亡、突然辞职等）者在年龄、姓名、职务方面的情况。

A		
B		
C	D	E
C1	1	D1	B1	A1
C2	2	D2	B2	A2
C3	3	D3	B3	A3
CE	紧急继任者	DE	BE

图 2-5　继任卡法示意图

（5）技能清单法　技能清单法是一个用来反映员工工作能力特征的列表。这些特征包括培训背景、以前的经历、持有的证书、已经通过的考试、主管的能力评价等。技能清单的作用一般用于晋升人选的确定、管理人员的接续计划、对特殊项目的工作分配、工作调动、培训、工资奖励计划、职业生涯规划和组织结构分析等（表 2-5）。

表 2-5　技能清单法示例

姓名	部门	科室	工作地点	填表日期	
到岗日期	出生年月	婚姻状况	职称		
	类别	学位种类	毕业日期	学校	主修科目
教育背景	高中				
	大学				
	硕士				
	博士				
	训练主题		训练机构	训练时间	
训练背景					
	技能种类		证书		
技能					
	是否愿意接受其他类型的工作	是	否		
志向	是否愿意调到其他部门	是	否		
	是否愿意轮岗	是	否		
	愿意接受哪种工作				
你认为自己可以接受哪种工作派					

（6）马尔柯夫转移矩阵法　马尔柯夫转移矩阵法是定量分析法中最常用的方法。该方法的基本思路是：找出过去人事变动的规律性，以此推测未来的人事变动趋势，从而预测出人力资源的供给数量，以及有关人力资源供给与需求的平衡问题。该方法的主要步骤：①建立转换矩阵。②概率不变性估计。③转换矩阵的拟合。④概率的利用。实例见表 2-6、表 2-7。

表2-6　流动可能性矩阵

终止时间		A	B	C	D	流出
起	A	0.70	0.10	0.05	0	0.15
始	B	0.15	0.60	0.05	0.10	0.10
时	C	0	0	0.80	0.05	0.15
间	D	0	0	0.05	0.85	0.10

表2-7　现任者应用矩阵

原有人数		A	B	C	D	流出
A	62	44	6	3	0	9
B	75	11	45	4	8	7
C	50	0	0	40	2	8
D	45	0	0	2	38	5
终止时间人数		55	51	49	48	29

2. 外部预测　外部预测是指预测在未来一段时期内，外部劳动力市场能为组织提供的员工数量、质量和结构的总称。外部预测主要采用市场调查预测方法，调查主要包括普查、抽样调查和典型调查。调查方法主要包括资料查询法、观察法、询问法和实验法等。

（1）资料查询法　通过查询各类文献资料，包括经济信息期刊、市场行情资料，以及产品目录大全、政府和新闻期刊，各类调研机构所发布的各种统计资料等，也包括组织本身所积累的资料，进而了解市场情况，并对统计资料进行对比或深入分析，得出生产、销售等方面的趋势，进行外部预测。

（2）观察法　观察法是用市场的直接观察结果判定市场状况的外部预测方法。观察人员多选择有经验的市场调查或市场研究人员。这种方法简单、直观、方便；缺点是观察范围受到限制，并且很难避免观察者的主观看法，作为其他方法的辅助方法效果更佳。

（3）询问法　询问法是通过对调查对象进行询问或要对方填写询问表来取得答案，可以采取直接面谈，询问并记录调查者相关情况；也可以电话交谈或邮寄调查样表的方式进行。

（4）实验法　实验法是把市场调查看作一次试验。通过实验，摸清影响市场状态和各种因素的变化情况。由于影响市场变化的因素很多，欲查清某因素的具体影响，必须固定其他非调查因素或将其排除掉，然后让所有调查的因素发生变化，以此测定所需调查因素的效果。

三、人力资源供需平衡分析

（一）人力资源需求与供给的平衡分析

组织人力资源供需达到平衡（包括结构、数量、质量、层次等）是人力资源规划的目的。在人力资源预测的实践中，一般会出现供需平衡、供大于求、供不应求、总量平衡而结构不平衡的诸多可能。人力资源供大于求会导致组织内耗严重，生产或工作效率低下；人力资源供不应求会导致组织设备闲置，固定资产利用率降低，浪费组织资源。人力资源规划是依据组织人力资源供需预测结果，制订相应的政策措施，使组织在未来人力资源供需方面实现综合平衡。

（二）人力资源供求失衡调整方法

组织完成人力资源供需预测以后，就可以确定对劳动力的净需求；在确定净需求后，就可以制订相应的人力资源政策，以保持人力资源的平衡，即达到净需求，既无多余，也无短缺。组织平衡劳动力资源有两种人事政策：一是解决组织人力资源供不应求的调整方法，二是解决组织人力资源供大于求的调整方法。

1. 组织人力资源供不应求 主要调整方法有以下七种。

（1）重新调整组织各部门人员，将符合条件又相对富余的人员补充到空缺岗位上，即换岗。

（2）在符合《劳动法》的相关规定前提下实行加班加点方案，延长工作时间。

（3）聘用非全日制临时用工，如退休返聘和招聘兼职人员。

（4）增加新设备或充分提高设备使用率，提升员工的工作效率。

（5）非核心业务的转包或外包。

（6）减少人员流动。

（7）技术创新。

2. 组织人力资源供大于求 主要调整方法有以下六种。

（1）适度扩大有效业务量，如提高销量、提高产品质量、改进售后服务等。

（2）积极开展员工培训，使员工掌握多项技术，部分富余员工可以通过培训提高自己的素质、技能和知识，以利于走上新的工作岗位。

（3）鼓励提前退休和内退，实施退休和内退的优惠政策。

（4）裁员，降薪，减少工作时间。其中，降薪的实质是实现间接地使部分工作能力较弱的人员自动提出离职，保留优秀员工。

（5）实行工作轮换、工作分享等，使员工在适应过程中短暂地降低工作效率，从而使人员需求量相对增大，降低供求矛盾。

（6）人员自然减少等。

总之，在制订平衡人力资源供求的政策措施过程中，极少出现单一的供大于求或供小于求，更多的是组织内部某些部门人力资源供大于求，而另一些部门却供小于求；某些部门高层次人才供不应求，普通人员供大于求等。因此，人力资源供求平衡的调整应本着具体问题具体分析的原则进行，使组织人力资源在结构、数量、质量、层次等多方面实现科学的综合平衡。

本章小结

人力资源战略是组织根据外部和内部环境确定组织目标，从而制订出人力资源管理目标，并通过各种人力资源管理职能活动实现组织目标和人力资源目标的过程。人力资源战略的内容主要包括人力资源开发战略、人才结构优化战略和人才使用战略。制订与实施人力资源战略是一个与组织战略一致的人力资源管理过程，可以分为环境分析、战略选择、战略实施、战略评估和战略控制五步。

人力资源规划是根据组织的战略目标，科学预测组织在未来环境变化中人力资源的供给与需求状况，制订必要的人力资源获取、利用、保持和开发策略，确保组织对人力资源在数量和质量上的需求，使组织和个人获得长远利益的人力资源管理过程。人力资源规划的内容包括总体规划与业务规划；业务规划包括人员补充计划、培训开发计划、人员配备计划、薪资激励计划、人员晋升计划、员工职业计划等。人力资源规划制订的步骤可分为准备、预测、制订、实施、评估与反馈五个阶段。

人力资源供需预测是人力资源规划中最具有技术性的环节和核心环节。人力资源需求预测是估算组织未来需要的员工数量和能力的组合。其基本原理是根据过去推测未来，预测结果可根据现实需要进行调整。需求预测可采用德尔菲法等定性分析预测法和工作负荷法、趋势外推法、回归预测法等定量分析两种方法。供给预测主要采用人员替代法、人员继承法、继任卡法、技能清单法、马尔柯夫转移矩阵法等内部预测方法和外部预测法。组织人力资源供需达到平衡（包括结构、数量、质量、层次等）是人力资源规划的目的。在人力资源预测的实践中，一般会出现供需平衡、供大于求、供不应求、总量平衡而结构不平衡的诸多情况。

【推荐网站】

　　1. 中国人力资源网 http://www.hr.com.cn

　　2. 医药英才网 http://www.healthr.com

　　3. 医药界 http://www.yiyaojie.com

【思考题】

　　1. 如何根据组织的战略，选择合适的人力资源管理战略？

　　2. 人力资源规划的步骤有哪些？

　　3. 人力资源外部预测的主要方法有哪些？

　　4. 当组织人力资源出现供需失衡时，应如何调整？这些方法各有何优缺点？

【案例分析 1】

某公司的人力资源供给预测

某公司是一家实力雄厚的药品生产企业，人力资源部正在讨论 2010 ～ 2016 年度企业人力资源总体规划问题，负责起草该规划的是人力资源部主任孙兵。他告诉规划起草小组成员小李，在进行企业人力资源外部供给预测之前，先组织一次全面、深入的调查，尽可能多地采集相关的数据资料，为人力资源内部供给预测做好准备。

根据本案例，思考以下问题：

　　1. 该公司在进行人力资源内部供给预测时可以采取的方法有哪些？

　　2. 当预测企业人力资源在未来几年内可能出现过剩现象时，如何解决人力资源供大于求的问题？

【案例分析 2】

罗氏诊断公司的人力资源规划

罗氏集团总部位于瑞士巴塞尔，是全球在医药和诊断领域致力于研究并处于领先地位之一的保健集团。旗下的罗氏诊断公司为全世界的研究人员、医师、患者、医院和实验室提供多样化的创新测试产品及服务。自 2000 年在上海成立以来，罗氏诊断在中国一直处于市场领导者地位，近几年均实现两位数的业务增长，2015 年罗氏诊断中国业务量达到 83 亿元。罗氏诊断还连续 7 年获得由杰出雇主调研机构 CRF 颁发的中国杰出雇主认证，在全球领先的人力资源咨询公司怡安翰威特举办的最佳雇主评选中，罗氏诊断中国再次荣获 2016 年最佳雇主称号。

罗氏诊断的中国员工最初不到 100 人，后逐渐增加到 1800 多名，目前招聘规模以两位数速度递增，每年新加入员工达三四百人，流失率远低于市场 20% 的平均值。罗氏诊断在中国正处于第二个快速发展期，当前人力资源管理战略主要基于中国 2012 ～ 2016 五年业务战略和全球业务战略制订。

罗氏诊断的新员工融入计划：电子平台通过周全细致的任务安排为员工提供帮助。2012年，新员工伙伴项目正式启动，自愿报名成为伙伴的在职员工为新同事一对一经验分享。

2010年年底，作为中国人才发展战略的重要里程碑，罗氏中国学院正式启动，2011年3月网上平台上线，同时还为中国本土未来领导者量身定制了领导力课程。每年约有20%的员工获得发展提升，员工规模的扩大促使领导者职能不断扩大，管理人员数量上涨，基层、中层管理者职位上移，新晋管理者和多年管理经验的领导者都有机会提高个人领导力。罗氏诊断提供了具有行业竞争力的薪资，福利优势还体现在弹性福利制度满足员工风险保障、健康管理、悠享生活等多元化的需求。

公司为支持职能和标准工时制中的员工提供灵活工作时间制度；2013年7月，福满罗氏弹性福利计划正式启动，根据员工需求可延伸至家人；在年休假模块，员工能以"购买"或"出售"的方式合理安排年假。同年9月，罗氏诊断举办了首个"悦工作，悦生活"员工关爱周活动。

作为罗氏全球的一项行动计划，罗氏每18个月进行一次员工敬业度调查。罗氏诊断中国人力资源部总监张红霞女士说，公司结合新的医疗发展环境，对合规提出了非常严格的要求，并积极进行员工培训。在2014全球员工敬业度调查中，罗氏诊断中国员工敬业度达到了全球最佳公司的标准。

成就你我，完美生活。在对罗氏诊断中国雇主品牌进行诠释时，罗氏诊断大中华区总经理暨中国掌门人黄柏兴先生表示，罗氏诊断不仅要做医疗行业的技术领导者，也希望成为人力资源管理方面的标杆，从而实现我们共同的目标——为患者提供真正有价值的产品和服务，提高患者的生活质量。

思考问题：罗氏诊断在中国的人力资源规划有何特点？

【模拟实训】

针对某医院某一科室展开调查，了解如下情况：该科室近10年人力资源变动情况、当前人力资源存量，该单位基本情况和该科室职能定位与发展愿景等。据此，制订该科室未来5年的人力资源规划。

第三章
职位分析与胜任素质模型

扫一扫，查阅本章数字资源，含PPT、音视频、图片等

学习目标

1. 掌握职位分析的概念与作用；职位分析的主要方法；职位设计的概念和方法；胜任素质的含义。
2. 熟悉职位分析的内容与步骤；职位说明书的编写；胜任素质模型的构建。
3. 了解职位设计的作用、要求和综合模式；胜任素质模型的应用。

【导入案例】

工作职责分歧

某医药企业生产车间内，一位操作工不小心将大量的液体洒在工作台周围，车间主任让操作工把洒在地上的液体清扫干净，操作工却认为这不是他的工作，应该叫服务工来打扫。车间主任叫来服务工，服务工说："这不是我应该干的事，你找别人干吧。"车间主任只得再叫来勤杂工，让他来打扫。勤杂工也很不情愿，车间主任威胁要解雇他，勤杂工只好勉强做完，心里感觉很不痛快，便向公司进行了投诉。

有关人员看了投诉后，审阅了这三类人员的职位说明书。操作工的职位说明书明确规定"操作工有责任保持车床的清洁，使之处于可操作状态"，但未提及清扫地板；服务工的职位说明书规定"服务人员有责任以各种方式协助操作工，随叫随到，随时服务"，但没有包括清扫工作；勤杂工的职位说明书有各种清扫内容，但他的工作时间是从正常的下班后开始。

那么清扫车间地板究竟是谁的职责，该由谁在工作时间完成呢？

【思考】

1. 问题出在哪里？该如何解决？
2. 如何防止此类情况再次发生？

职位分析（job analysis）是人力资源管理的一项极其重要的功能，与人力资源管理的许多活动都有关联。合理的职位分析可使工作内容丰富化、多样化。系统的职位分析需要分析员工为什么要做（目的——why）、员工要做什么（内容——what）、员工如何做（方法——how）、所需技术如何（程度——skill）。

第一节　职位分析概述

一、职位分析的概念

职位分析作为企业人力资源管理的基础性工作，其重要性已被越来越多的企业所认识。职位分析是人力资源开发与管理的一项基础性工作，是人力资源开发与管理科学化的基础。

职位分析又称职务分析、工作分析或岗位分析，作为全面了解一项职务的管理活动，是指对组织中各项工作职务的特征、规范、要求、流程，以及对完成此工作员工的素质、知识、技能要求进行描述和研究的过程，其结果是产生职位描述和任职说明。具体而言，职位分析是一项对某特定职位做出明确规定，并确定担任这一职位所需的知识技能等资格条件的过程。

知识链接

职位分析中的术语

1. 工作要素　工作中不能再继续分解的最小工作单位。

2. 任务　为达到某一明确目的所从事的一系列活动。

3. 职责　组织要求的在特定岗位上需要完成的任务。

4. 职权　依法赋予的完成特定任务所需要的权力。

5. 职位　即岗位，是组织要求个体完成的一项或多项责任，以及为此赋予个体的权力的总和。

6. 职务　即工作，是按规定担任的工作或为实现某一目的而从事的明确的工作行为，由一组主要职责相似的职位所组成。

7. 工作族（职系）　由两个或两个以上有相似特点的工作组成。

8. 职业　由不同时间内不同组织中的相似工作组成。

9. 职组　工作性质相近的若干职系综合而成为职组。

10. 职级　工作内容、难易程度、责任大小和所需资格都很相似的职位。

11. 职等　工作性质不同或主要职务不同，但其困难程度、职责大小、工作所需资格等条件充分相同的职级为同一职等。

资料来源：http://esoftbank.com.cn/hr/gzfx.html

一个组织的工作涉及人员、职务和环境三方面的因素。职位分析即为分析工作所涉及的人员、职务、环境三种因素，并形成有效的系统，以便于提供就业资料、编定训练课程及解决人与机械系统的配合，有效发挥人力资源的作用。职位分析涉及有关工作人员、工作职务和工作环境分析。有关工作人员分析包括人员条件、工作能力等方面，经分析而编制成职业资料（occupation information），有助于职业辅导工作的开展，达到人尽其才的目的。有关工作职务的分析包括工作范围、工作任务、工作程序步骤及与其他工作的关系等，对于员工工作上的任用、选调、协调合作有所帮助，可使组织发挥系统的功能，达到适才适职的目的。有关工作环境的分析包括工作的环境、使用的设备等，可使员工易于完成工作要求，并使人与机器系统相互配合，从而达到才尽其用的目的。

二、职位分析的作用

职位分析对于人事研究和人事管理具有非常重要的作用。全面和深入的职位分析，可以使组织充分了解职位的具体特点和对工作人员的行为要求，为人事决策奠定坚实的基础。

职位分析有以下八个方面的作用。

1. 选拔和任用合格的人员　通过职位分析，能够明确地规定工作职务的近期和长期目标；掌握工作任务的静态和动态特点；提出有关人员的心理、生理、技能、文化和思想等方面的要求，选择工作的具体程序和方法。在此基础上，确定选人、用人的标准。有了明确而有效的标准，就可以通过心理测评和工作考核，选拔和任用符合工作需要和职务要求的合格人员。

2. 制定有效的人事预测方案和人事计划　每个单位对于本单位或本部门的工作职务安排和人员配备，都必须有一个合理的计划，并根据生产和工作发展的趋势做出人事预测。职位分析的结果，可以为有效的人事预测和计划提供可靠的依据。在职业和组织面临不断变化的市场和社会要求的情况下，有效的人事预测和计划，对于企业和组织的生存发展尤其重要。一个单位有多少种工作岗位、这些岗位目前的人员配备能否达到工作和职务的要求、今后几年内职务和工作将发生哪些变化、单位的人员结构应做什么相应的调整、几年甚至几十年内人员增减的趋势如何、后备人员的素质应达到什么水平等都可以根据职位分析的结果做出适当的处理和安排。

3. 设计积极的人员培训和开发方案　通过职位分析，可以明确所从事的工作应具备的技能、知识和各种心理条件。这些条件和要求并非人人都能够满足和达到，需要不断培训，不断开发。因此，可以根据职位分析的结果，设计和制定培训方案；根据实际工作要求和聘用人员的不同情况，有区别、有针对性地安排培训内容和实施培训方案，以促进工作技能的发展，提高工作效率。

4. 提供考核、升职和作业的标准　职位分析可以为工作考核和升职提供标准和依据。工作的考核、评定和职务的提升如果缺乏科学依据，将影响干部、职工的积极性，使工作和生产受到损失。根据职位分析的结果，可以制定各项工作的客观标准和考核依据，也可以确定职务提升和工作调配的条件和要求。同时，还可以确定合理的作业标准，提高生产的计划性和管理水平。

5. 提高工作和生产效率　一方面，职位分析有明确的工作任务要求，建立了规范化的工作程序和结构，使工作职责明确，目标清楚；另一方面，明确了关键的工作环节和作业要领，能充分利用和安排工作时间，使干部和职工能更合理地运用技能，分配注意和记忆等心理资源，增强他们的工作满意感，从而提高工作效率。

6. 建立先进、合理的工作定额和报酬制度　职位分析可以为各种类型的任务确定先进、合理的工作定额。所谓先进、合理是在现有工作条件下，经过一定的努力，大多数人能够达到，其中一部分人可以超过，少数人能够接近的定额水平。它是动员和组织职工、提高工作效率的手段，是工作和生产计划的基础，也是制定企业部门定员标准和工资奖励制度的重要依据。工资奖励制度与工资定额和技术等级标准密切相关，把工作定额和技术等级标准的评定建立在职位分析的基础上，能够制定出比较合理公平的报酬制度。

7. 改善工作设计和环境　通过职位分析，不但可以确定职务的任务特征和要求，建立工作规范，而且可以检查工作中不利于发挥人们积极性和能力的方面，并发现工作环境中有损工作安全、加重工作负荷、造成工作疲劳与紧张，以及影响社会心理气氛的各种不合理因素，有利于改善职位设计和整个工作环境，从而最大限度地调动员工的工作积极性和发挥技能水平，使员工在更适合于身心健康的安全舒适的环境中工作。

8. 加强职业咨询和职业指导　职位分析可以为职业咨询和职业指导提供可靠和有效的信息。职业咨询和指导是劳动人事管理的一项重要内容。

职位分析是现代人力资源管理所有职能的基础和前提，即人力资源获取与整合、使用与开发、保持与激励、控制与调整等职能的基础和前提，只有做好职位分析与设计工作，才能有效完成具体的现代人力资源管理工作。

三、职位分析的内容

一般来说，职位分析主要包括职位描述和职位要求两个方面。

（一）职位描述

职位描述是确定职位的具体特征。它包括以下五个方面的内容。

1. 职位名称。

2. 工作活动和程序，包括所要完成的工作任务、工作职责、完成工作所需要的资料、机器设备与材料、工作流程、工作中与其他工作人员的正式联系，以及上下级关系。

3. 工作条件和物理环境，包括适当的温度、适当的光照度、通风设备、安全措施、建筑条件，甚至工作的地理位置。

4. 社会环境，包括工作团体的情况、社会心理气氛、同事的特征及相互关系、各部门之间的关系等。此外，应该说明企业和组织内，以及附近的文化和生活设施。

5. 职业条件。由于人们常常根据职业条件判断和解释职务描述中的其他内容，因而这部分内容特别重要。职业条件说明了工作的各方面特点，如工资报酬、奖金制度、工作时间、工作季节性、晋级机会、进修和提高的机会、该工作在本组织中的地位，以及与其他工作的关系等。

（二）职位要求

职位要求说明了从事某项工作的人所必须具备的知识、技能、能力、兴趣、体格和行为特点等心理及生理要求。制定工作要求的目的是分析确定岗位对个体特征的要求，以此作为人员筛选、任用和调配的基础。

职位要求包括有关工作程序和技术的要求、工作技能、独立判断与思考能力、记忆力、注意力、知觉能力、警觉性、操作能力（速度、准确性和协调性）、工作态度和各种特殊能力要求。职位要求还包括文化程度、工作经验、生活经历和健康状况等。

职位要求可以用经验判断的方法获得，也可以通过统计分析方式确定。

四、职位分析的程序与步骤

职位分析是一项技术性很强的工作，需要做周密的准备，同时还需具有与组织人事管理活动相匹配的科学的、合理的操作程序。职位分析可以分为准备阶段、调查阶段、分析阶段和完成阶段。

（一）准备阶段

准备阶段是职位分析的第一阶段。准备阶段的任务是了解有关情况，建立与各种信息渠道的联系，确定分析目标、分析对象与方法。职位分析人员在进行分析时要与各工作现场或员工接触，先行在办公室内研究该工作的书面资料。同时，要协调好与工厂主管人员之间的合作关系，以免产生摩擦或误解。这一阶段主要解决以下六个问题。

1. 建立职位分析小组　小组成员通常由分析专家构成。所谓分析专家，是指具有分析专长，并对组织内各项工作有明确概念的人员。一旦小组成员确定之后，应赋予他们进行分析活动的权限，以保证分析工作的协调和顺利进行。

2. 明确职位分析的总目标、总任务　根据总目标、总任务，对企业现状进行初步了解，掌握各种数据和资料。

3. 明确职位分析的目的　有了明确的目的，才能正确确定分析的范围、对象和内容，规定分析的方式、方法，并弄清应当收集什么资料，到哪儿去收集，用什么方法去收集。

4. 明确分析对象　为保证分析结果的正确性，应该选择有代表性、典型性的工作。

5. 建立良好的工作关系　为了做好职位分析，还应做好员工的动员工作，从而使员工做好心理准备，建立起友好的合作关系。

6. 制定执行计划　分析人员为使研究工作迅速有效，应制定具体的执行计划。同时，要求管理部门提供有关的信息。

（二）调查阶段

调查阶段是职位分析的第二阶段。分析人员需制定职位分析的时间进度表，以保证这项工作能够按部就班地进行，同时搜集有关职位的相关信息。主要工作是对整个工作过程、工作环境、工作内容和工作人员等做全面的调查。具体工作如下。

1. 编制各种调查问卷和提纲。

2. 在调查中，灵活运用面谈法、问卷法、观察法、参与法、实验法、关键事件法等不同的调查方法。

3. 根据职位分析的目的，有针对性地搜集有关工作的特征及所需要的各种数据，重点收集职位分析必要的特征信息。信息主要来源于工作执行者本人、管理监督者、顾客、分析专家、职业名称辞典，以及以往的分析资料。信息来源的选择需注意不同层次的信息提供者提供的信息存在不同程度的差别；职位分析人员应站在公正的角度听取不同的信息，不要事先存有偏见；使用各种职业信息文件时，要结合实际，不可照搬照抄。信息收集的方法和分析信息适用的系统由职位分析人员根据企业的实际需要灵活运用。

调查阶段要搜集职位的相关信息，包括以下七个方面。

（1）**工作活动**　工作活动包括承担工作所必须进行的与工作有关的活动和过程、活动的记录、进行工作所运用的程序、个人在工作中的权利和责任等。

（2）**工作中人的活动**　工作中人的活动包括人的行为，如身体行动，以及工作中的沟通；作业方法分析中使用的基本动作；工作对人的要求，如精力的耗费、体力的耗费等。

（3）**工作中使用的机器、工具、设备，以及辅助用品**　如电话、传真机、汽车、仪器、机床等。

（4）**与工作有关的有形和无形因素**　包括完成工作所要涉及或者要运用的知识，如公司的会计需要运用会计方面的知识等。

（5）**工作绩效的信息**　如完成工作所耗费的时间、所需要投入的成本，以及工作中所出现的误差等。

（6）**工作的背景条件**　包括工作时间、工作地点、工作环境等。

（7）**工作对人的要求**　包括个人特征、所需要的教育与培训水平、工作的经验等。

（三）分析阶段

分析阶段是对调查阶段所获得的信息进行分类、分析、整理和综合的过程，也是整个分析活动的核心阶段。具体工作如下。

1. 整理分析资料。将有关工作性质与功能调查所获得的资料进行加工、整理、分析，分门别类，编入职位说明书与职位规范的项目内。

2. 创造性地分析、揭示各职位的主要成分和关键因素。

3. 归纳、总结出职位分析的必需材料和要素等。

职位分析的项目很多，一切与工作有关的资料均在分析的范围之内，分析人员可视不同的目的，全部加以分析，也可选择其中必要的项目加以分析。

知识链接

职位分析的项目

职位分析的项目包括以下十六个方面。

1. 职位名称　该名称必须明确，使人看到职位名称就可以大致了解工作内容。如果该工作已完成了职位评价，工资上已有固定的等级，则名称上可加上等级。

2. 雇用人员数目　同一工作所雇用工作人员的数目和性别应予以记录。如雇用人员数目经常变动，其变动范围应予以说明；若所雇人员是轮班使用，或分于两个以上工作单位应分别说明，由此可了解工作的负荷量及人力配置情况。

3. 工作单位　工作单位是显示工作所在的单位及其上下左右的关系，也就是说明工作的组织位置。

4. 职责　所谓职责，是指这项工作的权限和责任有多大，主要包括对原材料和产品的职责、对机械设备的职责、对工作程序的职责、对其他人员的工作职责、与其他人员合作的职责、与其他人员安全的职责。分析人员应尽量采用"量化"标准来确定某一工作的履行职责情况。

5. 工作知识　工作知识是为圆满完成某项工作，工作人员应具备的实际知识。这种知识包括任用后为执行其工作任务所需获得的知识，以及任用前已具备的知识。

6. 智力要求　智力要求指在执行过程中所需运用的智力，包括判断、决策、警觉、主动、积极、反应、适应等。

7. 熟练及精确度　该因素适用于需用手工操作的工作，虽然熟练程度不能量化，但熟练与精确度关系密切，很多情况下，工作的精确度可用允许的误差加以说明。

8. 机械设备工具　在从事某项工作时，所需使用的各种机械、设备、工具等，其名称、性能、用途均应记录。

9. 经验　工作是否需要经验，如有需要以何种经验为主，其程度如何。

10. 教育与训练　职位需要的教育程度、内部训练、职业训练与技术训练要求。

11. 身体要求　有些工作有站立、弯腰、半蹲、跪下、旋转等消耗体力的要求，应予以记录并做具体说明。

12. 工作环境　包括室内、室外、湿度、宽窄、温度、震动、油渍、噪声、光度、灰尘、突变等，各有关项目都需要做具体的说明。

13. 与其他职位的关系　表明该职位与同机构中其他职位的关系，由此可表示职位升迁及调职的关系。

14. 工作时间与轮班　该项工作的时间、工作天数、轮班次数和时间都是雇用时的重要信息，均应予以说明。

15. 工作人员特性　是指执行工作的主要能力，包括手、指、腿、臂的力量及灵巧程度，感觉辨别能力，记忆、计算及表达能力。

16. 选任方法　此项工作应用何种选任方法，也应加以说明。

（四）完成阶段

完成阶段的主要任务是在深入分析和总结的基础上，编制职位说明书和工作规范。

1. 将前期分析处理结果写成职位说明书和工作规范，并对其内容进行检验。

2. 召开职位说明书和工作规范检验会时，将职位说明书和工作规范初稿复印，分发给到会的每位人员。

3. 将草拟的职位说明书和工作规范与实际工作对比，以决定是否需要进行再次调查。

4. 修正职位说明书，对特别重要的岗位，还应按前面的要求进行再修订。

5. 对职位分析工作进行总结评估，并以文件形式将职位说明书确定下来并归档保存，为今后的职位分析提供经验与信息基础。

职位分析结果形成之后，应用是关键的一步，因为只有应用了职位分析结果，才能体现出职位分析的价值，而且在应用的过程中，可能会发现一些问题，通过反馈，可以为后续的职位分析提出要求。组织的生产经营活动是不断变化的，这些变化会直接或间接地引起组织分工协作体制发生相应的调整，从而相应地引起工作的变化。因此，一项工作要有成效，就必须因人制宜地做些改变。另一方面，职位分析文件的适用性只有通过反馈才能得到确认，并根据反馈修改其中不适用的部分。该阶段主要是从职位分析的目标和侧重点中找出需要调节的内容或描述。

职位说明书要定期进行评审，看看是否符合实际的工作变化。同时要让员工参与职位分析的每个过程，一起探讨每个阶段的结果，共同分析原因，遇到需要调整时，也要员工加入调整工作。员工只有亲身体验才能加强对职位分析的充分认识和认同，从而使职位说明书在实践中被有效实施。职位说明书的内容只有经过不断反馈和修正，才能把工作的误差降到最小。有些企业往往忽略这一阶段的工作，导致职位说明书的内容存在漏洞或不合理，容易引起工作的混乱和员工的不满。

五、职位分析的方法

在实践过程中，进行职位分析有很多种方法，这里按照搜集信息的性质和分析的技术，将这些方法分为定性的方法和定量的方法两类。

（一）定性的方法

定性分析法主要是一些传统的方法，包括访谈法、非定量问卷调查法、观察法、关键事件技术（critical incidents technique，CIT）、工作日志法、工作实践法等。这类方法搜集的信息多以定性的为主，叙述性的较多，主观色彩较强。

1. 访谈法　访谈法也称面谈法，是由分析人员分别访问工作人员本人与其主管，了解职位说明书原填写项目的正确性，或对原填写事项有疑问，以访谈方式加以澄清的方法。访谈法是美国企业界使用较广的方法之一。

（1）访谈的原则与标准

①所提问题与分析的目的有关。

②分析人员语言表达要清楚、含义准确。

③所提问题必须清晰、明确，不能太含蓄。

④所提问题和谈话内容不能超出被访谈者的知识和信息范围，不能引起被访谈者的不满或涉及被谈话人的隐私。

（2）访谈的内容

①工作目标：组织为什么设立这一职务，根据什么确定对职务的报酬。

②工作内容：任职者在组织中有多大的作用，其行动对组织产生的后果有多大。

③职位的性质和范围：主要了解该职位在组织中的关系、其上下属职能的关系、所需的一般技术知识、管理知识、人际关系知识、需要解决问题的性质及自主权。

④所负责任：涉及组织、战略政策、控制、执行等方面。

（3）访谈的形式　访谈的形式可分为个人访谈、集体访谈和管理人员访谈。由于有些工作可能存在主管与现职人员的说明不同，分析人员必须把双方的资料合并在一起，予以独立的观察与证实的权衡。这不仅需要运用科学的方法，还需要有可被人接受的人际关系技能。这三种方式应综合运用。

（4）访谈应注意的问题

①尊重被访谈者，接待要热情，态度要诚恳，用语要适当，访谈中避免使用生僻的专业词汇。

②营造一种良好的气氛，使被访谈者感到轻松愉快。

③分析人员需启发和引导，对重大原则问题避免发表个人看法和观点。与员工有不同意见，不要争论；员工对组织或主管抱怨也不要介入；不要对工作方法与组织的改进提出任何批评与建议。

（5）访谈法的优缺点

①优点：访谈法是一种被广泛采用、相对简单和便捷的搜集信息的方法，适用面较广，可以获得标准和非标准的资料。访谈法方式亲切，能拉近与被访谈者的距离，获得一些管理层难以知晓的内容，如工作态度、工作动机等较深层次的工作内容或一些管理问题。

②缺点：访谈法对访谈技巧要求较高，运用不当可影响信息收集的质量，会因问题不够明确或不够准确而造成双方误解或信息失真。分析人员对某一工作固有的观念也会影响分析结果的正确判断。被访谈者出于自身利益的考虑，采取不合作的态度或有意无意地夸大自己所从事工作的重要性、复杂性，导致工作信息失真。若分析人员和被访谈者相互不信任，该方法则具有一定的危险性。因此，访谈法应与其他方法一起使用为宜。

知识链接

建议访谈的问题

1. 您的职位在本公司中存在的价值是什么？您要完成的主要工作和要达成的目标是什么？

2. 与您进行工作联系的主要人员有哪些？联系的主要方式是什么？

3. 您认为您的主要工作职责是什么？至少列出八项。

4. 对于这些职责您是怎样完成的？在执行过程中碰到的主要困难和问题是什么？

5. 请您指出以上各项职责在您工作总时间所占的百分比（请指出其中耗费时间最多的三项

工作)。

6. 请您指出以上工作职责中最为重要、对公司最有价值的工作。

7. 组织赋予您最主要的权限有哪些？您认为这些权限哪些是合适的，哪些需要重新界定？

8. 请您就以上工作职责，谈谈评价这些职责出色完成的标准是什么。

9. 您认为在工作中您需要其他部门、其他职位为您提供哪些方面的配合、支持与服务？在这些方面，目前做得好的是什么？尚待改进的是什么？

10. 您认为要出色完成以上各项职责需要什么样的学历和专业背景？需要什么样的工作经验（类型和时间），在外语和计算机方面有何要求？

11. 您认为要出色完成以上各项职责需要具备哪些专业知识和技能？需要具备哪些能力？需要什么样的个性品质？

12. 请问您工作中自主决策的机会有多大？是否经常加班？工作是否很繁忙？

---

2. 非定量问卷调查法　非定量问卷调查法与访谈法类似，但不是与被访谈者面对面访谈，而是将需要回答的问题制作成问卷发给被访谈者，让他们即刻或在一定时间内填写，通过这种方式来搜集信息。这种方法是否有效的核心在于问卷设计的质量，一定程度上，一份设计良好的问卷可以极大程度地减少员工回答问题时可能出现的误差。一般来说，为了保证信息搜集的效果，问卷的设计要尽量结构化；设计的问题要尽量简单易懂，避免员工理解上的偏差；问题的范围要尽量广泛，避免出现遗漏。

非定量问卷调查法的优点是：能够迅速得到进行职位分析所需的资料、速度快，省时省力；调查时间较灵活，不会影响工作；可以使调查的样本量很大，适用于需要对大量员工进行调查的情况。缺点是设计理想的调查表要花费很多时间、人力和物力，设计费用比较高；填写调查表是由每位员工单独进行，缺少交流；被调查者可能不积极配合或填写不认真，从而影响调查的质量。

3. 观察法　观察法是分析人员到现场实地查看员工的操作情况，并予以记录、分析、归纳，继而整理为适用的文字资料的方法。分析过程中，需带员工手册、分析工作指南，以便参考。使用观察法时，分析人员需要注意员工在做什么、如何做、为何要做，以及工作技能好不好，对于可以改进、简化的工作事项也应予以记录。观察完某工作场所后，最好在其他两三处工作场地再进行观察，以证实其工作内容，避免因所观察员工个人习惯所产生的小缺点对观察结果造成影响。分析人员需注意观察目的是工作而不是个人特性。职位分析观察提纲（表 3-1 ）。

表 3-1　职位分析观察提纲（部分）

被观察者姓名	日期
观察者姓名	观察时间
工作类型	工作部门
观察内容：	
1. 什么时候开始正式工作	2. 上午工作多少小时
3. 上午休息几次，每次休息时间是多少	4. 上午完成产品多少件
5. 平均多长时间完成一件产品	6. 与同事交谈几次，每次约多长时间
7. 上午抽了几根烟，喝了几次水	8. 什么时候开始午休
9. 出了多少次品	10. 搬了多少次原材料

观察法多用于了解工作条件、危险性或所使用的工具和设备等。优点是通过对工作的直接观察和工作者介绍更多、更深刻地了解工作要求，使所获得的信息比较客观和正确。其要求观察者

有一定的实际操作经验。缺点:一是不适用于工作周期长和脑力劳动为主的工作;二是不易观察紧急而偶然的工作,例如处理紧急情况。

问卷法、访谈法等职位分析方法都可以有效地采集工作职务方面的信息,但它们都有某些不足。其中一个较大的问题,即有经验的员工并不一定很了解自己完成工作的方式。许多工作行为已成习惯,干起工作来并未意识到工作程序的细节。因此,研究者们主张采用观察法对工作人员的工作过程进行观察。

4. 关键事件法 关键事件法由 J.C.Flannagan 于 1954 年提出并发展起来,主要原则是认定员工与职务有关的行为,并选择其中最重要、最关键的部分评定其结果。它首先从领导、员工或其他熟悉职务的人那里收集一系列职务行为的事件,然后,描述"特别好"或"特别坏"的职务绩效。这种方法考虑了职务的动态特点和静态特点。对每一事件的描述内容包括:①导致事件发生的原因和背景。②员工特别有效或多余的行为。③关键行为的后果。④员工自己能否支配或控制上述后果。

在大量收集这些关键事件信息以后,可以对它们做出分类,并总结出职务的关键特征和行为要求。关键事件法既能获得有关职务的静态信息,也可以了解职务的动态特点。

关键事件描述记录单(表 3-2)。

表 3-2 关键事件描述记录单

行为者	市场部经理	地点	公司市场部	时间	9 月 16 日	观察者	总经理
事情发生的背景		下午 5:40 左右,公司市场部接到上次提交的一个策划方案(该策划方案主要是针对"十一"长假而设计的促销方案)被公司总部驳回的通知单					
行为者的行为		由于临近下班时间,市场部经理想等明天上班再做处理,于是就下班离开了					
行为后果		这样的行为可能会失去很多潜在的商机,给公司造成重大损失					

关键事件法的优点是研究的焦点集中在职务行为上,因为行为是可观察的、可测量的。通过职务分析可以确定行为的任何可能的利益和作用。关键事件法的缺点:一是费时,需要花大量的时间搜集关键事件,并加以概括和分类;二是关键事件的定义是显著的对工作绩效有效或无效的事件,但遗漏了平均绩效水平。对工作来说,最重要的一点是要描述"平均"职务绩效。关键事件法很难涉及中等绩效的员工,因而全面的职务分析工作就不能完成。

5. 工作日志法 工作日志法是为了了解员工实际工作的内容、责任、权利、人际关系及工作负荷,而要求员工坚持记工作日记,然后经过归纳提炼,取得所需工作信息的一种职务信息获取方法。

例如,一家公共关系公司有几十名业务员,他们每天管理某一方面顾客的业务,访谈法及其他调查结果经常高估其主要工作,人事部门建议搞工作日志。一开始大多数业务员拒绝执行,后经说服同意试行 1 个月,结果不仅人事部门获得了所需信息,业务员们也了解了所需时间是怎么花费的,从而知道如何改进工作。

工作日志法的优点是所获得信息的可靠性高,适用于获取工作职责、工作内容、工作关系、劳动强度等方面的信息,所需费用较低。缺点是使用范围较窄,不适用于工作循环周期较长、工作状态不稳定的职位,且信息整理量大,归纳工作烦琐。由于工作执行者填写疏忽,一定程度上会影响工作的正常进行。

知识链接

工作日志的范例、填写实例和写实记录

1. 工作日志范例（图 3-1）

工作日志

_____月_____日工作开始时间_____工作结束时间_____

序号	工作活动名称	工作活动内容	工作活动结果	时间消耗	备注

工作日志填写说明：

（1）请您在每天工作开始前将工作日志放在手边，根据工作活动发生的顺序及时填写，切勿在一天工作结束后一并填写。

（2）要严格按照表格要求进行填写，不要遗漏那些细小的工作活动，以保证信息的完整性。

（3）请您提供真实的信息，以免损害您的利益。

（4）请您注意保留，防止遗失。

感谢您的真诚合作！

图 3-1   工作日志范例

2. 工作日志填写实例（表 3-3）

表 3-3   工作日志填写实例

5 月 29 日工作开始时间 8：30，工作结束时间 17：30。

序号	工作活动名称	工作活动内容	工作活动结果	时间消耗	备注
1	复印	协议文件	4 张	6 分钟	存档
2	起草公文	贸易代理委托书	800 字	1.25 小时	报上级审批
3	贸易洽谈	玩具出口	1 次	4 小时	承办
4	布置工作	对日出口业务	1 次	20 分钟	指示
5	会议	讨论东欧贸易	1 次	1.5 小时	参与
……					
16	请示	佣金数额	1 次	20 分钟	报批
17	计算机录入	经营数据	2 屏	1 小时	承办
18	接待	参观	3 人	35 分钟	承办

3. 写实记录表例（表 3-4）

表 3-4　写实记录表例

机构名称：办公室。办公室人员编制 3 人。主任 1 人，打字员 1 人，办事员 1 人。

花费时间		工作活动内容	业务完成量	备注
开始	延续（分钟）			
8：00	5	打电话到销售科	1	
8：05	2	接电话	1	
8：07	4	帮办事员登记材料	2 份	
8：11	4	帮办事员校对	5 页	
8：15	4	准备广告材料	1 页	
8：19	1	张厂长电话	1	
8：20	1	李厂长电话，要一封信	1	
8：21	6	和办事员商议工作	1	
8：27	5	找李厂长要的信	1	
8：32	5	安排当天的工作	1	
8：37	3	找王科长	1	
8：40	4	找工程师	1	
8：44	1	送李厂长要的信	1	
8：45	2	为张厂长打文件	1	
8：47	13	同张厂长商量，布置简报	1	
9：00	2	开始复印李厂长的材料	0	
9：02	10	把张厂长材料归档	3	
……				

6. 工作实践法

工作实践法就是指由职位分析人员亲自从事所需研究的工作，以搜集相关信息的方法。这种方法的优点在于能够获得第一手的资料，可以准确地了解工作的实际过程以及在体力、知识、经验等方面对任职者的要求。但是这种方法只适用于短期内可以掌握的工作或者内容比较简单的工作；不适合专业性较强或需要进行大量训练和有危险的工作，例如医生等。

（二）定量的方法

针对定性方法存在的不足，为了获得到更加客观和可测量的信息，在传统方法的基础上又发展出一些新型的职位分析方法，这类方法主要是一些定量的分析方法，其中包括职位分析问卷（PAQ）、管理职位描述问卷（MPDQ）、通用标准问卷（CMQ）、O*NET 系统、职能职位分析（FJA）、弗莱希曼职位分析系统等。

1. 职位分析问卷

职位分析问卷（position analysis questionnaire，PAQ）由心理学家麦考密克、珍纳尔与米查姆设计，以对人员定向的工作要素的统计分析为基础。其问卷由 194 个项目（或职位要素）构成，代表工作的行为、条件、特征，可将宽广多样的工作一般化。其分为六部分内容。

（1）信息输入 工作者从何处和如何得到工作必要的信息。

（2）心理过程 在工作中推论、决策、计划、处理信息过程。

（3）工作输出 在工作中物质的活动、使用工具装置，包括员工操作所需的体力活动及他们所使用工具和设备。

（4）与他人关系 在工作中与他人的关系，包括人际信息交流、人际关系、个人联系、管理和相互协调等。

（5）工作内容与情境 物质的与社会的内容，包括工作条件、物资和社会环境。

（6）其他特征 其他上述活动、条件和特征不同，但与工作有关，包括工作时间安排、报酬方法、职务要求、具体职责等。

每个项目既要评定其是否是一个职位的要素，还要在评定量表上评定其重要程度、花费时间及困难程度。PAQ 给出了 6 个计分标准，即信息使用度（U）、耗费时间（T）、适用性（A）、对工作的重要程度（I）、发生的可能性（P）和特殊计分（S）。使用职位分析问卷时，用这六个评价因素对所需分析的职位一一分析核查，按照 PAQ 给出的计分标准，确定职位在职位要素上的得分。PAQ 最适合工作评价，进而决定该工作的工资等级和奖金。

职位分析问卷的缺点主要表现在两个方面：一是没有对职位的特殊工作活动进行描述，因此，职位行为的共同之处使任务之间的差异变得模糊。二是 PAQ 的可读性差，只有具备大学以上水平者才能够理解其各个项目，任职者和主管人员如果没有受过 10 ～ 12 年的教育就难以使用。尽管如此，PAQ 仍是劳动心理学领域使用最广泛和最受欢迎的职位分析问卷之一。

2. 管理职位描述问卷

管理职位描述问卷（management position description questionnaire，MPDQ）由沃尔特·托尔诺（Walter W. Tor now）和帕特里克·平托（Patrick R. Pinto）编制，是以工作人员为导向的、专门以管理职位为分析对象的职位分析问卷。MPDQ 最初从 13 个方面（共有 193 个项目）对管理者的工作进行评定。经过多年的改进，新版管理职位描述问卷已形成从九个方面对管理工作进行评定。

（1）员工管理 通过和下属一起工作来分析他们的优势和不足，以提高他们的业绩；提供培训，培养技能，安排工作并制定绩效目标。

（2）计划组织 制定并贯彻落实短期计划，编制预算，确定资源的最优化分配和利用；将长期的计划转化成短期的操作性目标；制定操作性的政策和程序。

（3）决策 评价、筛选信息，合理进行决策；允许为了解决新的或不一般的问题对已有程序做出修改。

（4）组织发展 监控外部和内部可能会影响公司的因素，包括业绩指标、企业资本和资金、市场条件以及文化、社会和政治气氛。

（5）控制 跟踪、控制和分析项目、预算、生产、服务等。

（6）表达 与外界沟通以促进公司与外界的关系；与外界谈判；组织活动以维护或树立公司形象。

（7）协调 与组织其他成员协调以达到组织目标；整合指导非直接下属；处理冲突或矛盾。

（8）咨询创新 为下属或其他工作提供专业性、技术性的咨询指导；协调解决特殊问题；为决策者提供信息支持；开发新技术、新产品、新市场。

（9）行政事务 从事基本的行政管理活动，包括记录或存档；监控及采取行动，确保政策法规连贯一致；获取和传达信息。

MPDQ 是专门为评定管理职位而编制的问卷，优点是对管理职位分析效果好。不足就是在过于局限于管理职位，灵活性较差，不能够有效分析技术、专业等其他职位。

3. 通用标准问卷

通用标准问卷（common metrics questionnaire, CMQ）是美国学者罗伯特·哈维（Robert J. Harvey）编制的标准化职位分析问卷。CMQ 所使用的语言更通俗易懂，对被测试者自身的要求不高，初中以上学历就可以看懂并测试，设计的项目和以前的职位分析问卷相比更为行为化、具体化，更容易进行评定；适用范围更广，既包括分析技术性工作、半技术性工作，又可以分析管理职位和专业职位；其分析结果除了可以用来撰写职位说明书，还可以用来辅助培训需求分析和设计绩效评价量表。该问卷从以下十三个方面对工作进行评定。

（1）接受管理和实施管理　该职位接受哪些职位的管理，并对哪些职位进行管理。

（2）知识和技能　完成该职位的工作，需要具备哪些知识和技能。

（3）语言的运用　该职位对语言有哪些特殊要求。

（4）利用视觉信息或其他感觉信息　在工作中利用视觉信息（如图片）和其他感觉信息（听觉）的情况。

（5）管理和业务决策　在哪些方面参与决策，决策的权限有多大。

（6）内部联系　与单位内部哪些人员有联系。

（7）外部联系　与单位外部哪些人员有联系。

（8）主持或发起会议　主持或发起的会议有哪些。

（9）参与会议　经常参加哪些会议。

（10）体力活动　工作中需要哪些体力活动。

（11）设备、机器和工具的使用　需要使用哪些设备、机器和工具。

（12）环境条件　工作的环境条件如何，这些环境条件对任职者是否有危害性。

（13）其他特征　与工作有关的其他一些特征。如任职者的工作是否经常被他人打扰，工作是否要求与生病或受伤的人相处等。

与以前的职位分析问卷相比，CMQ 不管是在内容方面，还是在形式方面都弥补了以前标准化职位分析问卷的一些不足，同时也应用了最新的测量理论，因此是现在比较流行的标准化职位分析问卷之一。

4. O*NET 系统

O*NET 系统（occupational information network）是一项由美国劳工部组织开发的职位分析系统（图 3-2）。O*NET 系统吸收了多种职位分析问卷（如 PAQ、CMQ 等）的优点，目前 O*NET 系统已取代了职业名称词典（Dictionary of Occupational Titles，DOT），成为美国广泛应用的职位分析工具。

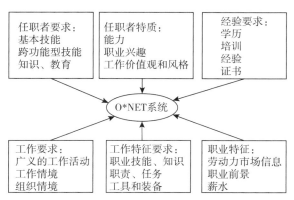

图3-2　O*NET 系统的内容模型

该系统能够将工作要求（如工作活动、组织情境和工作特征等）和任职者特征（如工作风格、能力、兴趣等）统合在一起，不仅是工作导向的职位分析和任职者导向的职位分析的结合，还考虑到组织情境、工作情境的要求，具有跨职位的指标描述系统，为描述不同的职位提供了共同语言，使得不同职业之间可以进行比较。

5. 职能职位分析

职能职位分析（functional job analysis，FJA）是依据共同的人与工作关系理论，通过职务承担者与数据、人、事发生关系时的工作行为，可以反映工作的特征、工作的目的和人员的职能。它作为一种以工作为中心的职位分析方法，从职能等级、职业域、句法分析技术、人员指导尺度和人员特性五个方面对职位进行系统的分析和描述。通过这五个方面定量和定性的说明，可以了解一项工作的职能层次、任职人员的特点、工作任务的内容和工作价值。职能职位分析法（FJA）最早由美国劳工部提出，主要目的在于找到一种能够对不同工作进行量化的等级划分以及分类比较的标准化方法。这种方法假设每种工作都包括三种最基本的工作职能：数据（data）、人员（person）、事务（task），每种职能都划分了若干难度等级，数字越大表示任务越简单，数字越小代表任务难度越高（表3-5）。

表3-5　任职者的基本职能

数据		人员		事务	
号码	描述	号码	描述	号码	描述
0	综合	0	指导	0	装配
1	整理	1	谈判	1	精准操作
2	分析	2	通知	2	操作控制
3	汇编	3	监督	3	驾驶操作
4	计算	4	转移注意力	4	机器操作
5	复制	5	劝说	5	维护保养
6	比较	6	发出口头信息	6	进料退料
		7	服务	7	手工操作
		8	接受指令/协助		

法因（Sindey A. Fine）对职能职位分析做了某些修改和详细说明，包括对任务描述写法的特殊规定，使工作者的功能更加具体。其基本观点是：

①做好了什么"事"，与"工作人员"做了什么来完成该事不尽相同。

②如何通过观察"工作人员做了什么"以完成某一工作项目，可发现他们的活动主要与三个范畴有关：处理资料数据、人与事，只是有关的程度有所不同。

③对此三类范畴所进行的活动，可以区分若干不同的功能。每一特定范畴的活动功能可以有层次区分，高层次功能可以包括低层次功能。

④任何工作或活动均可依此三个范畴界定或评定其功能层次属于哪一级。

FJA的结果主要用于职位描述，还可为建立职位操作标准提供基础，用于职位设计等方面。

6. 弗莱希曼职位分析系统

该方法认为引起个体绩效差异的主要原因是能力，因此在分析时主要是对与工作有关的52个能力维度进行评价，能力维度（表3-6）。

表 3-6 弗莱希曼职位分析系统包含的能力因素

1. 口头理解能力	14. 规范灵活性	27. 手–臂稳定性	40. 耐力
2. 书面理解能力	15. 终止速度	28. 手工灵巧	41. 近距视觉
3. 口头表达能力	16. 终止灵活性	29. 手指灵活性	42. 远距视觉
4. 书面表达能力	17. 空间定位能力	30. 手腕–手指速度	43. 视觉色彩区分力
5. 思维敏捷性	18. 目测能力	31. 四肢运动速度	44. 夜间视觉
6. 创新性	19. 知觉速度	32. 静态力量	45. 外围视觉
7. 记忆力	20. 选择性注意力	33. 爆发力	46. 景深感觉
8. 问题敏感度	21. 分时能力	34. 动态力量	47. 闪光敏感性
9. 数学推理能力	22. 控制精度	35. 躯干力量	48. 听觉敏感性
10. 数字熟练性	23. 多方面协调能力	36. 伸展灵活性	49. 听觉注意力
11. 演绎推理能力	24. 反应调整能力	37. 动态灵活性	50. 声音定位能力
12. 归纳推理能力	25. 速率控制	38. 总体身体协调性	51. 语音识别能力
13. 信息处理能力	26. 反应时间	39. 总体身体均衡性	52. 语音清晰性

企业在运用这种方法时，需要将这 52 个维度都展示给专家，由专家进行评价，最后根据评价的结果绘制出某种工作所要求的能力的全图。

职位分析的方法很多，在实践中，要根据不同的目的选择定性或定量的方法；同时，由于每种方法各有利弊，因此要将有关的方法结合起来使用，以保证搜集的信息准确、全面，为信息分析以及职位说明书的编写奠定良好的基础。

六、职位说明书

（一）职位说明书的概念与内容

职位说明书又称工作说明书、岗位说明书，是一个工作的有关任务、职责与责任的说明，它描绘出某特定工作内的任务、责任、工作情况与活动，为职位分析后的书面摘要。典型的职位说明书包括职位基本资料（名称、类别、部门、日期）、工作摘要（目标、角色）、直属主管、监督范围、工作职责（每日、定期、不定期）等，有些职位说明书会把工作规范（Job Specification）一并纳入。

职位说明书是对每一工作的性质、任务、责任、环境、处理方法及工作人员的资格条件要求所做的书面记录。它是根据职位分析的各种调查资料加以整理、分析和判断所得的结论编写成的一种文件，是职位分析的结果。编制职位说明书的目的是为组织招聘录用、工作分派、签订劳动合同，以及职业咨询等人事管理业务提供原始资料和科学依据。

职位说明书中使用最广泛的内容主要包括职位识别、职位分析日期、工作小结和履行的职责四部分。职位识别包括职位名称、部门、汇报关系和职位编号。一个好的职位名称很接近工作内容的性质，并能把一项工作与其他工作区别开来，避免产生误会。职位说明书需界定工作承担者的权限范围，包括决策的权限、对他人实施监督的权限，以及经费预算的权限等。有些职位说明书还包括绩效标准。

（二）职位说明书的格式

职位说明书的基本格式因情况不同而各异，基本格式由职位基本资料、主要目的、职位描述、工作环境和任职资格五部分构成。

1.职位基本资料　包括职位名称、直属主管、所属部门、工资等级、工资标准、所辖人数、工作性质、工作地点、职务分析日期、职务分析。

2.主要目的　即工作的目的是什么。

3.职位描述　①工作概要。②工作活动内容：逐项说明工作活动内容；各活动内容所占时间的百分比；活动内容权限；执行依据。③工作职责：逐项列出任职者的工作职责。④工作结果：说明任职者执行工作的结果，以定量化为佳。⑤工作关系：此项工作受谁监督，监督谁；说明此工作可晋升的职位、可转换的职位，以及可以升迁至此的职位；与哪些职位发生关系。⑥工作人员运用设备和信息说明。

4.工作环境　①工作场所。②工作环境的危险。③职业病。④工作时间特征。⑤工作均衡性。

5.任职资格　①所需最低学历。②所需培训经历。③从事本职工作和其他相关工作的年限和经验。④一般能力：如计划、协调、组织、公关等。⑤兴趣爱好。⑥个性特征。⑦职位所需的性别、年龄特征。⑧体能。

职位说明书的内容可根据职务分析的目标加以调整，内容可简可繁。

（三）职位说明书的编制

职位说明书的格式可以多种多样，关键在于要用统一的格式，准确、简洁的语言，将上述的五部分全部或主要部分加以表述，以便形成规范、准确、使用方便的管理文件。

职位说明书的形式是根据一项工作编制一份书面材料，可用表格显示，也可用文字叙述。填写表格时，应尽可能做到清楚准确，使员工读后能够准确把握要点。

1.职位说明书的结构　一般由三部分组成。

（1）表头　项目有职位名称、职位代码、部门、直属主管、职责等。

（2）职位职责　逐项说明工作职责。

（3）任职资格　说明教育（培训）、经验、技能、语言、年龄、性别。

2.职位说明书经常使用的术语

（1）应履行的主要职责。

（2）在各项职责上所耗费时间的百分比。

（3）应达到的业绩标准。

（4）工作条件和可能产生的危险。

（5）完成工作的人员数和接受其汇报的人数。

（6）工作中使用的机器和设备。

编制职位说明书时应避免出现"执行需要完成的其他任务"等笼统描述。虽然这样描述可以给主管人员分派工作提供更大的灵活度，但会成为逃避责任的一种托词，使工作性质及雇员需完成的工作叙述出现漏洞。

（四）职位说明书范例

在编写职位说明书时，一般都要按照一定的格式来进行，这里我们提供了两种职位说明书的格式，供大家参考，具体见表3-7、表3-8。

表3-7　职位说明书

职位名称	部门
工作内容	
1.	
2.	
3.	
任职资格	
1.学历要求	
2.工作经验要求	
3.必要的知识和能力	
4.综合素质要求	
5.其他要求	
工作环境	
1.工作地点	
2.工作条件	

表3-8　职位说明书范例（某药企销售部部长）

岗位名称	销售部部长	岗位编号	ZB-SC-XI-01
所在部门	市场营销中心销售部	岗位定员	1人
直接上级	市场营销中心总监	所辖人员	4W
直接下级	商务经理、商业主管、医院主管、财务主管	编写日期	2012年3月16日

岗位目的
1. 协助营销中心完成公司年初下达的销售任务，协调公司与全国各医药公司之间的关系，确保商业渠道的畅通和公司产品销售的安全
2. 市场销售管理的各项政策、制度和流程的组织制订与确保落实
3. 管理好本部门的工作，并将信息及时传达给公司领导

主要职责与任务

职责1：做好本部门的管理和协调工作，完善销售、客服等规章制度和流程	
工作任务	1. 推动和监督本部门销售制度和流程的实施，协调相关部门和岗位解决实施中出现的问题 2. 针对销售流程中出现的问题，不断调整和完善销售政策和制度
职责2：做好与全国各医药公司之间的沟通协调工作，确保商业渠道畅通，本公司产品安全销售	
工作任务	1. 不定期拜访与公司有业务往来的主要商业公司，并与其主要负责人和业务部门领导建立稳定的关系 2. 对各地商业公司进行定期的资信评估，以确定合作对象，保证公司贷款的安全
职责3：监督市场业务费用的合理、有效使用	
工作任务	及时对各地市场报销费用认真审核，并根据市场的变化和发展情况提出费用使用的建议，使各项费用的使用尽可能合理、有效

续表

职责 4：监督公司的销售政策在各市场的有效执行	
工作任务	1. 组织制定或审核具体的产品、价格和销售渠道的规划和方案 2. 控制销售过程，掌握发货和回款情况 3. 及时掌握市场的变化情况，协助地区和地区经理积极应对，及时将信息上报给上级领导

主要权限

财务权限：1. 预算内资金使用的审核权

　　　　　2. 预算外资金使用的建议权或审核权

人事权限：本部门员工聘用、职责权限确定、考核评估、培训、奖惩的建议权

业务权限：1. 对市场营销管理标准、制度、流程的审核权

　　　　　2. 对市场营销系统年度工作计划、报表的审核权

　　　　　3. 对下级之间工作争议的其他审核权

主要工作联系

内部工作联系	拓展部、学术部、公共关系部
外部工作联系	医药商业公司、行业协会、专业咨询公司、媒体

任职资格

教育水平	大学本科或以上学历
专业	医药管理、市场营销等相关专业
工作经验	5 年以上工作经验，其中两年以上市场营销全面管理岗位工作经验
知识	医药行业知识、市场营销专业知识、经济学知识等
技能要求	很强的市场分析和判断能力，沟通和交流技巧能力，规划和执行能力，领导能力
其他	
职业发展方向	投资发展部经理、副总裁（投资发展）
备注	

第二节　职位设计

　　有了职位分析的基础，就可以利用职位分析提供的信息进行相应的职位设计。对于一个新建组织而言，要设计工作流程、工作方法、工作所需的工具及原材料、工作环境条件等。对于一个已经在运行的组织而言，可以根据组织发展需要，重新设计组织结构，重新界定工作，改进工作方法，改善设备，提高员工的参与程度，从而提高员工的积极性和责任感、满意度。

一、职位设计的概念、作用与要求

（一）职位设计的概念

　　职位设计也称工作设计，是根据组织需要并兼顾个人需要，规定某个工作的任务、责任、权力，以及组织中与其他职务关系的过程。一般来说，任务、责任、权力和关系一经确定，任职资格也基本确定。因此，职位设计也包括任职资格的认定。职位设计的结果是工作规范，其实质是对现有工作规范的认定、修改或对新设职务的完整描述。职位设计是管理者的一个重要课题，因为职位设计是否得当对激发员工的工作动机、增强其工作满意感、提高工作效率都有很大影响。根据激励理论，在员工需求向高层次发展时，其积极性主要来自工作本身相关的因素，职位设计得当就能满足员工的内在需要。

（二）职位设计的作用

1. 职位设计改变了工人与职务之间的基本关系　对于这个问题，科学管理者是将职务的物质要求与工人的生活特征相结合，然后剔除不符合要求的人。行为科学家试图通过改进对工人的挑选和培训而完善这个过程。与科学管理者一样，行为科学家也把重点放在工作的人上，职务被看作是不可变的固定物。职位设计打破了这个传统，它是建立在职位本身对员工的激励、满意和对生产率有强烈影响的假设基础上的。

2. 职位设计重新赋予工作以乐趣，推进工作的积极态度　职位设计不是试图首先改变态度，而是假定在职位得到适当的设计后，积极的态度会随之而来。

3. 职位设计使职责分明　职位设计中会明确规定某个职位的任务、责任、权力，以及在组织中与其他职务的关系，使每一个职位、每一个人的职责分明，便于管理监督。

（三）职位设计的要求

1. 提高组织效率。职位设计应有助于发挥个人的才能，提高企业组织的效率。
2. 符合组织的总目标。
3. 职位与人相适应。
4. 责任体系与总目标相符。

（四）职位设计需要考虑的因素

职位设计尚需考虑环境因素、组织因素和行为因素。

1. 环境因素　包括人力供应和社会期望。

2. 组织因素　包括专业化、工作流和工作习惯。

3. 行为因素　包括多样性、整体性、重要性、自主性和反馈度。

二、职位设计的方法

（一）职位扩大化

职位扩大化也称工作扩大化，是使员工有更多的工作可做。通常这种新工作与员工原先所做的工作非常相似。这种职位设计能提高效率，是因为不必要把产品从一个人手中传给另一个人而节约时间。由于完成的是整个一个产品，而不是在一个大件上单单从事某一项工作，这样员工在心理上可以得到安慰。该方法是通过增加某一工作的工作内容，使员工的工作内容增加，要求员工掌握更多的知识和技能，从而提高员工的工作兴趣。

一些研究报告称，职位扩大化的主要好处是提高了员工的工作满意度和工作质量。IBM 公司称，职位扩大化导致工资支出和设备检查的增加，但因质量改进，职工满意度的提高则抵消了这些费用。美国梅泰格（Maytag）公司称，实行职位扩大化后，提高了产品质量，降低了劳务成本，工人满意度提高，生产管理变得更有灵活性。

职位扩大化的途径主要有两个：纵向工作装载和横向工作装载。装载是指将某种任务和要求纳入工作职位的结构中。纵向工作装载是指扩大一个工作职位，需要更多责任、更多权利、更多裁量权或更多自主权的任务或职责。横向工作装载是指增加属于同阶层责任的工作内容，以及增加目前包含在工作职位中的权力。

（二）职位轮换法

职位轮换法又称作工作轮换法，是为减轻对工作的厌烦感而将员工从一个岗位调换到另一个岗位。实行职位轮换法有四个好处。

1. 使员工更能对工作保持兴趣。
2. 为员工提供个人行为适应总体工作流程的前景。
3. 提高员工对自己最终成果的认识。
4. 使员工从原先只能做一项工作的专业人员转变为能做许多工作的多面手。

职位轮换法并不改变职位设计本身，只是使员工定期从一个职位转到另一个职位。其使员工具有更强的适应能力，挑战性更强。员工转到新的工作岗位后，往往具有新鲜感，故能激励员工更努力地工作。日本的企业广泛实行工作轮换，对管理人员的培养起到了积极作用。

（三）职位专业化

职位专业化也叫充实工作内容，是对工作内容和责任层次基本的改变，旨在向员工提供更具挑战性的工作。它是对工作责任的垂直深化，通过动作和时间研究，将工作分解为若干个单一化、标准化和专业化的操作内容与操作程序，并对员工进行培训和适当激励，以达到提高生产效率的目的。

1. 职位专业化的特点　职位专业化的核心是充分体现效率的要求。

（1）由于将工作分解为许多简单的高度专业化的操作单元，从而可以最大限度地提高员工的操作效率。

（2）由于对员工的技术要求较低，既可以节约劳动力成本，也可以节省培训费用，利于员工在不同岗位之间轮换。

（3）由于具有标准化的工序和操作规程，更便于管理部门对员工的生产数量和质量进行控制，保证生产均衡和工作任务的完成，而不用过多考虑员工对这种方法的反应。因此，工作专业化所带来的高效率往往会被员工的不满情绪所造成的旷工或辞职所抵消。

2. 实行职位专业化应遵循的原则

（1）增加工作要求　应以增加责任和提高难度的方式改变工作。

（2）赋予员工更多的责任　在主管经理保留最终决策权的条件下，应让员工拥有对工作更多的支配权。

（3）赋予员工工作自主权　在一定的限制范围内，应该允许员工自主安排他们的工作进度。

（4）反馈　将有关工作业绩的报告定期、及时地反馈给员工，而不是反馈给他们的上司。

（5）培训　创造有利环境，为员工提供学习机会，满足其个人发展需要。

（四）职位丰富化

职位丰富化又称工作丰富化，是以员工为中心的职位再设计（employee-centeredwork-redesign），它将公司的使命与职工对工作的满意程度联系起来。它的理论基础是赫茨伯格的双因素理论。它鼓励员工参加对其工作的再设计。职位设计中，员工可以提出工作改进建议，但须说明如何更有利于实现整体目标。该方法可使每个员工的贡献都得到认可，同时也强调组织使命的有效完成。职位丰富化与职位扩大化的根本区别在于，后者是扩大工作的范围，前者是深化工作以改变工作的内容。

1. 实现职位丰富化的条件 职位丰富化的核心是激励，实现职位丰富化的条件有以下六方面。

（1）增强员工的责任感 不仅要增强员工的生产责任感，还要增强其控制产品质量，保持生产计划性、连续性及节奏性的责任感，使员工认识到自己有责任完成其工作。增强员工的责任感意味着降低管理的控制程度。

（2）赋予员工一定的工作自主权和自由度，给员工充分表现自己的机会 要使员工感到其工作的成败与个人职责息息相关，给员工工作的自主权。工作自主权的大小也是人们选择职业的一个重要考虑因素。

（3）反馈 将员工的工作绩效数据及时反馈给员工。了解工作绩效是形成工作满足感的重要因素。如果员工看不到自己的劳动成果，就很难得到高层次的满足感。反馈来自工作本身，以及管理者、同事或顾客等。

（4）考核 报酬与奖励取决于员工实现工作目标的程度。

（5）培训 为员工提供学习的机会，以满足其成长和发展的需要。

（6）成就 通过提高员工的责任心和决策的自主权，提高其工作成就感。

工作丰富化的设计与常规的、单一性设计方法相比，虽然要增加一定的培训、工资及完善或扩充工作设施的费用，但却能有效激励员工，提高员工的工作满意程度，以及生产效率和产品质量，降低员工的缺勤率和离职率。企业培训费用的支出本身就是对提高人力资源素质的一种不可或缺的投资。

2. 职位丰富化的步骤 职位丰富化通常可采取五个步骤。

（1）确定自然的工作单元 尽可能让集体工作构成一个完整和有意义的整体。工作单元可根据地理位置产品或生产线、业务或顾客划分。

（2）合并任务 尽可能将独立的和不同的工作合成一个整体。

（3）建立与顾客的联系 使生产者和其产品使用者（其他生产部门、顾客、销售团体等）相联系，让生产者知道产品被判断的标准。

（4）直接分派任务 尽可能给生产者计划、参与和控制自己工作的权力，而无须经过专门培训，生产者的控制能力就会得到提高。这种能力意味着给生产者计划工作、控制存货、预算资金和质量控制的权责。

（5）公开信息反馈渠道 尽可能使生产者获得更多的有关生产结果的信息，如成本、产量、质量、组织结构、消费者的抱怨等。

三、职位设计的模式

无论是职位轮换、职位扩大化还是职位丰富化都不应看作是解决员工不满的灵丹妙药，必须在职务设计、人员安排、劳动报酬及其他管理策略方面进行系统考虑，以便使组织需求与员工个人需求最佳组合，从而最大限度地调动员工的积极性，有效达成企业目标。

综合模式的特点是要求企业管理人员必须分析和评价职位设计、规划发展和贯彻过程中环境变量可能产生的影响。管理者必须意识并且承认职位的重新设计是在企业内进行的，而不是孤立的。在设计职位前，要准确判断和衡量来自其他组织的影响和对其他组织产生的影响。有效的职位设计对员工的满意度、积极性、责任感、出勤率和工作业绩都会产生很大影响，任何不切实际的职位设计或工作计划修改都会导致各方不满，最终导致失败。最有针对性的方法才是最有效的解决问题的方法（图3-3）。

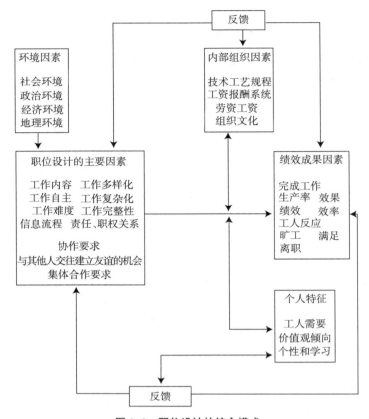

图 3-3 职位设计的综合模式

第三节 胜任素质模型

一、胜任素质模型概述

（一）胜任素质的定义

胜任素质又称作胜任能力、职场胜任力等，其研究起源于 20 世纪 50 年代初。当时，美国心理学家大卫·麦克利兰对美国新闻署 50 名官员的行为事件访谈结果显示：工作绩效优秀的员工的突出特质并非人们熟知的那些管理技能，而是"跨文化的人际敏感性、政治判断力和对他人的积极期待"等潜在素质。麦克利兰于 1973 年发表题为《测试胜任能力而非智力》的论文，认为传统智力测验无法有效预测工作绩效与个人成就。

国内外专家学者对胜任素质的概念进行了界定，本书采用董克用等学者对胜任素质的定义，即：胜任素质（competency）是指在特定职位上取得高绩效的员工所具备的知识、技能、社会角色、态度、自我形象、价值观、动机和特质等个体特征。这些个体特征是可测量、可预测的，并能够将绩效优秀者与绩效一般者区分开来。

胜任素质具有四个特性。

1. 层次性 即显性和隐形的胜任素质是层层递进的，隐性和深层的胜任素质对取得优秀绩效的作用更突出。

2. 区分性 即胜任素质能够将工作中的不同表现的员工（如优秀、合格、不合格）区分开来。

3. 关联性 胜任素质与所引起或预测的行为和绩效之间存在关联性，能够体现个体特征与绩效表现之间的因果关系。

4. 可测量性 胜任素质可从多个维度测量，其维度和行为可通过特定标准进行等级区分和描述。

（二）胜任素质的理论模型

1. 胜任素质的冰山模型 莱尔·斯潘塞和塞尼·斯潘塞夫妇1993年提出了胜任素质冰山模型，该模型把个体的胜任素质描述为漂浮在水中的冰山（图3-4），认为知识和技能是看得见的，相对比较表层的、显著的个体特征，是漂浮在水面上的部分，这部分胜任素质比较容易测评和识别，属于"基准性"胜任素质（threshold competency），但其只能将某项工作中表现合格者与表现不合格者区分开来的胜任素质，不能够筛选出表现优异者。而自我概念、特质和动机则是胜任素质中比较深层的内容，不容易观察和测度，是隐藏在"水面下"，但它们却是决定个体行为和表现的关键因素，斯潘塞称之为"鉴别性"胜任素质（differentiating competency），即能将某项工作中表现优异者与表现平平者区别开来的胜任素质。

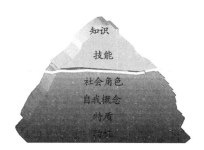

图3-4 胜任素质的冰山模型

2. 胜任素质的洋葱模型 美国学者理查德·博亚特兹提出了胜任素质洋葱模型（图3-5）。洋葱模型中最里层的胜任素质是动机和个性，其是直接驱动力，也是最为核心的胜任素质，然后向外层层剥开，依次展开为社会角色、自我形象、态度、价值观，以及知识和技能。

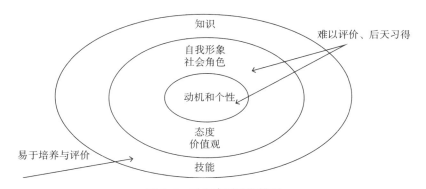

图3-5 胜任素质洋葱模型

对比来看，洋葱模型中越向外的技能越容易养成和评价，而越里层的胜任素质越不容易测量和评价，也不容易改变，但里层胜任素质对个体未来绩效更具有预测意义。与冰山模型相比，洋葱模型更加突出胜任素质之间的关系，更具有层次性。

（三）胜任素质模型的定义

胜任素质模型（competency model）又称胜任特征模型或胜任力模型，是从组织战略发展的需要出发，以强化组织竞争力和提高业绩为目标，描述组织或组织中某一类员工所应具备的不同胜任素质要素的组合，是这些胜任素质权重分布及其等级标准的结构化呈现。

胜任素质模型通常包括 4～9 项与工作绩效密切相关胜任素质要素，其内容主要包括胜任素质要素的名称、定义、权重及其等级标准。模型形式多样，既可以是文字表格说明，也可以是图形形式。

二、任职资格与胜任素质模型

（一）任职资格与胜任素质模型的关系

任职资格和胜任素质模型既有差异又有联系。任职资格是任职者承担职位职责所应具备的知识、经验、能力和个性等方面的基本要求，而胜任素质模型是驱动员工产生优秀工作绩效的知识、技能、社会角色、态度、自我形象和价值观等素质要素的组合；前者是员工和职位匹配的依据，也是员工职业发展和培训等工作的基础，后者是人力资源合理配置的科学前提，更是提升组织核心竞争力的重要工具。两者在本质上属于同一范畴，但侧重点不同，在实践应用中也存在一定的差异。任职资格更多强调的是承担某个职位职责的基本要求，这些要求是显性的；胜任素质模型关注的是胜任此职位且能产生高绩效的素质和行为特征，更强调隐性特质。

（二）任职资格向胜任素质模型的转换

任职资格侧重任职者完成职位工作所应具备的基本素质和能力体系，胜任素质模型侧重任职者取得高绩效所应具备的素质和能力体系，两者互相补充，可以进行对应衔接和转换。

任职资格向胜任素质模型转换过程需要遵守一定的流程和标准。主要有三个环节：一是根据组织战略和实际情况，确定组织需要建设的胜任素质模型的类型；二是按照胜任素质模型构建的目的和要求，对任职资格的素质和能力要素进行分解、归纳和提炼，并转化为胜任素质；三是对各项胜任素质进行细化和量化，包括各项胜任素质的权重、等级数量和等级标准等，最后形成胜任素质模型。

三、胜任素质模型的构建

胜任素质模型的构建能够定义某一职位或者身份应该具备的具体要求，通过构建胜任素质模型，能够清楚表明某一职位或者角色上表现一般者与绩效优异者的区别，是人力资源领域选拔、培训、行为评价和反馈的有效工具。

（一）成立胜任素质模型构建项目组

要构建胜任素质模型，首先应成立专职的项目组，组员要包括高层领导者、人力资源管理人员、外部专家以及需要开发胜任素质模型的部门的负责人。通常情况，项目组包括一名高层领导者（担任组长），人力资源管理部门工作人员 3 人左右（从中选出 1 人担任副组长负责具体项目管理工作），外部胜任素质模型开发专家 1 人，各部门负责人多人。

（二）职位分类

项目组需要通过讨论对组织现有职位进行职类划分。组织的职位一般分为管理类、技术类、市场类、专业类等，并且需要确定哪些是必须开发胜任素质模型的职位，即组织的关键职位。

（三）确定绩效标准

绩效标准通常采用职位分析与专家小组讨论等方式确定。通过职位分析的方法和技术明确工作的具体要求，并提炼出识别表现优秀的员工和表现一般的员工的要素。专家小组需要针对职位的任务、责任、绩效标准和胜任素质要素进行充分的讨论，得出最终结论。

（四）选取效标样本

根据需要及组织实际情况，在从事某职位工作的员工中随机抽取一定数量的优秀员工和普通员工进行访谈和调查。被调查的员工通常在本单位的任职时间要两年以上，样本需要来自各个层级和部门。

（五）分析提炼相关胜任素质

获取和提炼效标样本胜任素质要素的相关数据，有多种方法，如行为事件访谈法、专家小组法、问卷调查法等，实践中多以行为事件访谈法为主。

行为事件访谈法（behavioral event interview，BEI）是一种开放式的行为回顾式调查技术。行为事件访谈法主要以目标职位的任职者为访谈对象，要求被访谈者列出他们在工作中发生的关键事件，包括成功事件、不成功事件或负面事件各三项，让被访谈者详尽地描述整个事件的起因、过程、结果、时间、相关人物、涉及的范围、影响层面，以及自己当时的想法或感觉等。结束时最好让被访谈者总结一下事件成功或不成功的原因。

对获取的数据进行整理和分析，提炼相关的胜任素质要素。

（六）胜任素质模型构建

将提炼出的胜任素质要素进行定义、权重、等级标准等进行描述和设计，根据不同的主题进行要素归类，构建胜任素质要素库，根据需要建立不同层级和类型的胜任素质模型。

（七）胜任素质模型验证

新建立的胜任素质模型需要进行效度检验。可以采用已有的有关绩效优秀与绩效一般的标准或数据进行检验，或者按照建立的胜任素质模型的标准来甄选或培训员工，然后跟踪记录这些员工在未来工作中的表现，以确定胜任素质模型是否有效。

四、胜任素质模型的应用

胜任素质模型对人力资源管理的基本职能都具有重要的应用价值。下面以职位分析、人员甄选、员工培训管理为例进行说明。

（一）胜任素质模型在职位分析中的应用

传统的职位分析比较注重工作的组成要素，在职位说明书中有较大比例的职位描述，而基于胜任素质模型的职位分析更注重工作绩效优秀的员工所具有的个体特征，因此在职位说明书中会有更加具体和清晰的职位要求，从而提高了员工与职位实现最佳匹配的可能性，对组织整体绩效提升起到了一定作用。

（二）胜任素质模型在人员甄选中的应用

基于胜任素质模型的人员甄选更侧重根据应聘者所具备的胜任素质对其未来的绩效进行预测和判断。基于胜任素质模型的人员选拔不仅可以为组织找到满足目前需要的人才，还能为企业找到未来发展需要的人才，并能够有效降低人才流失率。

（三）胜任素质模型在员工培训管理中的应用

培训管理是人力资源管理的重要职能，准确的培训需求是实现高质高效培训的前提。基于胜任素质模型的培训更看重的是员工的隐性特质，改变了以往以显性特征如知识、技能为主的培训内容。同时，针对职位要求并结合员工现有能力素质与未来自我提升的需求，设计培训计划，为员工量身打造，有助于组织合理安排培训与开发的投入，确定人才培训与开发的重点。

本章小结

职位分析是人力资源管理的基础环节。本章首先对职位分析的概念等相关概念进行了概述，介绍了职位分析的作用、内容、程序与步骤、职位分析的方法、职位说明书的内容与编制，并且阐述了职位设计的相关内容；本章重点介绍了职位分析的方法和胜任素质模型的内涵、构建步骤及其在人力资源管理中的应用等内容。

职位分析数据的搜集方法主要包括两大类。一类是定性的方法，主要包括访谈法、非定量问卷调查法、观察法、关键事件技术（critical incidents technique，CIT）、工作日志法、工作实践法等。另一类是定量的方法，主要包括职位分析问卷（PAQ）、管理职位描述问卷（MPDQ）、通用标准问卷（CMQ）、O*NET 系统、职能职位分析（FJA）、弗莱希曼职位分析系统等。

完成职位分析的步骤后，最重要的工作就是职位说明书的编写。职位说明书一般包括两部分内容，即职位描述和任职资格。职位描述反应职位的工作情况，任职资格反应职位对承担这些工作活动的人的要求。

胜任素质是指在特定职位上取得高绩效的员工所具备的知识、技能、社会角色、态度、自我形象、价值观、动机和特质等个体特征。这些个体特征是可测量、可预测的，并能够将绩效优秀者与绩效一般者区分开来。胜任素质是通过职位分析得到的职位要求的重要补充。

【推荐网站】

1. 三茅人力资源网：http://www.hrloo.com

2. 中国人力资源网：http://www.hr.com.cn

3. HR 人力资源管理案例网：http://www.hrsee.com

【思考题】

1. 什么是职位分析？为什么要进行职位分析？

2. 职位分析的常用方法有哪些？各有什么优缺点？

3. 职位分析的主要内容有哪些？

4. 职位分析的程序与步骤有哪些？

5. 职位说明书的概念与内容。

6. 职位设计的概念与作用。

7. 职位设计的方法有哪些？

8. 什么是胜任素质？

9. 什么是胜任素质模型？如何构建组织的胜任素质模型？

【案例分析】

医药公司人力资源部门的困惑

林刚被一家医药销售企业录用为人力资源经理，他进公司不久就发现公司管理有些混乱，员工职责不清，工作流程也不科学。每当发生问题，A 部门说"归 B 部门管"，B 部门称"不知道"，让他找 C 部门。他希望进行职位分析，重新安排组织架构。林刚和职位分析小组的成员积极筹备一番后开始行动。不料，员工的反应和态度相当不配合。"我们部门可是最忙的部门了，我一个人就要干三个人的活。""我每天都要加班到 9 点以后才回去，你们可别再给我加工作量了。""哦，是不是要裁员啦？怎么突然要做职位分析了呢？""真抱歉，手头忙，等过一阵再谈吧。"胆小者支支吾吾，疑心重重，态度冷淡不配合的更不在少数。一周下来，林刚筋疲力尽，收获却寥寥。经多方了解后，林刚才知道他的前任也做过职位分析。不但做了职位分析，还立即根据分析结果进行了人员的大调整；不但删减或合并了大量的人员和岗位，而且还对员工的工作量都做了调整，每个人的工作量有增无减。有了这个"前车之鉴"，大家忙不迭地夸大了自己的工作量，生怕职位分析把自己"分析掉了"，或者给自己增加工作量。

林刚了解情况后，召集员工开了一次会。会上，林刚坦言，之前进行的职位分析存在一定的问题，因此会再次开展职位分析，并承诺一定会客观公正，让大家不要有顾虑，配合人力资源部门完成这项工作。

林刚还告诉大家，职场中能力固然重要，但是责任心更为重要。责任心是一种敢于主动负责的态度，是员工忠诚的体现，也是工作执行力的源泉。希望通过新一轮的职位分析，大家都能够理清每个人的工作职责，这样才能更有效地完成工作。

思考

1. 之前的职位分析存在什么样的问题？如果你是管理者，会如何解决这些问题？

2. 职位分析的目的是什么？职位分析在人力资源管理中处于怎样的位置？

3. 如何更好地培养员工的责任意识？

资料来源：改编自网络资源 https://mp.weixin.qq.com/s/Mu8DKU1Fc5w1ZhPeuCwvcw

扫一扫，查阅本章数字资源，含PPT、音视频、图片等

学习目标

1. 掌握员工招聘的含义与基本程序；内部招聘和外部招聘的不同途径及优缺点；企业人员录用的原则。

2. 熟悉如何对招聘过程进行评估。

3. 了解人员选拔过程和面试的组织形式；面试过程中心理测试和智能测试的方法与要求；我国医药企业招聘的现状；医药企业提高招聘质量的方法和相关技巧。

【导入案例】

医药企业招聘管理人才的难点和痛点

目前在国内迅速成长起来的医疗企业，在概念上可称之为"球企"，即立足中国，走向全球。这些"球企"需要背景优秀、能够带领企业成为卓越管理公司的人才，但在寻找价值观一致、背景匹配和性价比适当的候选人上，医疗企业却面临着非常大的挑战：

1. 成长型企业辨识度不高

医疗企业在近两年发展得如火如荼，成长型企业遍地开花，有相关医疗背景的候选人供不应求。很多成长型公司虽然潜力巨大，但品牌辨识度还不高，因此加剧了人才向这类企业流动的困难。

2. 招聘落地后面临实际考验

在人才从大型企业涌向成长型医疗公司趋势开始变得普遍的同时，高薪聘请的人才的实际落地性、加入后能否抱有"空杯心态"等问题对雇主来说是巨大的考验。

3. 行业周期长，价值观契合很重要

医疗是一个研发周期较长的行业，从营收回报角度来看，一家公司从成立到盈利需要至少5～10年，甚至更长的时间。医疗企业的创始人大多都是高学历的研究和技术人才，很多创始人在学术界也早已享誉盛名，创始人创业的内驱力更多来自情怀和信念。因此，在中高管招聘方面，他们也会额外关注候选人理念和价值观是否契合、能否长期携手相伴，这也是候选人能否被选中的关键因素。

上述的难点和挑战在医疗企业的中高端财务人才招聘上更为显著。针对这些问题，解决中高端财务招聘痛点，请提出你的分析和建议。

改编自微信公众号：Page首席职场官，原题目为：医疗企业如何"吸才有术"，解决中高端财务招聘痛点？

【思考】

　　1. 你认为造成此医疗企业招募中层管理者困难的原因是什么？

　　2. 从医疗企业内部提升和从外部招聘专业对口的大学应届毕业生各有何利弊？

　　3. 如果你是咨询专家，你会给医疗企业提出什么建议？

　　员工招聘是人力资源管理的重要部分。企业在确定了人力需求、工作内容和员工任职条件后，就要进行员工招聘，吸引有能力和有兴趣的人士前来应聘。通过甄选，以最适合和最经济的方法，选出最合适的人才为企业工作。招聘工作涉及员工招募、甄选、录用、评估等环节。

第一节　员工招聘概述

一、招聘的概念与意义

　　员工招聘是指企业为了发展的需要，向外吸收具有劳动能力的个体的全过程。具体地说，员工招聘是企业根据人力资源规划和职务分析的数量与质量的要求，通过信息的发布和科学甄选，获得本企业所需的合格人才，并安排他们到企业所需岗位工作的活动和过程。

　　从国家或地区的角度看，企业招聘与录用有利于人员的合理流动，有利于就业，有利于人员潜能的进一步发挥。从企业自身的角度看，招聘与录用工作主要具有四个方面的意义。

　　1. 招聘是企业生存发展的重要基础　　IBM 公司前总裁沃森和微软公司董事长比尔·盖茨都曾强调，只要员工在，企业就可以生存或再生。无论是成立新的企业，还是已发展壮大到处于运营阶段的企业，招聘到合适的人才都是关键。

　　要成立新的企业，即使物质资源、经济资源、信息资源都不缺，如果不能招聘到合适的员工去经营与管理，这些资源也不会产生任何价值，企业也就无法正常运营。

　　对于已存在的企业，无论是维持现状，还是开拓美好的未来，都需要与不断变化的外部环境和内部条件做斗争，都需要与强劲的竞争对手做斗争。这种斗争靠谁去做，当然是优秀的员工。所以处于动态发展中的企业需要不断从外部引进人才或从内部调配人才，这就是招聘工作。

　　人才是企业生存和发展的基础，招聘是企业获取人才的关键，因而招聘工作对于企业的生存和发展具有决定性影响。

　　2. 招聘是企业人力资源管理工作中其他工作的基础　　生产经营实践告诉我们，招聘是企业人力资源管理工作中其他工作（员工培训与开发、绩效管理、薪酬管理、员工关系管理等）的前置性工作，它是其他几项工作得以开展的基础，招聘效果的好坏直接影响到其他工作的开展与成效。如果招聘到"愿干、能干、进取、有潜力、品德好"的员工，后续的培训与开发工作就会少花精力和成本，后续的绩效管理工作就会进行得比较顺利，较少出现绩效考评方面的矛盾。如果招聘工作做得到位，应聘者在招聘阶段就已经比较深入地了解了企业、部门和岗位的情况，部门、主管和主要共事者在招聘阶段就能够较全面地了解应聘者的情况，那么双方的"结合"就可以避免"闪电式结婚、闪电式离婚"，员工对企业包括薪酬在内的各方面满意度就会较高，企业对员工各方面的满意度也会较高，从而降低离职率，保持较好的工作关系。所以招聘工作的质量直接影响后续的人力资源管理工作。

　　3. 招聘为企业注入新的活力，增强企业创新能力　　企业根据人力资源规划和职位分析的要求，通过招聘，给岗位配置新人员。新员工在工作中会带来新的行动理念、新的管理思想和新的工作模式，有利于促进企业的制度创新、管理创新和技术创新。尤其是从外部招聘人才，能够为企业输入新生力量，弥补企业内部人力资源的不足，带来更多的新思想、新观念和新技术，从而增强企业的创新能力。

4. 招聘能够调动企业员工的工作积极性　企业从外部招聘优秀人才时，由于"鲶鱼效应"，企业内部员工会打破原来的"稳定"工作状态，从而更加积极主动地开展工作。

当企业采用内部招聘方式，尤其是竞争上岗方式时，由于员工都有机会竞争某个岗位，因此在平时的工作中，员工会积极主动地工作，创造良好的业绩，以保其位或为谋求其他岗位奠定基础。另外，企业为了消除员工长时间在某一岗位上工作的疲劳、乏味感而采用定期的岗位调整策略也能极大地调动员工的积极性。

二、企业招聘目标和原则

企业招聘工作的核心目标是实现所招聘人员与待聘岗位的有效匹配。这种匹配要求将个人特征与工作岗位的特征有机结合起来，从而获得理想的人力资源管理结果。个人特征与工作岗位特征的匹配主要表现在两个方面：一方面，岗位要求与个人素质要匹配，因为每个工作岗位都有其特定的要求，个人要想胜任某项工作必须具备一定的知识和技能；另一方面，工作的报酬与个人的动力要匹配，只有这样，雇员才可能充分发挥其主观能动性。如果待聘岗位给定的报例标准与应聘者的期望有落差，个人素质与工作岗位要求的匹配同样无法实现，"既要马儿跑得快，又要马儿不吃草"当然不行。如果招聘活动能实现这两个方面的匹配，就能把合适的求职者吸引过来，新雇员自己也感到满意，工作积极肯干，雇佣关系得以长期维持。

企业的招聘工作要想实现上述目标，必须遵循以下原则。

1. 经济效益原则　企业的人员招聘必须以企业的发展目标为基础。它既不是盲目地扩大员工队伍，更不是为了解决职工子女就业，而是为了保证企业生产经营活动的正常进行，为企业选拔符合企业空缺职位需要的人才，使企业的经济效益能够得到不断的提高。

2. 因岗配人原则　企业人员的招聘应以工作岗位的空缺和实际工作的需要为出发点，以岗位对人员的实际要求为标准，选拔录用各类人才。强调因职选能、因能量级、级能匹配。在招聘实践中，人才高消费、相互攀比现象屡见不鲜，用人单位招聘高学历人才的做法是无可厚非的，但这种完全不顾职位工作能否真正容纳"千里马"的做法不仅使企业之间竞争加剧，而且导致组织人力成本升高。

3. 量才录用原则　企业贯彻任人唯贤、量才录用的原则，尽量把每个人安排到适合的工作岗位上，使其聪明才智得到充分发挥。"量才"的依据是对应聘者的全面测评结论和制定的录用标准。

4. 全面考核原则　企业应尽可能地采取全方位、多角度评价方法，通过对申请者的上级、下级、平级同事，以及与其直接或间接服务的客户进行德、能、勤、绩等方面实事求是地调查，客观地衡量申请者的竞争优势与劣势，以及其与职位、组织间的适宜性。

5. 公平公开原则　企业应贯彻公平公开原则，使整个招聘工作在监督之下进行。首先可以防止不正之风，努力为有志之士、有才之士提供平等的竞争机会；其次还可以吸引大批的应聘者，扩大选择的范围，有利于人尽其才。

6. 竞争原则　企业通过履历分析、结构化面试、心理和行为测验、业绩考核和资信调查等一系列方法来确定申请者的优劣和决定人员的取舍，而不是靠个别人的直觉、印象、与己关系亲密程度来选人，这样有利于增强选择、录用的科学性。

7. 程序化、规范化原则　企业的招聘还必须遵循一定的标准和程序。科学合理地确定企业职员的选拔标准和聘用程序，是企业招聘到优秀人才的重要保证。

三、影响招聘的因素

（一）影响招聘的内部因素

1. 企业的声望　企业是否在应聘者心中树立良好的形象，以及是否具有强大的号召力，将从精神方面影响招聘活动。如一些信誉良好的老牌企业，以它们在公众中的声望，就能很容易地吸引大批应聘者。

2. 企业所处的发展阶段　企业每次招聘的目标随着所处的发展阶段而变化，由于产品或服务范围的扩大需要增设新的岗位和更多的人员。所以处于增长和发展阶段的企业比成熟或处于下降阶段的企业需要招聘更多的员工。除了改变招聘规模和重点以外，处于发展阶段且在迅速扩大的企业在招聘信息中更多地强调雇员有发展和晋升的机会，一个成熟的企业会强调其工作岗位的安全性和所提供的高工资和福利。

3. 企业的招聘政策　企业的招聘政策影响着招聘人员选择招聘方法。例如，对于要求较高业务水平和技能的工作，企业可以利用不同的来源和招聘方法，这取决于企业高层管理者是喜欢从内部还是从外部招聘。目前，大多数企业倾向于从内部招聘上述人员，这种内部招聘政策可以向员工提供发展和晋升机会，有利于调动现有员工的积极性。另外，企业内的用人政策是否合理、是否有良好的上下级关系、升迁路径的设置、进修的机会等，对部分应聘人员来说，在一定程度上比工资待遇更重要。

4. 福利待遇　企业内部的薪酬制度是员工劳动报酬是否公正的重要体现，企业的福利措施是企业是否关心员工的反映，它们从物质方面影响着招聘活动。

5. 成本和时间　招聘目标包括成本和效益两个方面，同时各种招聘方法奏效的时间也不一致，所以成本和时间上的限制明显地影响着招聘效果。例如，招聘资金充足的企业在招聘方法上有更多的选择，可以花大量费用做广告，所选择的传播媒体可以是全国范围发行的报纸、杂志和电视等。

时间上的制约也影响着招聘方法的选择。一般来说，许多招聘方法所涉及的时间随着劳动力市场条件的变化而变化。当劳动力市场短缺时，一方面应聘者的数目减少，另一方面应聘者愿意花更多的时间去比较和选择，所以一般要花较长的时间才能完成招聘工作。

总之，通过人员需求的预测可以使招聘费用降低和效率提高，尤其是在劳动力市场短缺时，对某类劳动力需求的事先了解可以使企业减少招聘费用和有效地获取所需员工。

（二）影响招聘的外部因素

1. 国家的政策、法规　国家的政策、法规从客观上界定了企业招聘对象选择和限制的条件。例如，《劳动法》第十二条规定："劳动者就业，不因民族、种族、性别、宗教信仰不同而受歧视。"第十三条规定："妇女享有与男子平等的就业权利。"

2. 劳动力市场

（1）市场的地理位置　根据某一特定类型的劳动力供给和需求，劳动力市场的地理区域可以是局部性的、区域性的、国家性的和国际性的。通常不需要很高技能的企业可以在局部劳动力市场招聘。区域性劳动力市场可以用来招聘具有更高技能的人员，如水污染处理专家和计算机程序员等。专业管理人员在国家的劳动力市场上招聘，因为他们必须熟悉企业的环境和文化。某类特殊人员，如宇航员、物理学家和生物学家等，除了国内招聘外，还可在国际市场招聘。

（2）市场的供求关系　一般来说，失业率比较高时，在外部招聘人员比较容易。相反，某类人员的短缺可能引起其价格的上升并迫使企业扩大招聘范围，从而使招聘工作变得错综复杂。

总之，劳动力市场状况影响招聘计划、范围、来源、方法和所需的费用。为了有效地工作，招聘人员必须密切关注劳动力市场的变化。

3. 行业的发展性　如果企业所属行业具有巨大的发展潜力，就能吸引大量的人才涌入这个行业，从而使企业选择人才的余地加大。相反，企业所属行业远景欠佳时，就难以有充裕的人才可供选择。

四、招聘的职责划分

在现代人力资源管理中，员工招聘的决定权一般在用人的业务部门，人力资源部则起组织和服务功能。二者的工作责任分工（表4-1）。

表 4-1　招聘过程中人力资源部门与用人部门的职责分工

人力资源部工作内容和职责	用人部门工作内容和职责
1. 负责增员计划的统计和复核	1. 负责增员计划的编制和报批
2. 负责招聘计划的拟定和报批	2. 负责新岗位工作说明的撰写
3. 负责招聘广告的拟定和报批	3. 负责笔试考卷的设计
4. 负责招聘广告的发布	4. 参加面试和其他测评活动
5. 负责应聘信件的登记	5. 负责候选人员以及最终录用人员的确定
6. 负责应聘人员的资格审查和初选	6. 负责试用期的考核
7. 负责笔试、面试等测评活动的组织情况介绍	7. 协助招聘活动的评估
8. 负责应聘人员的体格检查和背景调查	
9. 负责录用通知的寄发	
10. 负责劳动合同的签订	
11. 负责报到手续的办理	
12. 负责试用期的管理	
13. 负责招聘活动的评估	

五、招聘的流程

员工招聘是一个复杂、完整、连续的程序化操作过程，大致可分为招募、甄选、录用、评估。其中，招募主要包括招聘计划的制订与审批、招聘信息的发布、应聘者申请等。甄选主要包括资格审查、初选、面试、笔试和其他各种测评活动。录用包括背景调查、体检、录用决策、录用通知、签订合同等。招聘评估主要是对招聘结果的成效评估和对招聘方法的效益评估（图4-1）。

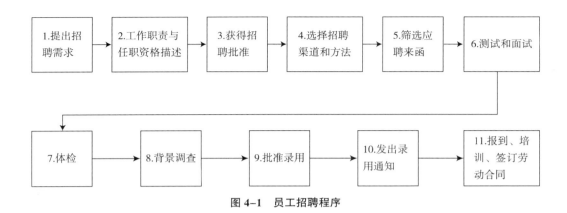

图 4-1 员工招聘程序

（一）招募

招募是指组织根据人力资源的需求，把具备应聘条件的众多申请者吸引到组织空缺岗位上而开展的一系列活动。根据招聘需求制订的具体行动计划，包括招聘小组的人员和具体分工，招聘信息发布的时间、方式、渠道与范围；招聘对象的来源与范围、招聘方法；招聘测试的实施部门；招聘预算；招聘结束时间等。

（二）甄选

甄选是指对初审合格的应聘者进行面试、笔试和其他各种测评，最终确定候选人的过程。

在进行人员测评和人员分析时应注意以下六点。

1. 注意对能力的分析　不能盲目地被应聘者的外貌、学历所吸引。

2. 注意对职业道德和高尚品格的分析　在市场竞争日益激烈的今天，有能力但缺乏操守的人大有人在。这些人能适应市场的变化，却缺少内在的坚强，缺少对个人品行的修炼，缺少对事业执着的追求，缺少职业道德的训练。所以要选择德能兼备、品学兼优的人员。

3. 注意对特长和潜力的分析　特长反映了一个人的先天气质和后天兴趣，潜力标志着个人在未来可能达到的高度。两者对企业都可能产生重大的带动作用和贡献。因此，考官必须独具慧眼。

4. 注意对个人的社会资源的分析　个人的社会资源是家庭、朋友、老师和个人长期积累起来的良好的社会关系。这些社会资源对某些企业来说无疑是一笔财富，分析甄选时应加以重视。

5. 注意对成长背景的分析　成长背景、家庭背景对一个人的心理健康至关重要，而心理健康直接关系到一个人的情商。所以在甄选中，要有技巧地了解对方的心路历程。

6. 注意面试中的现场表现　面试是一个人综合能力和综合素质的体现。面试中的现场表现，包括应聘者的语言表达能力和形体表达能力、控制自身情绪的能力、分析问题的能力和判断能力等，还包括素质、风度、礼貌、教养和心理的健康。

测评和分析要建立在合法、公平和科学的基础上。甄选是招聘工作中最关键的一步，也是技术性最强的一步，因而难度最大。

（三）录用

招聘工作的最终目的是录用企业所需人才，正确的录用决策至关重要。人员录用的原则是因事择人，知事识人；任人唯贤，知人善用；用人不疑，疑人不用；严宽相济，指导帮助。录用主要包括发出录用通知、签订劳动合同、试用期管理、正式录用等。

（四）评估

招聘评估是招聘重要的组成部分。通过对流程的效益和成本进行核算，了解招聘过程中相应的费用支出，从而有针对性地确定应支出项目和不应支出项目，并为以后的招聘提供参考及经验。招聘评估需要进行录用员工的绩效审核，分析其能力和工作潜力，并在此基础上分析招聘工作和方法的时效性，从而改变招聘策略和方法，或对招聘资源进行优势重组。

案例链接

人力资源部经理小王引咎辞职

某医药公司总经理李某从国内某知名高校招聘了高才生小王担任其秘书，由于这个年轻小伙子亲和力强、反应敏捷、口齿伶俐，且文字功底好，文秘工作做得十分出色，深得李某喜爱。两年后，李某把小王任命为人力资源部经理，管理十几位下属。然而在半年内，先后有三名下属离职，部门工作一片混乱，业务部门对人力资源部也抱怨颇多。原来小王从学校直接到公司担任高管秘书，并不熟悉基层业务，从未从事过管理工作的他与同级、下属的沟通方式很不到位，决策理想化，让下属们觉得非常难受。同时，他个人认为，工作只需向总经理汇报，推行人力资源政策时没有必要征求业务部门的意见，因此，开展的一系列人力资源工作只徒增业务部门的工作负担却收效甚微。小王因迫于各方压力而引咎辞职。

【讨论】

试用所学知识，解释小王最后为什么会引咎辞职？

第二节　人员招募

人员招募主要包括内部招募和外部招募。

一、内部招募

（一）内部招募的来源

内部招募是指企业出现职务空缺后，首先考虑从内部选择合适的人选来填补这个位置。内部招募主要有提拔晋升、工作调换、工作轮换和人员重聘等。内部招募的做法通常是企业在内部公开空缺职位，吸引员工应聘。这种方法的作用，是使员工有一种公平合理、公开竞争的平等感觉，可促使员工加倍努力奋斗，为自己的发展增加积极因素。

（二）内部招募的方法

内部招募的主要方法是竞聘上岗。竞聘步骤通常按以下方法进行，部分企业根据具体情况采用其中的若干步骤。

1. 发布竞聘公告，内容包括竞聘岗位、职务、职务描述书、竞聘条件、报名时间、地点、方式等。
2. 对应聘者进行初步筛选，剔除明显不符合要求的应聘者。
3. 组织必要的与竞聘岗位有关的测试。

4.组织"考官小组"进行综合全面的"诊断性面试"。

5.辅以一定的组织考核，对应聘者以往的工作业绩、实际工作能力、上级主管和同事的评价等进行考核。

6.全面衡量，做出决策，领导审批。

7.公布决定，宣布任命。

二、外部招募

（一）外部招募的来源

企业外部巨大的劳动力市场是企业员工招聘的外部来源。外部招募的渠道很多。

（二）外部招募的方法

1.广告招聘 这是企业常用的一种招聘方法，形式有登报，或在电视、电台做招聘广告。一项招聘广告要求引人注目。广告内容一般包括招聘职位、招聘条件、招聘方式及其说明。广告必须符合有关法律。我国《劳动法》和《就业促进法》等明文规定，就业不得有性别、民族、种族、宗教信仰等歧视，也不得歧视残疾人、传染病病原携带者和农村劳动者。因此，招聘广告词中不得有"招聘18～25岁女性服务员"字样，但可用"富有朝气、敏捷、活泼、有吸引力、具有一定的工作经验"等词句。

广告招聘的优点是信息面大、影响广，可吸引较多的应聘者，且广告中简略地介绍企业情况，可使应聘者事先有所了解，减少应聘的盲目性。缺点是广告费较高，且应聘者较多，招聘费用也随之增加。

2.内部员工推荐 内部员工推荐一般指本企业员工推荐或关系单位主管推荐。这种招聘方式的优点是招聘、应聘双方事先已有所了解，可减少招聘程序和费用。尤其对关键岗位的职缺人员、专业技术人员等常用此法。缺点是熟人推荐，有时会碍于情面，影响招聘水平。如果此类录用人员过多，易在企业内形成裙带关系，给管理带来困难。

3.校园招聘 企业招聘对象中有两类人员：一类是经验型，另一类是潜力型，应届生属于后者。一批青年人进入企业，给企业注入活力，带来生气。校园招聘是企业获得人力资源的重要来源。教育机构类型众多，有初中、普通高中、职业学校、中等专科学校、高等专科学校、普通高等学校及其研究生院。各类学校的毕业生在技术、能力、知识水平方面差异很大，企业可以根据不同的职位选择各类不同等级的教育机构进行招聘。校园招聘的优点是招聘的新员工年轻，富有朝气，善于接受新知识，可塑性强。缺点是这些人员一般都没有工作经验，需经培训才可以上岗工作。

4.职业介绍机构 职业介绍机构作为一种就业中介组织，承担着双重角色：既为企业择人，也为求职者择业。借助于这些机构，组织与求职者均可传播和获得大量的信息。通过职业介绍机构招聘员工需要交纳一定的中介费，但对于尚未设立人力资源部门或需要立即填补职位空缺的企业来说，可大大缩短招聘时间，节约企业费用。其中，猎头公司是一种特殊的就业中介组织，专门为企业选拔中高级管理人员和专业技术人员提供服务。猎头公司往往对组织及其人力资源需求有较详细的了解，对求职者的信息掌握得较为全面，在供需匹配上较为慎重，其成功率比较高，但收费相对较高。

5.招聘会 招聘会是借助一定的场所，组织企业和应聘者面对面进行双向选择的一种人力资源市场。如定期或不定期举办的人才交流会，每周末为下岗员工设立的免费劳动力市场等。招聘会又可分为综合性招聘会和专业性招聘会。招聘会不同于就业中介，它是由供需双方在招聘会现场进行面对面的商谈，快速、高效、低成本，是一条行之有效的招聘和就业途径。

6. 网络招聘　网络招聘是指企业通过互联网向公众发布信息，求职者通过网络寻找工作的过程。由于这种方法信息传播范围广、速度快、成本低、供需双方选择余地大，且不受时间、地域的限制，因而被广泛采用。然而，网络招聘往往会吸引过多的应聘者，从而需要花费更多的时间进行筛选；部分网站还存在信息发布滞后、更新缓慢、信息失真等弊病；而且相关的法律尚不健全，网络招聘陷阱时而出现。

除六种常用招聘方法外，近年来还出现了竞赛、电话热线、接待日等特色招聘方式。其实，在招聘方式上，企业可因地制宜地进行创新，只要能更有效地实现招聘目的便不失为一种好方法。

三、内部招募与外部招募的比较

招聘前，企业要明确是以内部招募为主，还是以外部招募为主，两者各有优劣（表4-2）。

表4-2　内部招募与外部招募的优劣

内部招聘	外部招聘
优势 1. 员工熟悉企业 2. 招聘和训练成本较低 3. 提高在职员工士气和工作意愿 4. 企业了解员工 5. 保持企业内部的稳定性	优势 1. 引入新观念和方法 2. 员工在企业新上任，凡事可以从头开始 3. 引入企业没有的知识和技术 4. 招募来源广阔
劣势 1. 引起员工为晋升而产生矛盾 2. 员工来源狭窄 3. 不获晋升可能会士气低落 4. 容易形成企业内部人员的板块结构	劣势 1. 人才获取成本高 2. 新聘员工需要适应企业环境 3. 降低在职员工的士气和投入感 4. 新旧员工之间相互适应期限延长

案例链接

某医药集团公司的人才招聘方式

某医药集团公司在刚刚起步时，曾在报纸上刊登向社会招聘高级技术管理人才的广告，1周内有两百余名专业技术人员前来报名。公司专门聘请专家组成招聘团，并由总裁亲自参加，挑选了一些优秀人才。

社会公开招聘给集团带来了新的生机和活力，公司发展迅速。随着知名度的迅速提高，公司开始从组织内部寻找人才。公司决策层认为：寻找人才是非常困难的，但是组织内部机构健全，单位主管有知人之明，人才是能够挖掘出来的。故而每当人员缺少的时候，该公司并不是立即对外招聘，而是先看本公司内部有无适合的人才。

【讨论】

1. 起步阶段，公司为什么采用外部招募的方式？

2. 随着企业的知名度越来越高，公司为什么优先从组织内部寻找人才？

第三节　人员甄选

一、甄选的概念与重要性

人员甄选是指通过运用一定的工具和手段，对招募到的求职者进行鉴别和考察，区分他们的人格特点与知识技能水平，预测其未来的工作绩效，从而最终挑选出组织所需人才的过程。

甄选工作直接决定组织最后所雇用人员的状况，会给组织带来极大的经济和战略后果，是招聘过程中最重要的决策阶段。同时，这一阶段也是技术性最强的一步，需要采用多种测评方法帮助组织公平、客观地做出正确决策。

二、甄选的内容

应聘者对工作的胜任程度取决于他所掌握的与工作相关的知识、技能，以及个人的个性特点、行为特征和个人价值观取向等因素。人员甄选是对应聘者这几方面进行的测量和评价。

1. 知识　知识是系统化的信息，是指个人在某一特定领域拥有的事实型与经验型信息，即应聘者所具备的普通知识和专业知识。普通知识就是通常所说的常识，专业知识是指特定职位所要求的特定知识。在人员甄选过程中，专业知识通常占主要地位。应聘者所拥有的文凭和一些专业证书可以证明他掌握的专业知识的广度和深度。知识的考查相对比较简单，企业通过笔试、测试等方式可以了解应聘者对于工作所需知识的掌握程度。

2. 能力　能力是引起个体绩效差异的持久性个人心理特征。通常将能力分为一般能力和特殊能力。一般能力是指在不同活动中表现出来的一些共同能力，如记忆力、想象力、观察力、注意力、思维能力、操作能力等。这些能力是完成任何一项工作不可缺少的。特殊能力是指在某些特殊活动中所表现出来的能力，也就是那些与具体职位相联系的不同于一般能力要求的能力。如设计师需要具有良好的空间知觉能力；人力资源管理职位要求具备较强的人际协调能力。通过一般能力倾向测试（GATB）和特殊能力测试办法可以对应聘者适宜从事的职位做出判断。

3. 个性　个性是指人在思想、性格、品质、意志、情感、态度等方面不同于其他人的特质。这个特质表现于外就是其语言方式、行为方式和情感方式等。每个人都有个性，但也只能是一种个性化的存在，个性化是人的存在方式。特定行业要求从业人员有特定的个性模式。例如，营销工作和财务工作是两种对比鲜明的职业。前者更要求外向、灵活、关注外部变化，后者则更注重稳重、关注内在观念。事实上，行政、经营、生产、技术四大类职业确实存在人格模式的差异。个性与工作绩效密切相关。个性特征通常采用自陈式量表或投射量表进行衡量。

4. 动力　员工要取得良好的工作绩效，不仅取决于他的知识、能力水平，还取决于他做好这项工作的意愿是否强烈，即是否有足够的动力促使其努力工作。在动力因素中，最重要的是价值观，即人们关于目标和信仰的观念。具有不同价值观的员工对不同企业文化的相融程度不一样，企业的激励系统对他们的作用效果也不一样。所以企业在招聘员工时有必要对应聘者的价值观等动力因素进行鉴别测试。例如，主要的工作动机包括成就动机、权力动机、亲和动机，这是由著名动机心理学家麦克里兰提出来的。这三个方面常常是企业选拔管理人员的重要考察内容。

三、甄选的方法

（一）简历筛选和个人申请表审查

简历筛选的目的是迅速筛选出最合格的应聘者，由人力资源部招聘负责人执行，主要程序如下。

1. 筛出不合格简历

（1）阅读招聘职位的《职位说明书》和《招聘申请表》，确定在简历中要寻找的任职资格和能力要求。

（2）迅速搜索以下主要信息，淘汰不合格简历：个人信息（年龄、户籍等）、教育背景（毕业院校、学历、专业）、工作经历（服务的公司与服务期、是否有相关经验等）。

（3）如果以上主要信息不符合职位要求，还要考虑是否该简历适合其他职位，如适合将按职位分类保留简历。

2. 仔细阅读合格的简历

（1）观察简历的外观：检查是否干净整齐，格式清晰，重点突出；语言是否简练，易于理解；应聘职位是否明确。

（2）寻找时间的间断与重叠：是否有任何时间段的空白，是否现已离职，是否有过兼职，是否有上学与工作冲突的时间段。

（3）寻找不一致的地方：专业与所从事工作的不一致，现从事职业与应聘职位的不一致，现收入与应聘职位市场价的不一致。

（4）注意工作更换的频繁程度。

（5）注意应聘者在各家公司的职业发展状况。

（6）注意应聘者对以前的工作职责描述是否清晰。

（7）注意应聘者所获得的奖励与成就，这可反映应聘者的进取心。

（8）初选简历时不要淘汰薪资要求稍高的应聘者，可在电话里大致说明薪金范围，以便双方互相选择。

（9）在认为不符合常理或难以理解的地方做记录，以便进一步核实。

3. 个人申请表审查

（1）个人申请表的设计　求职申请表的内容设定要根据工作岗位的内容，设计时要注意有关法律和政策。求职申请表所反映的信息包括个人情况（姓名、年龄、性别、婚姻、地址及电话等）、工作经历（目前的任职单位及地址，现任职务、工资、以往的工作简历及离职原因）、教育与培训情况（最终学历、学位、所接受过的培训）、生活及个人健康情况（家庭成员，健康情况须医生证明）等。求职申请表示例（表4-3）。

表4-3　求职申请表

应聘职位：

个人基本情况				最近1年的照片
姓名：	性别：	出生日期：	民族：	
籍贯：	出生地：	户籍所在地：		
身高：	体重：	政治面貌：	婚姻状况：	
学位：	专业：	外语水平：		

通信地址：		电话：		电子信箱：	

教育、资格证书与培训					
学校类别	学校（或职称评定部门）名称	起止时间	学习领域	学位或职称	备注

就业经历				
单位	起止时间	职位	主要职责	离职原因

到岗时间	
薪水要求（月薪／年薪）	目前薪酬（月薪／年薪）

声明：我保证本人在该申请表中提供的所有信息均真实准确。若有不真实之处，愿接受无条件辞退处理。

签名：　　年　月　日

（2）个人申请表审查　个人申请表审查是根据申请资格标准，对应聘者的求职申请表进行审查，也称为初选或初审。

审查求职申请表时，要估计背景材料的可信程度，注意应聘者以往经历中所任职务、技能、知识与应聘岗位之间的联系，分析其离职的原因和求职的动机。对于频繁离职、高职低求、高薪低就的应聘者要作为疑点一一列出，以便面试时加以了解。对应聘高级职务者还需补充其他个人资料。初审结果，对明显不符合条件者予以淘汰。

（二）笔试

笔试是一种与面试对应的测试，是考核应试者学识水平的重要工具。这种方法可以有效地测量应试者的基本知识、专业知识、管理知识、综合分析能力和文字表达能力等素质及能力的差异。笔试广泛用于人员招聘的初级筛选阶段。大型的笔试在员工招聘中有相当大的作用，它可以尽快将应试者的基本情况了解清楚，然后划分出一个基本符合需要的界限，帮助组织高效地进行一些基本能力的筛选。

笔试的实施程序可以分为六个步骤，从成立笔试测试委员会到组织笔试再到最后得出笔试筛选结果，是一个系统过程。笔试的实施程序（图4-2）。

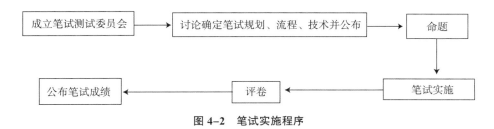

图 4-2　笔试实施程序

1. 成立笔试测试委员会　为了体现整个笔试测试过程的科学、有效，企业需成立专门的笔试测试委员会，负责整个笔试过程的组织和实施。委员会需根据企业的实际情况，确定委员会成员的组成和数量，并通过讨论和研究，制订笔试规划、计划和操作流程，确保笔试的有效进行。

2. 讨论确定笔试规划、流程、技术并公布　笔试测试委员会成立后，需根据企业需要，确定笔试的一些规则、流程和技术，如确定考试性质、考试要求、测试内容、测试题型、笔试具体实施程序、测试形式、计分标准等。确定之后，要把这些基本信息公布给应试者，使其对整个笔试过程有一个全面、直观的了解。

3. 命题　命题环节十分重要，它关系到笔试的有效性，决定了企业是否能够利用这个测试达到人员初步筛选的目的。命题需遵循前面所提到的四个原则，以提高笔试试题的信度和效度。笔试测试委员会需根据待测的知识和能力，编制笔试题目和参考答案。笔试题目需进行测试并反复修改。

4. 笔试实施　笔试实施包括考场的安排和布置、考场规划和监考规则的制订、考务人员的培训、应试者的组织引导、试卷保管等。

5. 评卷　笔试测试委员会组织有关专家对笔试的试卷进行评阅，评阅前要对专家进行必要的培训，使其全面、深刻地了解企业的需要，合理、有效利用参考答案，做到评阅的客观公正、标准统一。

6. 公布笔试成绩　企业在笔试完成后一定的时间内组织评阅工作，并按照规定的时间及时向社会公布笔试成绩。一方面使应试者及早知道笔试结果，降低时间成本；另一方面笔试成绩公布的及时性是一个企业高效率和重视招聘人才的体现，企业应抓住这一机会向应试者展示良好的企业形象。

（三）面试

1. 面试的概念　面试是指通过招聘主试者与应聘者双方面对面地接触，采用边提问、边观察的方式，了解应聘者素质状况、能力特征及应聘动机等信息，以确定应聘者是否符合岗位要求的一种人员甄选方法。面试的具体内容包括应聘者的仪表风度、求职动机与工作期望、专业知识与特长、工作经验、工作态度、语言和文字表达能力、综合分析能力、反应能力、自我控制能力、人际交往能力、精力和活力、兴趣和爱好等。与传统人事管理只注重知识水平不同，现代人力资源管理更注重员工的实际能力和工作能力。面试还可帮助组织（特别是用人部门）了解应聘者的语言表达能力、反应能力、个人修养和逻辑思维能力等；应聘者通过面试可了解自己在组织中的发展前途，以及组织提供的职位是否与个人兴趣相符，便于将个人期望与现实情况进行比较。面试是员工招聘过程中非常重要的一步。

2. 面试的分类

（1）根据面试的问题结构分类

①结构式面试：此类面试要先制订所提的全部问题，然后一一提问。这样有准备、系统的提问有利于提高面试效率，了解的情况较为全面。缺点是谈话方式程式化，不太灵活。

②非结构式面试：面试者在面试中可随时发问，无固定的提问程序，针对每位应聘者所提的问题不同。这种面试可以了解到特定的情况，但缺乏全面性，效率较低。

③混合式面试：将结构式面试与非结构式面试结合起来，称为混合式面试。这种方法取二者之长，避免了二者之短，是常用的一种面试方法。

（2）根据面试达到的效果分类

①初步面试：这是用来增进用人单位与应聘者相互了解的过程。在这个过程中应聘者对其书面材料进行补充（如对技能、经历等进行说明），组织对其求职动机进行了解并向应聘者介绍组织情况、解释职位招聘的原因及要求。

②诊断面试：这是对经初步面试筛选合格的应聘者进行实际能力与潜力的测试。它的目的在于招聘单位与应聘者双方补充了解深层次的信息，如应聘者的表达能力、交际能力、应变能力、思维能力、个人工作兴趣与期望等，以及组织的发展前景、个人的发展机遇、培训机遇等。

（3）根据参与面试的人数分类

①个别面试：是指一个面试人员与一个应聘者面对面的交谈。这种面试有利于双方建立亲密的关系，能深入地相互了解，但这种面试的结果易受面试人员的主观因素干扰。

②小组面试：是由两三个人组成面试小组对各个应聘者分别进行的面试。面试小组由用人部门与人力资源部门的人员共同组成，从多种角度对应聘者进行考察，提高面试结果的准确性，克服个人偏见。

③集体面试：是由面试小组对若干应聘者同时进行面试。在集体面试过程中，通常由面试主考官提出一个或几个问题，引导应聘者进行讨论，从中发现、比较应聘者表达能力、思维能力、组织领导能力、解决问题的能力、交际能力等。集体面试的效率比较高，但对面试主考官的要求较高，主考官在面试前要对每个应聘者都有大致的了解，而且面试时应善于观察和控制。

（4）根据面试的内容设计侧重分类

①压力面试：压力面试是指有意制造紧张，以了解求职者将如何面对工作压力。面试人通过提出生硬的、不礼貌的问题故意使候选人感到不舒服，针对某一事项或问题做一连串的发问，打破砂锅问到底，直至无法回答。其目的是确定求职者对压力的承受能力、在压力前的应变能力和人际关系能力。一些应聘者在压力面试前显得从容不迫，另一些则不知所措。用这种方法可以了解应聘者承受压力、情绪调整的能力，可以测试应聘者的应变能力和解决紧急问题的能力。压力面试一般用于招聘销售人员、公关人员、高级管理人员。

② BD 面试：即行为描述面试（Behavior Descriptioninterview，BD）。这种面试基于行为的连贯性原理。面试主考官通过行为描述面试要了解两方面的信息：一是应聘者过去的工作经历，判断他选择本组织发展的原因，预测他未来在本组织中发展所采取的行为模式；二是了解应聘者对特定行为所采取的行为模式，并将其行为模式与空缺职位所期望的行为模式进行比较分析。基于行为连贯性原理，所提的问题并不集中在某一点上，而是一个连贯的工作行为。例如："过去半年中你所建立的最困难的客户关系是什么？当时你面临的主要问题是什么？你是怎样分析的？采取什么措施？效果怎样？"从而较全面地考察应聘者。

③能力面试：与注重应聘者以往取得的成就不同的是，能力面试关注的是应聘者如何实现所追求的目标。主考官试图找到过去成就所反映出来的优势。要确认这些优势，主考官要寻找STAR——即情景、任务、行动和结果。其大致过程是：先确定空缺职位的责任与能力，明确它们的重要性；然后，询问应聘者过去是否承担过与空缺职位类似的职位，是否处于类似的"情景"。一旦主考官发现应聘者有类似的工作经历，则再确定其过去"行动"和"行动"的"结果"，进一步了解一旦出现问题他们所采取的"行动"。

3. 面试提问的相关技巧

（1）简单提问　面试刚开始时，通常采用简单提问以缓解面试的紧张气氛，消除应聘者的心理压力，使应聘者能轻松进入角色，充分发挥自己的水平和潜力。这种提问常以问候性的语言开始，如"一路上辛苦吗""你乘什么车来的""你家住在什么地方"等。

（2）递进提问　递进提问的目的在于引导应聘者详细描述自己的工作经历、技能、成果、工作动机、个人兴趣等。提问多采用诱导式提问，如"你为什么要离职""你为什么要到本公司来工作""你如何处理这件事情""你如何管理你的下属"等，避免使用肯定或否定式提问，如"你认为某事情这样处理对吗""你有管理方面的经验吗"，诱导式提问方式能给应聘者更多发挥的余地，故能更加深入了解应聘者的能力和潜力。

（3）比较式提问　比较式提问是主考官要求应聘者对两个或更多的事物进行比较分析以达到了解应聘者的个人品格、工作动机、工作能力与潜力的目的。如"如果现在同时有一个晋升机会与培训机会，你将如何选择""在以往的工作经历中，你认为你最成功的地方是什么"等。

（4）举例提问　这是面试的一项核心技巧。当应聘者回答有关问题时，主考官让其举例说明，引导应聘者回答解决某一问题或完成某项任务所采取的方法和措施，以此鉴别应聘者所谈问题的真假，了解应聘者解决实际问题的能力。如"请你举例说明你对员工管理的成功之处"等。

（5）客观评价提问　这是主考官有意让应聘者介绍自己的情况，客观地对自己的优缺点进行评价；或以曾在主考官身上发生的某些事情为例，引导应聘者毫无戒备地回答有关敏感问题，借此对应聘者进行更加深入的了解。如"世上没有十全十美的人，比如说，我在处理突发事件时就易冲动，今后有待于进一步改善。你觉得你在哪些方面需要改进呢"？

4. 面试的准备和技巧

（1）设定面试的目的和范畴　根据面试的目的决定提问的范围和问题，面试前重温工作要求，以及申请表格上的资料、测试分数和其他有关资料。

（2）建立和维持友善气氛　以轻松的态度接待应聘者，表示有诚意、有兴趣知道应聘者的资料，细心聆听，以营造和维持友善气氛。

（3）主动和细心聆听　认真思考和发现一些不明显的含意或暗示，好的聆听者对对方脸部表情和眼神较为敏感。

（4）留意肢体语言　应聘者的脸部表情、姿势、体位和动作会反映出其态度和感受，面试者应注意应聘者如何使用肢体语言。

（5）坦诚回应　尽量以坦诚的态度提供资料，并详细回答应聘者的问题。

（6）提有效问题　问题应尽可能客观，不应暗示具有任何理想答案，以便取得真实的回应。

（7）将客观与推断分开　进行面试时，需记下客观性资料，并对客观资料进行推断，之后再与其他面试意见进行比较。

（8）避免偏见和定型的失误　面试者不能心存偏见，认为那些与自己兴趣、经历和背景相近的应聘者，较容易接受；或把人定型，认为属于某一性别、种族或背景的人都有相似的观念、思想、感情和做法。

（9）避免容貌效应　面试者应避免歧视外貌不吸引人的应聘者。

（10）提防晕轮效应　提防因应聘者的某些长处（或短处）而对其做出整体的有利（或不利）评分。

（11）控制面谈过程　让应聘者有足够的机会说话，但同时要控制面试的进度，确保达到面试的目的。

（12）问题标准化　为避免歧视个别应聘者，面试者应对同一职位空缺的应聘者提问相同的问题。若想获得更多资料，或在面对一位出众的应聘者时，可以另提探查式的问题。

（13）仔细记录　记下事实、印象和其他有关资料，包括提供给应聘者的资料。

某公司在招聘员工时使用的面试评分表（表4-4）。

表 4-4 某公司面试评价表

| 姓名： | 性别： | | 年龄： | 编号： | |
| 应征职位： | | | 所属部门： | | |

评价要素	评价等级				
	1（差）	2（较差）	3（一般）	4（较好）	5（好）
1. 个人修养					
2. 求职动机					
3. 语言表达能力					
4. 应变能力					
5. 社交能力					
6. 自我认识能力					
7. 性格内外向					
8. 健康状况					
9. 掩饰性					
10. 相关专业知识					
11. 总体评价					
评价	□建议录用 □有条件录用 □建议不录用				
用人部门意见	签字：_____	人力资源部门意见	签字：_____	总裁（总经理）意见	签字：_____

资料来源：付亚和，许玉林．劳动人事管理事务卷［M］．北京：中国人民大学出版社，1993.

5. 面试中应注意的问题 一般按照面试提纲展开，所提问题可根据求职申请表中发现的疑点，先易后难逐一提出。面试需注意以下问题。

（1）多问开放式问题，即"为什么""怎么样"，目的是让应聘者多讲。

（2）面试者不要暴露自己的观点和想法，以免对方了解你的倾向，并迎合你，掩盖其真实的想法。

（3）所提问题要直截了当，语言简练，有疑问可马上提出，并及时做好记录。

（4）聆听时，可提问一些澄清式或封闭式的问题，不要轻易打断应聘者讲话，对方回答完一个问题，再问第二个问题。

（5）针对某一项事项，可同时提出几个问题，从不同的角度了解应聘者对这一问题的立场和态度。有时回答本身并不重要，重要的是应聘者表现出的修养和态度。

（6）面试中，除了要倾听应聘者回答的问题，还要观察其非语言行为，如面部表情、眼神、姿势、讲话的语调、举止，这些可以反映应聘者的个性、诚实度、自信心等。

（7）面试结束时要给应聘者提问的机会。

（8）无论录用还是不录用均应在友好的气氛中结束面试。

（9）如果对某一对象是否录用存在意见分歧，不必急于下结论，可安排第二次面试。

（10）在总结评价时，对以下情况要特别注意，例如，不能提供合理的离职理由、以前职务（或工资）高于应聘职务（或工资）、家庭问题突出、经常变换工作。

面试中非常重要的一点是了解应聘者的求职动机，这是一件比较困难的事，因为一些应聘者往往把自己真正的动机掩盖起来。但可以通过他的离职原因、求职目的、个人发展、对应聘职位的期望等方面加以考察，再与其他问题联系起来综合加以判断。如果应聘者属于高职低求、高薪低求、离职原因讲述不清，或频繁离职，则须引起注意。

（四）心理测评

在人员招聘过程中，企业常常要对应聘者的心理素质和潜质进行测评，以确定被测试者是否符合应聘职务的要求。心理素质和潜质测评包括能力测评、个性心理测评、职业兴趣测试、智力测试和情商测试。

1. 能力测评   能力测评主要用于对应聘者职业能力、工作技能和工作情景模拟的测评。

（1）职业能力倾向性测评   是对从事某项特定工作所具备的某种潜在能力的一种心理测评，可有效测试出人的某种潜能，从而预测其在某职业领域中成功和适应的可能性，或判断哪项工作更适合。该测评的作用体现在什么样的职业适合某人；为胜任某职位，什么样的人最合适。因此，它对人员选拔配置具有重要意义。

职业能力倾向性测评的内容一般包括普通能力倾向测评、特殊职业能力测评和心理运动机能测评。

①普通能力倾向测评：主要内容有思维能力、想象能力、记忆能力、推理能力、分析能力、数学能力、空间关系判断能力、语言能力等。

②特殊职业能力测评：特殊职业能力是指从事特殊职业或职业群所需要具备的能力。测评特殊职业能力的目的在于：测试已具备工作经验或受过相关培训的人员在某些职业领域中现有的熟练水平；选择具有从事某项职业的特殊潜能，并且很少或不经特殊培训就能从事某种职业的人才。

③心理运动机能测评：主要包括两大类。一是心理运动能力，如选择反应时间、肢体运动速度、四肢协调、手指灵巧、手臂稳定、速度控制等。二是身体能力，包括动态强度、爆发力、广度灵活性、动态灵活性、身体协调性与平衡性等。在人员选择中，对这部分能力的测评一方面可通过体检进行，另一方面可借助于各种测评仪器或工具进行。

美国劳工部花了数十年的时间，编制了《一般能力倾向成套测评》。该测评工具主要测定9种职业能力倾向：一般智力、语言能力、数理能力、书写知觉、空间判断力、形状知觉、运动协调、手指灵巧度、手腕灵巧度，同时分析了13个职业领域40种职业的能力倾向模式。它既可作为职业指导的依据，也可帮助做出人员选拔的决策。该测评工具有中文版，并已得到应用，效果良好。

由于不同职业对能力的要求不同，人们设计了针对不同职业领域的能力倾向测评用于人员的选择配置与职业设计。我国公务员考试采用的是行政职业能力测评。它是专门用来测试与行政职业有关的一系列心理潜能的考试，包括知觉速度与准确性、判断推理能力、语言理解能力、数量关系与资料分析能力五个方面，可以预测考生在行政职业领域多种职位上成功的可能性。现在政府公开招聘公务员时，大量采用能力倾向测评的方法。

（2）知识技能测评   知识技能测评主要包括工作技能测评和专业知识测评两个部分。

①工作技能测评：是对特定职位所要求的特定技能进行的测评，内容因岗位的不同而不同。如对会计人员测试计算、记账、核算等能力，对秘书测试打字、记录速度和公文起草能力，三资企业还需对应聘者的外语能力进行测评。技能测评有多种形式，可进行现场测评，也可验证应聘者已获得的各种能力证书，如会计上岗证、计算机能力培训合格证、外语四六级证书，这些都是

对应聘者能力的证明。

②专业知识测评：是对特定职位所要求的特定知识的测评，内容因岗位的不同而不同。如对国家公务员要进行行政管理知识、国家方针政策和法律法规知识的测评，对管理人员进行管理基本知识的测评等。各种证书既是能力的证明，也是对其所掌握的专业知识的承认。

2. 个性心理测评　个性心理测评是对被测试者的个性特征和素质的确定。发达国家的企业在评估经理，尤其是高层经理时，要参考被评估者的心理素质和个性方面的资料，还要为其建立心理档案。目前，我国企业在经理测评中也越来越普及心理测评和素质测评的方法。

（1）个性与管理成就的关系　个性是一个人全部内在与外在独特品质的总和，是个人对他人施加影响与认识自己的独特方式。个性的养成既受先天遗传因素的影响，也受后天客观环境条件的影响。个性是个人较为稳定的心理特征（如态度、兴趣、个人行为倾向等），但不是完全不可以改变的；只是个性特征，尤其是其中较深沉、较基本的成分，改变起来很缓慢、很困难罢了。个性能影响人的行为，但却不是唯一的影响因素，因为人们最终显现出来的行为，是个人特质与环境特征共同作用的结果。

发达国家的企业在招聘和选拔管理人员时，比较重视对被选者个性的了解，认为这是实现知人善任所不可或缺的信息。但这并不是说具有某种个性的人只能从事某种职务，或某种岗位只有具备某类型个性的人才能胜任。事实上，成功的管理者中可以找到各种类型个性的人，各种类型都有长有短，利弊参半。作为企业，需掌握员工的个性，量材使用，用其所长，避其所短。

（2）与管理关系较密切的个性特征　世界上没有完全一样的人。一个人与他人的不同之处就是他的个性特征，而人的个性特征是多方面的。从人力资源管理的目的出发，在此聚焦于与管理潜能有关的个性特征上。这些个性特征都有两个典型的、对立的极端，但多数人处于中间过渡状态，两种特征兼而有之，或较接近此端，或较接近彼端。对于管理效能而言，两种极端个性各有短长，不能说哪一类型更优，需具体问题具体分析。

1）以品质为基础的个性特征：人的表层特征的类型为数众多，但可归纳为少数几种品质。通常认为，下列两种因素可包容大部分重要的个性特征。

①感情的稳定性。一个极端是什么事都急于搞清楚，情况不明就受不了，喜欢在规章明确、程序清楚的环境中工作；缺乏自信心，自尊心易波动；对威胁过于敏感，有点儿风吹草动，便惶恐不安，即常说的"神经质"。另一个极端与此截然相反。

②感情的倾向性。一个极端是典型的外向性，开朗乐观，不喜欢平淡冷清，乐于交友；另一个极端是典型的内向性，沉默孤独，受不了刺激多变。内向与外向并无绝对好坏，只要摸清其特性，便可各得其所。例如，若工作环境复杂多变，情况不明，外向型者较适应；反之，若处境平稳少变，则内向型者往往干得更出色些。

2）以个人的动机（需要）为基础的个性特征：人的行为动机中有些是短暂而易满足和消逝的，如饮食、睡眠等；有些则较持久而稳定并具有特定的目标导向性。较深层的基本动机潜伏于人的心灵深处，不易改变。与管理和绩效关联较大的有三个动机：一是成就动机，是尽力做出成就与事业，发挥个人潜能，实现其事业目标抱负。二是情谊动机，即要交友合群，追求友谊与温暖。三是权力动机，即乐于影响、支配与控制别人。一个人在这三方面可有不同的强度组合。因此，成功的企业家都有强烈的成就动机，但权力动机也颇必要，不想管理他人便当不好领导。

3）以认知风格为基础的个性特征：又称决策风格或解决问题风格。决策或解决问题的过程包括收集信息和分析处理信息两部分，人们在这两个维度上会有不同的风格类型。

收集信息方面可分为两种极端性的典型风格。一种是感觉型。这种人作风务实，耐心细致，重视信息的具体细节与数据，对此颇具耐心；但往往只见树叶不见森林，缺乏远见与全局观点，急于知道结果，先干了再想。另一种是直觉型。直觉性的人忽略细节，对信息着眼于概貌，先建立总的认识；喜动脑，有创建，重理性，但偏于研究事情的可行性而忽视具体实行，幻想多而务实不足。

在处理信息方面，也可分为两种对立的典型风格。一种是感情型。这种人不愿伤害他人的感情，富有同情心，多关心，处理问题时易掺杂感情因素。另一种是思维型。这种人冷静客观，重理性，讲原则，少顾忌，但有时不免僵化偏激，而且想得多，做得少。

这两种信息收集风格与两种信息处理风格是相互独立的，并无固定搭配，所以它们两两组合，便形成四种典型的认知（或处理问题）风格，即感觉－感情型、感觉－思维型、直觉－感觉型、直觉－思维型。绝大多数人属某种居中的混合风格，从管理效能看，不能说某种典型风格在任何情况下最有效，都须做具体分析。

4）以职业风格为基础的个性特征：又称管理型个性的类型划分。其分类方法是对一批高科技大公司中数百位高级、中级及基层管理人员做了六年深入调查后所得出的。这类组织中的管理人员大致分为以下四种类型。

①"工匠"型：他们是技术专家，热爱自己的专业，渴望发明创造，搞出新成果，有坚韧刻苦、努力钻研的精神，是"工作狂"；但对行政性事务和职务并无兴趣；对人际关系不敏感，不善处理人际交往与矛盾；凡事总想求得最优化方案，不够现实；知识和思维都专而窄，广博不足。

②"斗士"型：这类人领袖欲很强，渴望权力，想建立自己的势力"王国"。他们干劲足，闯劲大，敢冒险，有魄力，但不能容忍他人分享他的权利，"一山不容二虎"，只能他说了算。

③"企业人"型：管理者中这类人最多，他们忠实可靠，循规蹈矩，兢兢业业，只求稳妥；但保守怕变，革新性与进取性不强。

④"赛手"型：他们视人生为竞赛，渴望成为其中的优胜者；他们并不醉心个人主宰，只想当一个胜利集体中的明星；他们善于团结和鼓舞他人，乐于提携部下；但并非"老好人"，因为他们有强烈的进取心和成就欲。

这是四种极端性典型，多数人兼具数种类型特点，只是不同强度组合而已。

从人才使用的角度看，应认清这四种不同类型人才的关系。"工匠"们是有些书生气的"工作迷"，他们不断地想出新的主意，总希望调整既定计划和追加预算。"工匠"一般聚集于工程技术与科研开发部门。"企业人"常把持中层职能岗位，他们不愿改变既定之规，怕乱怕变。"斗士"们出尽风头，称雄企业界，老一辈大亨们多属这类。目前，成功的公司领导多为"赛手"型特征明显的人物，他们是公司最宝贵而稀缺的人力资源。

（3）个性测评　人的个性包括态度、兴趣和行为倾向等，是人较稳定的心理特征。所谓"较稳定"，是指环境中若无条件制约，多半会显现出具有其独特特征的行为。但个性与环境共同的产物只有在既不是特别刺激，也不是特别抑制某种特定行为，而是顺其自然、无拘无束时，才会外显出具体的、真正反映其个性的行为。可见，个性虽非决定人行为的唯一因素，但也是最重要的影响因素之一。

个性是一个人能否施展才华、有效完成工作的基础。某人的个性缺陷会使其拥有的才能和能力大打折扣。对组织而言，一个干劲十足、心理健康的员工，远比一个情绪不稳定、积极性不高的员工更有价值。人员选拔中的一项工作就是将应聘者个性与空缺职位员工应具备的个性标准相比较，选拔二者相符的员工。

企业中用得较多的个性测评主要有两类：一类是自陈式测试，如卡特尔 16 种个性特征问卷等多维度综合个性测评工具，以及某些单维的、密切结合某类职业特点的个性测试工具等；另一类为投射测试，如罗夏墨迹测试、主题统觉测试等。

1）自陈式测试：卡特尔 16 种个性特征问卷由美国伊利诺州立大学卡特尔教授（R.B.Cattell）于 1963 年发明。此工具自 20 世纪 80 年代初引入我国。卡氏的"16PF 手册"中甚至列有中国经理们的常模。表 4-5 是该测试主要测定人的个性中 16 种主要特征。该测试由 187 个问题组成，最后可得出个人的个性特征剖面图，还可进一步分析个人的心理健康、专业有无成就、创造力、成长能力等状况。

表 4-5 卡特尔人格特征问卷测定的人性 16 种主要特征

特质	低程度特征	高程度特征
乐群性	缄默、孤独	乐群、外向
聪慧性	迟钝、学识浅薄	聪慧、富有才识
稳定性	情绪激动	情绪稳定
恃强性	谦虚、顺从	好强、固执
兴奋性	严肃、审慎	轻松、兴奋
有恒性	权宜、敷衍	有恒、负责
敢为性	畏缩、退却	冒险、敢为
敏感性	理智、着重实际	敏感、感情用事
怀疑性	依赖、随和	怀疑、刚愎
幻想性	现实、合乎成规	幻想、狂放不羁
世故性	坦白、直率、天真	精明、能干、世故
忧虑性	安详、沉着、有自信	忧虑、抑郁、烦恼多
实验性	保守、服膺传统	自由、批评激进
独立性	依赖、随群附众	自主、当机立断
自律性	矛盾冲突、不明大体	知己知彼、自律严谨
紧张性	心平气和	紧张困扰

2）投射测试：可以探知个体内在隐蔽的行为或潜意识的深层态度、冲动和动机。由于采用图片测试，避免了文字测试中常用的社会赞许反映倾向性，即不说真心话而投测试者所好。在人员选拔上，往往用投射测试了解应聘者的成就动机、态度等。

投射测试所依据的原理是：人的一些基本特征和倾向性，是深藏于自己意识的底层，处于潜意识状态下的，他自己并未明确认识到它们。当把某一个意义含混，可做多种解释的物件，如一件实物，更多的是一张图或照片，突然出示给被测试者看时，不给他思索推敲的时间，而是让他很快说出对该物体的认识和解释；由于被测试者猝不及防，又无暇深思，就会把自己内心深处的心理倾向"投射"到对该物体的解释上去，难以做出掩饰，因而较为可信。常用的投射测试法有罗夏墨迹测试、主题统觉测试和句子完成式量表测试。

①罗夏墨迹测试：这是一种最典型的投射测试。该测试是用一套（10～40 张）墨迹图，状如一滴墨水滴落白纸上，向四方渗扩，干燥后形成的，墨迹的轮廓无确定意义。这些图片在被测试者面前出现的次序是有规定的。测试人员每出示一张照片，就要向被测试者提问"这看上去像

什么""这可能是什么""人们在这张图片中能看到许多事物，现请你告诉我，你看出了什么？你认为这可能是什么？这使你想到什么"？测试人员必须记录被测试者的每条反应语句；每张图片从出现到开始第一个反应的时间；各反应之间的时间间隔；对每张图片反应总的时间；其他行为与动作。反应时间之所以重要，是因为它可以反映、判断情绪受某种刺激而发生的抵触或阻滞。对 10 张图片反应测试完毕后，再询问被测试者墨迹中哪些部分使他产生反应，并让被测试者澄清或增补其原始反应。

②主题统觉测试：主题统觉测试简称 TAT，是一种常用于人员选拔中，素质及心理特征测试的投射测试。"统觉"是一个心理学术语，指当前事物引起的心理活动与已有的知识经验相联系、融合，从而更明显地理解事物意义的现象。主题统觉测试是向被测试者提供一个意义含混的投射物，以引导被测试者的心理活动，通过对这些心理活动的分析，发现和确定被测试者的个性。最著名且被广泛使用的是美国学者麦克里兰（D.McClelland）开发的一套（至少 6 张，多的可到 10 余张）图片或照片，用来测试备选管理者在追求成就、情谊和权利三方面动机（需要）的强度。测试时，给被测试者逐一观看图片，每张图片只允许观看 8 ～ 10 秒钟，并要求被测试者在短时间内根据这张图片编写出一个短故事。被测试者的描述包括这张图片中发生了什么事情、什么东西导致图中的景象、将要发生什么事情等。对所编的故事进行评分时要考虑几个方面：图画中被测试者认为的主角人物；故事如何反映被测试者的某些需求与关切的事物；什么因素有助于或有碍于被测试者满足这些个人需求。

③句子完成式量表测试：由美国学者迈纳（J.B.Miner）设计的这类工具，每套量表包含 40 条句根，被测试者必须在规定的较短时间内将这些句根逐一续写成一个完整的句子，此以测试其在管理、创业等方面动机的强弱。

以上三类心理测评主要通过测评人员与被测评者双方的理解进行，无定量的精确标准，因而易受主观因素影响，测评者需经专业培训，并富有经验，结果才能有效。

3）笔迹学测试：欧洲有 70% 的企业应用此法。笔迹学测试法是以书写字迹分析为基础，以判断应试者个性，预测其未来业绩的一种方法。通常需要被测评者提供至少一整页一气呵成的字迹，最好是用钢笔或圆珠笔写在未画线的纸上。书写的内容和数量并不重要，但一般不需要应试者照抄一段文字，因为这样会影响书写速度。接下来要遵循一套严格的规定测评字迹大小、斜度、页面安排、字体宽度和书写力度等。这些测量的结果即可转译为对书写者个性的说明。例如，书写力度反映书写者的精力是否旺盛。字体大小可反映人的个性，字体大表明此人自信心很强，喜欢冒险，个性强，为人公正无私，光明磊落，做事积极，且大刀阔斧；字体小表明此人缺乏信心，做事谨慎，思考细致，警觉性亦强，忍耐力强，观察力强，但气量狭小，贪图小利；字体不大不小，说明此人适应能力强，遇事能随机应变，待人接物举止大方，但有时做事容易反悔；字体大小不一，此人喜怒易形于色，甚至喜怒无常，头脑灵活，但缺乏自制力，情感的变化好像一根绳子，中间常会打结，有时候会自寻烦恼。

3. 职业兴趣测试　职业兴趣揭示了人们想做什么和喜欢做什么。如果当前从事的工作或欲从事的工作与其兴趣不相符合，那就无法保证其尽职尽责、全力以赴地去完成本职工作。在这种情况下，一般不是工作本身，而可能是高薪或社会地位使其从事自己并不热衷的职业。如果能根据应聘者的职业兴趣进行人 – 职合理匹配，则可最大限度地发挥人的潜力，保证工作的圆满完成。

4. 智力测试　招聘过程中的智力测试不同于一般的智商（Intelligence Quotient，IQ）水平测试。智力测试是对应聘者的数字能力和语言能力进行测试，通常通过词汇、相似、相反、算术、计算等类型的问题进行。一般情况下，智力测试成绩较好的人，在今后的工作中具有较强关注新信息的能力，善于找出主要问题，其业绩也不错。

5. 情商测试　情商（Emotional Quotient，EQ）是 20 世纪 90 年代由美国心理学家提出的新概念。美国心理学家研究发现，人的 EQ 对成功起到了关键性作用。EQ 包括五方面的内容。

（1）自我意识　自我意识即认识自身的情绪。这是 EQ 的基石，要求人们在一种情绪刚露头时就能辨识出来。在工作中，会有各种因素影响人们的情绪，有自知之明的人能更好地把握自己，做好本职工作。

（2）控制情绪　控制情绪即妥善管理情绪。人在工作与生活中，好情绪与坏情绪往往交替出现，关键是如何控制情绪，使其保持平衡。情绪管理须建立在自我认知的基础上，学会如何自我安慰，摆脱焦虑、灰暗或不安。这方面能力较低的人常处于情绪低落之中，工作毫无积极性，也不可能有高绩效。

（3）自我激励　自我激励要激励自己在工作中取得成就，首先要为自己树立明确的目标，要有良好的工作动机，要有乐观、自信的工作态度与饱满的工作热情。其次，要善于在困境中激励自己努力拼搏，善于将情绪专注于目标，将注意力集中在目标之上；最后，无论出现何种局面，要能克制冲动，切忌凭一时冲动而做出不理智的决策。

（4）认知他人的情绪　管理是通过他人把事情办好。要借助他人的力量就必须注意他人的情绪，关注他人的需要，否则，只凭管理者自身的愿望与努力是不可能实现预期目标的。

（5）人际交往技巧　人在工作中离不开与他人交往，在交往过程中要特别注意他人的情绪变化。人际交往技巧是管理情绪的艺术。一个人的领导能力与之有密切的关系。

一个高 IQ 者可能是一个专家，而高 EQ 者则具备综合与平衡的才能，可能成为杰出管理者。EQ 是组织领导人所必须具备的基本能力。

（五）评价中心技术

美国从 20 世纪 40 年代起开发出一套人才测评中心（Assessment Center）技术，到 70 年代渐趋成熟，并开始职业化，成为企业咨询业中一种专门的技术和程序。人才测评中心起源于美国电报电话公司。该公司受第二次世界大战中美军战略勤务局用情景模拟法测试和选拔派赴敌后工作的情报人员的成功实践启发，在 1956 年和 1960 年，先后为 422 名刚被提拔为基层主管或中层经理的年轻工作人员设计和实施了一种与传统考试（笔试或面试）很不相同、被称为人力测评中心的考评活动，以评估他们的能力、素质、价值观和追求。

所谓人才测评中心，字面上易误解为某一个单位或机构，实际上它是一种测评人才的活动、方法、形式、技术和程序。它可以由企业人力资源管理部门采用，也可由专门的管理咨询机构或大学的教研部门采用。这种活动由一系列按照待测评维度的特点和要求而精心设计的测试、演练和练习组成，目的在于诱发被测试者在选定的待测试方面表现出有关行为而提供评价。这些活动除包括心理测试、常规的笔试与面试形式相同的测评方法外，主要的经典活动是工作情景模拟测试，例如，无领导小组讨论、公文处理模拟测试等。

1. 无领导小组讨论　所谓"无领导"，是指不指定谁充任主持讨论的组长，也不布置议题与议程，更不提要求，只发给一个简短案例，即介绍一种管理情景其中隐含着一个或数个待决策和处理的问题，以引导小组展开讨论。根据每个人在讨论中的表现及所起的作用，测试者（实际上也是教练员）沿既定测试维度进行评分。这些维度通常是主动性、宣传鼓励与说服力、口头沟通能力、组织能力、人际协调团结能力、精力、自信、出点子与创新力、心理压力耐受力等。这些素质和能力是通过被测试者在讨论中所扮演的角色（如主动发起者组织指挥者、鼓动者、协调者等）的行为来表现的。

小组通常是由 4 ～ 6 人组成，将其引入一间只有桌椅的小空房中。即使冷场、僵局、争吵发生，测试者也不出面、不干预，令其自发进行。测试是采用闭路电视或录像进行的。测试者随时记录观察到的事项，以便评分时有事实依据。最后测试组开会，交流记录与看法，经过讨论协商后，得出集体评分与鉴定结论。

2. 文件筐测试　也叫公文筐测试，这是已被多年实践充实完善并被证明其有效性的管理人员测试方法，即向每一个被测试者分发一套文件，其中第 1 页是引导语，介绍被测试者被委派扮演的角色——某企业某职位的管理人员、姓名，并介绍此人的背景与企业情况。然后告诉他，现在因某种特殊情况，他被提升到某个上一级、本由他上司占据的职位。又由于某种条件限制（如他必须马上出差去赴某一早已约定的会晤等），他必须在给定的时间内（通常是半小时或 1 小时），处理好本应由他前任（即他原上级）处理但未做而留下来的文件。情景虽是虚构的，但却详细而逼真，使人不会有"这是在演戏"的感觉。文件有 15 ～ 25 份，包括下级呈上来的报告、请示、计划、预算，同级部门的备忘录，上级的指示、批复、规定、政策，外界用户、供应商、银行、政府有关部门乃至所在社区的函电、传真、电话记录，甚至还有群众检举或投诉信等。总之，所有该岗位上的管理人员在真实工作环境下可能碰到和处理的各种文件。要求每位被测试者要"进入角色"，站在所指派角色的立场，完全投入地根据自己的知识、经验、信念及个性特征，以圈阅、批示、草拟函电要点、提纲、起草备忘录、指示安排会议及接见的日程、内容、参加者等形式去处理这些文件。

处理结果交由测试组按既定考评维度与标准进行考评。通常不是定性地给予评语，而是就维度逐一定量式的评分（常用为 5 分制）。最常见的维度有 7 个，即个人自信心、组织领导能力、计划安排能力、书面表达能力、分析决策能力、敢担风险倾向与信息敏感性；也可按具体情况增删，如加上创造性思维能力、工作方法的合理性等。总的来说，是评估被测试者在拟提升岗位独立工作的胜任能力与进一步发展的潜力与素质。

这种方法比较科学，因为情景十分接近真实的工作环境；对每个被测试者是公平的，因为所有被测试者都面对同样的标准化情景。在设计文件时，除真实具体外，还应注意与待测试的各维度相联系，并考虑评分的可操作性。此法若与下列两法结合，更能收到取长补短、相得益彰之效。

3. 角色扮演　角色扮演法是要求被测试者扮演一个特定的管理角色来处理日常的管理事务，以此观察被试者的多种表现，了解其心理素质和潜在能力的一种测评方法。例如，要求被试者扮演高级管理人员，由他向下级做指示；或者扮演销售人员，向零售商推销产品；或者扮演车间主任，在车间里指挥生产。在测试中要重点了解被测试者的心理素质，而不要根据他临时的工作意见做出评价。有时可以由主考官主动给被测试者施加压力，如工作时不合作，或故意破坏，以了解被测试者的各种心理活动及反映出来的个性特点。

4. 管理游戏　管理游戏也称管理竞赛，是一种情景模拟测试技术。被测试者每 4 ～ 7 人组成一个团队，就算是一个"微型企业"。团队成员自愿组合或指派均可，但每人在本"企业"中分工承担的责任或职务由每个人自报或推举，经团队协商确定，不予指派。团队内是否有分工或分工到什么程度，由各团队自定，不予强求。各团队按照竞赛组织者所提供的统一的"原料"（可以是纸板与糨糊或积木玩具或电子元件与线路板，甚至可能是一些单个字母或单词），在规定的工作周期内，通过组合拼接，装配"生产"出某种产品（纸板糊成的小提篮、电子部件或完整的有意义的句子等），再"推销"给竞赛组织者。测试者根据每个人的表现，遵循既定测评维度进行评分。这些维度同样包括进取心、主动性、组织计划能力、沟通能力、群体内人际协调团结能力、出点子与创造思维能力等。但此法还可对团队作为一个集体的某些方面，如"产品"的数量与质量、团结协作状况等进行评定，也可由各团队派代表组成"评委会"来评判，优胜者给予象征性的奖励，从而使活动具有竞赛或游戏性质。

近年来，这种活动越来越向计算机化发展，有专门的软件，组织者向各团队提供"贷款"来源与条件、市场需求和销售渠道、竞争者概况及市场调研咨询服务等信息，由各团队自行决定筹款、生产、经营策略，输入计算机，求得决策盈亏结果并据此做出下一轮决策。这类模拟越来越具拟真性。例如，欧莱雅全球在线商业策略竞赛就是一个典型代表。该竞赛模拟新经济环境下国际化妆品市场的现状，结合商业竞争的各主要要素，让每一位渴望成为未来企业家和职业经理人的参赛者有机会在虚拟但又近乎现实的网络空间里，通过运用他们的专业知识和技能，管理和运行一个企业，并根据竞争状况对本公司的主要产品在研发、预算、生产、定价、销售、品牌定位和广告投入等方面做出全方位的战略性决策。

5. 即席演讲　即席演讲是指主考官给被测试者出一个题目，让被测试者稍做准备后按题目要求进行演讲，以了解被测试者的思维反应能力、理解能力、创意性和发散性、语言的表达能力、风度气质等方面的素质。即席演讲的题目往往是做一次动员报告、开一次新闻发布会、在员工联欢会上的祝词等。在即席演讲前应向被测试者提供有关的背景材料。

案例链接

写作助理的岗位招聘

"试用期基本工资 6000 元，专业不限、男女不限，转正后基本工资 9000 元、微博、微信收入分成，工作地点在成都……"

11 月 18 日，华西医院心内科医生杨庆在个人实名认证微博上发布"招贤启事"，开出近万元月薪招聘全职写作助理，目前已收到 120 多份简历。

杨庆在接受《医学界》电话采访时表示，写作助理主要协助其进行内容生产、负责个人微博、微信运营。想要成为杨庆的写作助理并不容易，目前已经有多人在微博下留言咨询。"与自己心境符合，沟通顺畅，领悟能力要强，懂历史、人文知识，写作不需要太华丽，最为重要的是善良。"如果您是杨庆本人，您将如何处理以下问题：

1. 如何甄别简历中的虚假信息？

2. 为了招聘到适应岗位要求的应聘者，需要运用哪些甄选方法？

第四节　人员录用与招聘评估

一、人员录用

利用各种甄选方法进行测评后，我们又回到企业招聘的最初目的——为企业获取合格的人员，即人员录用。人员录用包括背景调查、体检、录用决策、录用通知和签订合同。

（一）背景调查

背景调查又称参考调查，是指用人单位通过各种常规的、合法的方法和途径，搜索相关信息来核实外部求职者提供的个人资料真伪的行为。这是用人单位精选人才、保证招聘质量、降低用工风险的有效方法。通过背景调查，企业可以证实求职者的真实身份、教育背景、职业生涯状况、原薪资额度、离职原因、家庭状况、有无犯罪记录，以及确认企业根据面试等方式形成的关于求职者的能力、性格、品质等的评价。虽然背景调查需耗费公司的人力和物力，但好的背景调查不仅能够使公司招聘风险大大降低，而且能够有效预防欺诈，降低招聘成本。特别是一些中小企业，公司人员相对较少，如果在招聘方面失策，可能会对整个公司的发展甚至生存都是毁灭性的打击。

员工背景调查主要包括身份识别、犯罪记录调查、教育背景调查、工作经历调查和信用状况调查五大类。其中，身份识别是指审核求职者身份证明的真假；犯罪记录调查，是指求职者是否有违法犯罪等不良行为；教育背景调查是指求职者提供的毕业证书及学位证书是否真实；工作经历调查包括调查工作经历是否真实，即何时何地所任何职、是否正常离职等信息和工作具体表现；信用状况调查是指求职者在社会上的个人信用道德意识和信用自觉性的调查。

背景调查的信息来源主要有求职者人事档案的管理部门；求职者原来的雇主、同事和客户，其中原求职者的直接上司和同事是最了解其工作表现的人；求职者推荐的私人性质的证明人；资信评估公司和调查公司及公共记录等。

（二）体检

员工入职体检是指企业安排拟录用人员在指定的医疗机构统一或自行进行体格检查，以保证入职员工的身体和心理状况适合从事相应岗位的工作，在集体生活中不会造成传染病流行，不会因其个人身体或心理原因而对企业及其他人员造成严重影响。入职体检一般包括身体检查和心理检查，它不仅是对企业负责，也是对企业的每一位员工负责。入职体检的意义：

1. 体检可以确定求职者是否符合职位的身体条件，发现对求职者进行工作安排时应当予以考虑的体格局限。

2. 通过体检建立求职者健康记录，以服务于未来保险或员工赔偿要求的目的。

3. 通过确定健康状况，降低缺勤率和事故，帮助员工发现原本不知道的疾病。

（三）录用决策

录用决策是企业根据应聘者的评价结果，通过综合分析和筛选，对照预先设定的岗位录用要求，选择最合适的人员予以录用的过程。录用决策一般包括如下程序。

1. 确定录用决策小组成员　录用决策人员一般由直接负责考察应聘者工作表现的人和将来与应聘者共事的人（如部门的同事或主管）组成，人数要做相应限制。进行录用决策时，可根据事先确定的录用指标和企业实际情况灵活掌握，确定适合企业相应岗位的优秀人才。

2. 分析候选人的相关信息　确定候选人名单后，企业招聘人员需对候选人进行背景资料收集工作，核实候选人提供信息的真实性，了解候选人的能力和发展潜能。同时，结合招聘过程中候选人在语言和非语言等方面的表述评价，审视部门现状和未来发展目标，考虑企业现有的薪酬水平和应聘者的待遇要求，对候选人的各项信息进行审度、评估。

3. 确定拟录用人员名单　经录用决策小组综合考虑候选人各方面的信息后，按照各部门职位空缺类别对候选人进行排序，确定最终拟录用人员名单，同时列出备选人员名单，以便候选人不能录用时有候补人员跟进。之后将名单交给人力资源管理部门，由人力资源管理部门通知应聘者录用决定。

（四）录用通知

为了给企业争取到合格的录用者，录用通知必须及时发出。在现今的劳动力市场上，应聘者常常会同时参与多家企业的应聘考核，如果不及时发出录用通知，可能会使企业与合适人才失之交臂，从而影响企业的发展。

录用通知有信函通知和电话通知两种形式。向录用者发送录用通知一般以信函为妥。录用通知书中，要清楚说明被聘用岗位、所属部门、报到时间、报到地点、报到时所需准备的资料及报到流程，最好通过附录提供抵达报到地点的详细路线及其他有关说明。

录用通知的措辞，不要忘记欢迎新员工加入企业，以及他的到来对企业发展的重要意义等信息。这样做表明企业重视人才，是吸引人才的一种手段。

（五）签订合同

劳动合同是指劳动者与用人单位之间确立劳动关系、明确双方权利和义务的协议。组织在与被录用者办理录用手续时，需要通过签订劳动合同来保护各自权利和规范各自义务。

二、招聘评估

招聘评估是招聘过程中必不可少的一个环节，能够帮助组织总结招聘工作中的成功的经验和不足，有助于检验招聘工作的有效性，提高招聘质量，降低招聘费用，改进今后的招聘工作，引导和督促组织招聘部门计划、组织、控制好招聘工作，而且可以提高企业整体的经营绩效。一般来说，招聘评估包括招聘结果的成效评估和招聘方法的成效评估两个方面。

（一）招聘结果的成效评估

1. 成本效益评估 成本效益评估主要是对招聘成本、成本效用、招聘收益 – 成本比等进行评估。

（1）招聘成本评估 招聘成本分为招聘总成本和招聘单位成本。

招聘总成本即人力资源的获取成本，由两部分组成。一部分是直接成本，包括招聘费用、选拔费用、录用员工的家庭安置费用、工作安置费用和其他费用（如招聘人员差旅费、应聘人员招待费等）；另一部分是间接费用，包括内部提升费用和工作流动费用。

招聘单位成本是招聘总成本与录用人数之比。招聘总成本与单位成本越低越好。

（2）成本效用评估 成本效用评估是对招聘成本所产生效果进行的分析，主要包括招聘总成本效用分析、招聘成本效用分析、选拔成本效用分析、人员录用效用分析等。计算方法是：

$$总成本效用 = \frac{录用人数}{招聘总成本}$$

$$招聘成本效用 = \frac{应聘人数}{招聘期间的费用}$$

$$选拔成本效用 = \frac{被选中人数}{选拔期间的费用}$$

$$人员录用效用 = \frac{正式录用的人数}{录用期间的费用}$$

（3）招聘收益 – 成本比评估 招聘收益 – 成本比既是一项经济评价指标，也是对招聘工作的有效性进行考核的一项指标。招聘收益 – 成本比越高，说明招聘工作越有效。

$$招聘收益 - 成本比 = \frac{所有新员工为组织创造的总价值}{招聘总成本} \times 100\%$$

2. 录用人员数量评估　录用人员数量评估主要从录用比、招聘完成比和应聘比三方面进行。

$$录用比 = \frac{录用人数}{应聘人数} \times 100\%$$

$$招聘完成比 = \frac{录用人数}{计划招聘人数} \times 100\%$$

$$应聘比 = \frac{应聘人数}{计划招聘人数} \times 100\%$$

如果录用比越小，说明录用者的素质越高；当招聘完成比大于 100% 时，说明在数量上全面完成招聘任务；应聘比说明招聘的效果，该比例越大，说明招聘信息发布的效果越好。

3. 录用人员质量评估　录用人员的质量评估实际上是在人员选拔过程中对录用人员能力、潜力、素质等各方面进行的测评与考核的延续，其方法与测评考核方法相似。

（二）招聘方法的成效评估

人员招聘方法的成效可以从效度和信度两个方面进行评估。

1. 效度评估　效度是指实际结果与预计结果的符合程度。在甄选测试中，有效的招聘方法应该能够正确的预计应聘者将来的工作成绩，即甄选结果与以后的工作绩效考评得分密切相关。这两者之间的相关系数称为效度系数，数值越大，说明招聘方法越有效。

效度可分为预测效度、同测效度和内容效度。

（1）预测效度　预测效度是指对所有应聘者都采用同种测评方法，但并不依其结果决定录用与否，而以其他甄选手段，如申请表、面试等来录用人员。待这些被录用人员工作一段时间以后，对其工作绩效加以考核，然后再将绩效考核的得分与当初的测试结果加以比较，求两者的相关系数。相关系数越大，说明此测评方法效度越高，可以依其来预测应聘者的潜力；若相关系数越小，或无相关，则说明此测评方法无法预测人员的工作潜力。

（2）同测效度　同测效度是指对现有的员工实施某种测评，然后将其结果与这些员工的工作表现或工作考核得分加以比较，若两者相关系数很大，则此测评的效度就很高，说明此测评方法与某项工作密切相关。这种测评效度的特点是省时，可以尽快检验某种测评方法的效度，但在将其应用到员工甄选测评中时，难免会受到其他因素的干扰而无法准确预测应聘者未来的工作潜力。例如，这种效度是根据对现有员工的测评得出的，而现有员工所具备的经验、对企业的了解等则是应聘者所缺乏的，因此应聘者有可能因缺乏经验而在测评中得不到高分，从而被错误地判断为没有潜力或能力。其实他们经过实践锻炼与培训，是可能成为称职的工作者的。

（3）内容效度　内容效度是指测评内容代表工作绩效的某些重要因素。例如，招聘打字员时，对应聘者的打字速度及准确性进行测评，这种实际操作测评的内容效度是最高的。与前面两种效度不同的是，内容效度不用测评结果与工作绩效考核得分的相关系数表示，而是凭借招聘人员或测评编制人员的经验予以判断。内容效度应用于知识测评与实际操作测试，不适用于对能力或潜力的预测。

2. 信度评估　信度是指系列测评所得结果的稳定性与一致性的高低。当应聘者多次接受同一测评或有关测评时，其得分应该是相同或相近的，因为人的个性、兴趣、技能、能力等素质，在一定时间内是相对稳定的。如果通过某项测评，没有得到相对稳定而一致的结果，说明测评本身的信度不高。

测评信度的高低是以对同一人所进行的几次测评结果之间的相关系数来表示的。可信的测评，其信度系数大多在 0.85 以上。由于测评的信度受到多重因素影响，如测评本身内容的组织与安排，测试者个人的因素（如语音、语调、语速等），被测试者情绪、注意力、疲倦程度、健康水平的变化等，都会影响到测评结果的稳定性。因此，不能要求测评的信度系数达到 1.00，即几次测评结果完全相同。

测评的信度分为重测信度、对等信度和分半信度。

（1）重测信度　重测信度是指对一组应聘者进行某项测评后，过几天再对其进行同一测评，两次测评结果之间的相关程度，即为重测信度。一般情况下，这种方法较为有效，但却不适合受熟练程度影响过大的测评，因为被测试者在前一次测评中，可能记住某种关系，从而提高了第二次测评的分数。

（2）对等信度　对应聘者先后进行两个内容相同的同一测评，如甲个性测量表与乙个性测量表，然后测出这两次测评结果之间的相关程度，并确定测评的信度。这一方法减少了重测信度中前一次测评对后一次测评的影响，但两次测评间的相互作用，在一定程度上依然存在。

（3）分半信度　对同一组应聘者进行的同一测评分为两部分加以考察，这两部分结果之间的相关即为分半信度。这种方法既省时，又避免了前后两次测评间的相互影响。

在对应聘者进行招聘测试时，应努力做到既可信，又有效。但应注意可信的测评未必有效，而有效的测评必定是可信的。

案例链接

招兵买马之误：招聘案例分析

NLC 化学有限公司是一家跨国企业，主要以研制、生产、销售医药、农药为主，耐顿公司是 NLC 化学有限公司在中国的子公司，主要生产、销售医疗药品，随着生产业务的扩大，为了对生产部门的人力资源进行更为有效的管理开发，2000 年初始，分公司总经理把生产部门的经理于欣和人力资源部门经理丁建华叫到办公室，商量在生产部门设立一个处理人事事务的职位，主要承担生产部与人力资源部的协调工作。最后，总经理说希望通过外部招聘的方式寻找人才。

在走出总经理的办公室后，丁建华开始一系列工作，在招聘渠道的选择上，丁建华设计了两个方案：在本行业专业媒体上做专业人员招聘，费用为 3500 元。好处是：对口的人才比例会高些，招聘成本低；不利条件：企业宣传力度小。另一个方案为在大众媒体上做招聘，费用为 8500 元。好处是：企业影响力度很大；不利条件：非专业人才的比例很高，前期筛选工作量大，招聘成本高。初步选用第一种方案。总经理看过招聘计划后，认为公司处于初期发展阶段不应放过任何一个宣传企业的机会，于是选择了第二种方案。

其招聘广告刊登的内容如下：

您的就业机会在 NLC 化学有限公司下属的耐顿公司

1 个职位：对于希望发展迅速的新行业的生产部人力资源主管

主管生产部和人力资源部两部门协调性工作

抓住机会！充满信心！

请把简历寄到：耐顿公司 人力资源部 收

在一周内的时间里，人力资源部收到了 800 多封简历。丁建华和人力资源部的人员在 800 份简历中筛出 70 封有效简历，经过再次筛选后，留下 5 人。于是他来到生产部门经理于欣的办公室，将此 5 人的简历交给于欣，并让于欣直接约见面试。于欣经过筛选后认为可从两人中做选择——李楚和王智勇。

他们将所了解的两人资料对比如下：

李楚，男，企业管理学士学位，32 岁，有 8 年一般人事管理及生产经验，在此之前的两份工作均有良好的表现，可录用。

王智勇，男，企业管理学士学位，32 岁，7 年人事管理和生产经验，以前曾在两个单位工作过，第一位主管评价很好，没有第二位主管的评价资料，可录用。

从以上的资料可以看出，李楚和王智勇的基本资料相当。但值得注意的是：王智勇在资料中没有上一个公司主管的评价。公司通知俩人，一周后等待通知，在此期间，李楚在静待佳音；而王智勇打过几次电话给丁建华，第一次表示感谢，第二次表示非常想得到这份工作。

于欣在反复考虑后与丁建华商谈何人可录用，丁建华说："两位候选人看来似乎都不错，你认为哪一位更合适呢？"

于欣："两位候选人的资格审查都合格了，唯一的问题是王智勇的第二家公司主管给的资料太少，但是虽然如此，我也看不出他有何不好的经历，你的意见呢？"

丁建华说："很好，于经理，显然你我对王智勇的面谈表现都有很好的印象，人嘛，有点圆滑，但我想应该会很容易与他共事，相信在以后的工作中不会出现大的问题。"

于欣："既然他将与你共事，当然由你做出最后的决定。"

于是，公司最后决定录用王智勇。王智勇来到公司工作了 6 个月，在工作期间，经观察：发现王智勇的工作不如期望得好，指定的工作经常不能按时完成，有时甚至表现出不能胜任的行为，所以引起了管理层的抱怨，显然他对此职位不适合，必须加以处理。

然而，王智勇也很委屈：经过一段时间工作，招聘所描述的公司环境和各方面情况与实际情况并不一样。原来谈好的薪酬待遇在进入公司后又有所减少。工作的性质和面试时所描述的也有所不同，也没有正规的工作说明书作为岗位工作的基础依据。

资料来源：HR 案例网

【讨论】

1. 到底是谁的问题？请说明原因。

2. 简要说明该公司如何进行有效的招聘管理？

第五节　医药企业员工招聘

一、我国医药企业招聘管理现状

1. 医药企业从业人员流动性大，招聘范围广，频繁招聘现象突出　目前，我国的企业普遍存在人才流失状况，人才流失率在 15% 左右，医药企业人才流失率高达 30%，远远大于正常流动率。其中人才流动最强的群体是具有高学历和专业技能的员工，主要流向大型医药企业、上市公司和外资（合资）公司。

大型医药企业经营地域广，导致招聘范围广阔。许多知名医药企业为满足各地域消费者对其产品或者服务的需求，在各区域设立企业办事处。区域发展差异化，要求医药企业在全国各辖区内开展招聘工作。如强生在中国的业务涉及消费品、制药和医疗器材三大领域，在北京、上海、广州、成都等90多个城市设有办事机构，各区域为适应本土化发展需要，均独立招聘人才。学科发展的日益成熟和职位细分的不断加强，对招聘工作提出新的挑战。随着科学技术的发展，各学科划分更为专业化，医药企业的职位设计不断细分。因此，招聘必然涉及更广泛的专业知识，如技术研发和生产人员涉及无菌化验员、QA/QC、制剂分析、临床监测员、工艺员等职位，包括药学、分析化学、临床医学、病理学、毒理学、电子器械等专业。

目前，许多医药企业人才流失现象严重，人力资源部门多频繁招聘。其通过各种渠道不断发布招聘信息，频繁进行面试、筛选、试用等。这种现象不仅浪费公司人力、物力、财力，且部分重要人员流失的同时还会有损公司的商业机密，同时也使公众对该公司员工不稳定、频繁流失等现象产生不良印象。若医药企业长期陷入这种恶性循环，极易导致劳动资源紧缺，不利于医药企业的健康持续发展。

2. 医药企业招聘缺乏相关的人力资源规划及职务分析　目前，医药企业人力资源管理方式较为粗放，忽视人力资源的开发，多数医药企业的人才招聘缺乏必要的人力资源规划，忽视企业人力资源需求分析、职位分析、渠道选择、招聘团队组建、招聘流程设计和招聘效果评估等一系列工作，以致企业处于随意招聘状态。这种状态易导致医药企业招聘的盲目性增加，招聘效果和招聘人员的质量显著下降。此外，医药企业现有的人力资源规划缺乏动态性，极不适应动态的市场需求和人才自身发展需要，易造成人力资源的不合理利用。

3. 由于医药人才具有较强的专业性，因此对招聘团队技术要求较高　相对于其他行业而言，医药行业是一个技术密集型的特殊行业，医药企业的管理、研发、生产、销售人才都属于知识型人才，其具有明显的专业性，因此对企业招聘团队的专业知识有较高的要求。然而，目前医药企业普遍尚未设立专业的招聘团队，也未聘请招聘考核专家，因此企业招聘团队的人才甄别能力较弱，难以实现对应聘者的胜任素质的全面考量。最终导致医药企业在招聘中产生耗时长、成本高，以及识别效果不理想等问题。

4. 医药企业不仅要重视自身文化在招聘中的作用，还要注重应聘者的道德素质　医药企业招聘时只注重招聘的人才是否优秀，而忽视了企业文化对应聘者的作用。一方面多数医药企业的自身文化建设不到位，不具备特色的企业文化，从而缺乏对应聘者的吸引力；另一方面医药企业在招聘前，企业文化宣传不到位，使得应聘者对该企业文化缺乏了解，导致应聘者进入医药企业后，出现企业文化与应聘者个人的价值观相冲突或匹配度较低的现象，以致员工消极怠工，最终选择离职，难以实现应聘者与用人方的双赢。同时，医药企业招聘中应注重对应聘者的道德素质进行测试，考察应聘者是否"德才兼备"，从而有效防范企业道德风险。

5. 营销人才成为医药企业招聘的主流　目前，医药企业对营销人才的需求量始终排在人才需求的前列。药品同质化日趋严重，市场竞争日益激烈，故产品营销工作在医药企业中倍显重要。然而，许多医药企业营销人员的营销技能和医药专业知识水平与医药企业的要求不符，导致营销人才短缺，使药品销售类职位成为企业招聘的主流。

二、医药企业招聘质量提升的方法

1. 加强医药企业宣传，彰显企业文化　医药企业的企业文化是在实践中长期积淀下来的为全体员工所认同和遵守，并能够彰显企业特色的价值理念、经营准则、企业精神和发展目标的总和。这种企业文化是其提升核心竞争力的重要因素，能够有效提升企业招聘的质量。医药企业应建立和宣传具有本企业特色的文化，以企业文化为人员配置标准，只选聘认同本企业文化的人才。同时，应以企业文化作为竞争优势，以吸引更多的优秀人才。如世界 500 强企业诺华制药，注重企业文化的建立和传播，以此吸引优秀人才，提高招聘质量。

2. 大力拓展医药招聘渠道   医药企业可以加大与高校的合作，除了企业校园招聘会和专场宣讲会等方式外，应推行大学生实习计划，搭建医药企业用人选人平台，如强生实习俱乐部、默沙东暑期实习俱乐部等，以此构建高校人才资源库，全方位提高企业选聘人才的质量。医药企业还可通过高校招聘渠道宣传企业文化，扩大企业影响，获得可塑性强、充满生机的应届毕业生。

综合运用多种招聘渠道发布招聘信息，如通过医药招聘网站、医药专场招聘会、医药专业期刊、报纸等渠道，宣传医药企业形象，快速缩小应聘人员范围，减少应聘人员的盲目性，提高招聘效率。

医药企业可通过专业人才招聘机构委托招聘业务，即猎头服务，招聘具有医药专业知识的高级人才。猎头公司有丰富的人才配置经验，且有自己的医药人才资源库，可为医药企业提供必要的人才支持。

医药企业具有人才需求共性，可通过行业内部推荐招聘人才。由于人员在企业工作中得到了全面的考察，故医药企业能够更方便、更合理、更快捷地找到适于岗位的有用之才。

医药企业所需人才在渠道中的分布呈现一定的规律。校园招聘人才数量众多，但企业需投入大量精力塑造人才；传统媒体和网络招聘由于传播范围广，人才层次丰富，企业选择余地大，且网络招聘的低成本为其添色不少；现场招聘更为直观，流程简洁，可极大地缩短招聘时间；猎头公司和内部推荐更符合职位要求，人才来源匹配度最高，但招聘过程持续时间长、人才范围窄、数量少。医药企业各招聘渠道对比（表 4-6）。

表 4-6   医药企业各招聘渠道对比

渠道	时间	范围	来源匹配度	成本	数量
校园招聘	中	中	低	中	多
传统媒体	中	大	中	中	中
网络招聘	长	大	低	低	低
现场招聘	短	大	中	中	多
猎头公司	长	小	高	高	少
内部推荐	长	小	高	中	少

3. 铸造专业招聘团队   医药行业具有极强的专业性，其社会责任和产品质量要求较其他企业更高，这对医药企业招聘人员的素质和技能提出了较高要求。目前，许多医药企业的人力资源部门缺乏高质量的招聘人员，为此医药企业应着力打造自己的专业招聘团队，只有这样，才能选拔出所需人才。

打造高质量的招聘团队是一项系统工程，除了自身培养外，医药企业有必要借助外部医药专家、资深招聘人员等组成专业招聘团队，从专业知识水平、道德水平、心理素质、团队精神等各个方面去考察应聘者。

专业招聘团队可在短暂的招聘过程中，全面衡量应聘者的综合素质，高效地选拔合适的人才，保证企业的招聘工作系统、科学运行，以利于人才长期培养和优秀人才的引进，让医药企业管理人员从繁杂、持续的招聘工作中解脱出来，提高人员工作效率。

4. 注重应聘者背景调查   应聘者背景调查是保证招聘质量的重要手段之一。目前，医药企业人员流动性较大，招聘中存在学历造假、工作时间不准确、工作职务不实、工作业绩浮夸、职业操守有问题等，加之医药行业的特殊性——医药企业承担对社会大众生命安全、健康的特殊责任，因而医药企业应将应聘者背景调查作为持续性和系统性的工作。

三、医药企业招聘相关技巧

（一）管理人员

1. 道德素质 道德素质是医药企业管理人员的基本素质。医药企业的价值观决定企业是否以公众健康作为发展导向，管理人员作为医药企业价值观的秉承者，对其道德素质进行考察十分重要。如应聘者在廉政及职业道德方面存在问题则绝不可用。

2. 管理经验 管理经验是医药企业管理人员的必备要求。医药企业在招聘时，已经逐渐认识到管理经验丰富、能直接为单位使用、独当一面的管理人才的重要性。在招聘中，医药企业可通过背景调查核实应聘者的工作经历和工作表现，分析应聘者在医药企业内的管理经验，包括从事医药企业管理工作时间、重要管理项目及成就等。

3. 对宏观和微观环境的判断能力 这是医药企业管理人员做出正确决策的基础。医药企业可采用无领导小组讨论的方式，了解应聘者对卫生政策法规、医药市场动态和医药企业发展的认知能力。

4. 与职位相应的医药专业知识 这是医药企业管理人员的重要条件。如中医馆总经理这一职位要求应聘者同时具备管理和中医药知识。医药企业可通过标准化笔试或医药专家组面试考察应聘者这方面的知识。

（二）技术研发及生产人员

1. 任职资格 任职资格是医药企业对技术研发及生产人员的首要考察内容。医药企业需对应聘者提供的医药专业资格证书进行详细核实，同时选拔医药专家和本企业生产研发部门的资深员工，组建专家团队对应聘者进行综合面试，以考察其任职资格的有效性。

2. 持续创新能力 持续创新能力是医药企业技术研发及生产人员的核心能力。创新使企业保持强劲的生机和活力，但目前我国生产的化学药品 97% 都是仿制药，缺乏创新能力导致医药企业将面临越来越大的发展阻力，要求重视技术研发及生产人员的选聘工作。医药企业需采取背景调查，通过采访应聘者原单位上级、人事专员等方式，了解其研究方向、创新能力和研发成绩。

3. 执行力 执行力是医药企业技术研发及生产人员的关键能力。执行力是贯彻战略意图、有效利用资源、保质保量达成目标的操作能力。医药企业需采用 BD（Behavior Description Interview，BD）面试，即行为描述性面试，测试应聘者把握事件关键点的能力、发现问题和解决措施的层次感、组织团队共同解决问题的能力、处理应急事件的能力、计划跟进过程中整合进度的能力。如你经历的最棘手的研发生产任务是什么？当时面临的主要任务是什么？你是怎样分析的？采取了什么措施？效果如何？

（三）营销人员

1. 职业道德素质 职业道德素质是医药营销人员的第一行为准则。医药企业要想实现自身的社会价值，立于不败之地，必须恪守职业道德素质，这也是当下医药企业生存与发展的出发点及归宿。作为医药企业名片的医药销售人员的一言一行都是本企业道德素质和核心价值观的体现。

医药企业在招聘医药销售人员时，应通过背景调查，即是否陷入法律纠纷、是否存在媒体负面报道、真实离职原因等，判断应聘者是否有能力且有意愿为人类健康服务。

2. 医药产品销售技能　医药产品销售技能是医药营销人员的基础技能。医药市场的竞争不断加剧，完备的销售技能日益重要。医药企业可通过应聘者的医药产品销售经历、销售业绩等考评应聘者的医药产品销售技巧和能力，如采用行为式面试，将应聘者的销售经历作为聘用决策的可靠基础，并以此预测其未来的表现。

3. 医药专业知识　医药行业的特殊性决定了营销人员必须掌握相关医药专业知识。由于医药产品与全人类健康息息相关，营销人员必须全面了解产品，如药品适应证、禁忌证、不良反应；医疗器械的操作方法、诊断结果分析，以及器械的维修等。医药企业可对应聘者进行产品所涉及的医药知识的笔试，公平、高效地考察应聘者的医药专业知识。

案例链接

跨国药企的人员招聘

　　某医药跨国企业涉及护理产品、医药产品、医疗器材及诊断产品等多个领域。随着市场的不断扩大，企业急需招聘各类人才。但对应聘者医药专业知识的考核及招聘区域众多等问题，每次都让人力资源部门头疼不已，而且每次大动干戈开展招聘工作后，效果却不尽如人意。领导们注意到招聘工作诸多亟待改进之处，以及优秀人才对企业发展的重要性，故格外重视此次招聘，要求人力资源部门高效选拔优秀人才。

【讨论】

　　1. 如果你是人力资源主管，你会如何提高此次招聘工作的质量？

　　2. 针对不同职位企业应采取什么方法进行招聘？

本章小结

　　员工招聘主要由招募、甄选、录用、评估等一系列活动构成。招募是组织为了吸引更多更好的候选人来应聘而进行的若干活动，主要包括招聘计划的制订与审批、招聘信息的发布、应聘者申请等环节。甄选包括资格审查、初选、面试、考试等。录用主要包括发出录取通知、签订劳动合同、试用期的管理、正式录用等。评估主要是对招聘结果的成效和对招聘方法的效益评估。

　　人员招募分为内部招募与外部招募。内部招募主要有提拔晋升、工作调换、工作轮换和人员重聘，内部招募的主要方法是竞聘上岗。外部招募渠道众多，主要招募主法有广告招募、人员推荐、校园招聘、职业介绍所、招聘会、网络招聘等。

　　甄选是一个复杂的过程，其质量取决于该过程中每一步工作的质量。面试根据参与人员，可分为个别面试、小组面试和集体面试；根据组织形式，可分为压力面试、行为描述面试和能力面试。心理素质和潜质测试包括能力测试、个性测试、职业兴趣测试、智力测试和情商测试。评价中心技术主要的经典活动是工作情景模拟测试，包括无领导小组讨论、公文筐测试、管理游戏、角色扮演和即席演讲等。

　　人员录用过程主要包括背景调查、体检、录用决策、发放录用通知和签订合同。人员录用的原则是因事择人，知事识人；任人唯贤，知人善用；用人不疑，疑人不用；严爱相济，指导帮助。招聘效果评估包括招聘结果的成效评估和招聘方法的成效评估。招聘结果的成效评估有成本效益评估、录用人员数量评估和录用人员质量评估。招聘方法的成效评估有招聘的信度评估和招聘的效度评估。

我国医药企业的招聘现状主要是招聘范围广、频繁招聘现象突出、缺乏人力资源规划、文化建设不足、以营销人才为主流等。加强企业文化建设和宣传、拓展招聘渠道、铸造专业招聘团队和利用背景调查均可提高医药企业招聘质量。医药企业招聘管理人员的考察包括管理经验和对环境的判断能力；招聘技术研发和生产人员的考察包括任职资格、创新能力和执行力；招聘营销人员的考察包括销售技巧。除此之外，道德素质、医药专业知识是对医药企业所有员工的共同要求。

【推荐网站】

1. 中国人力资源网 http://www.hr.com.cn

2. 中国人力资源管理网 http://www.rlzygl.com

3. 中国智联招聘网 http://www.zhaopin.com

4. 三茅人力资源网 http://www.hrloo.com

【思考题】

1. 招聘对企业有何意义？基本程序是什么？

2. 招聘的途径有哪些？各有何利弊？

3. 人员甄选的主要方法有哪些？各有何特征？

4. 如何进行有效的招聘评估？

5. 医药企业如何提高招聘质量？

6. 医药企业对不同职位的招聘技巧分别是什么？

【案例分析】

甄选患者护送员

城市医院坐落在一个美国中西部城市的中心地带。这家医院是该地区五家主要医院之一，它最近新建了一个小型部门，主要是接受一些名人治病，比如专业的足球选手、公司首席执行官和歌星等。外来的或当地的名人在需要治疗时都会选择城市医院。

城市医院共有1200张床位和4500名员工，其中包括40名患者护送员。护送员的工作非常简单，只需稍加培训即可胜任，并且没有特殊的体能要求。

当患者需要从一个地点移动到另一个地点时，医院就会请护送员帮助患者进行移动。如果只是短距离移动，护士或者护理人员就能完成。最重要的是，护送员主要是护送已经出院的患者从病房门口到医院大门口。在这个过程中会用到轮椅，即使这个患者可以自己走路。因此，典型的工作步骤是：护士招来护送员，这位护送员就会将一个轮椅推到患者的房间，然后将患者扶到轮椅上，带上患者的物品，将患者送到医院门口或者停车场中的患者汽车内，之后再回到工作地点。

护送员对于医院很重要，因为护送员是患者能够看到的医院的最后一位代表，因此对患者对医院的看法有非常重要的影响。在城市医院的40名护送员中，有2/3的是男性，1/3的是女性。他们大部分是20多岁的高中毕业生，其中的一些人特别是早班护送员会参加夜间大学的学习，在医院工作主要是为了挣钱来支付学费。护送员中有4位年长的女性，她们最初是医院的志愿者，最后决定成为全职员工。护送员的流动率非常高，在最近几年达到了25%。

此外，护送员在医院中向上流动的机会是很充足的，每年都会有25%的护送员被转到医院中的其他岗位上。因此，每年将会有一半的护送员需要被替换。

在雇用护送员的时候，医院遵循着一套标准化的步骤。当护送员职位出现空缺时，人力资源部门将会审查个人求职者的资料。通常，每个职位空缺都会吸引至少20名求职者，因为这个职位的薪酬较高但工作要求并不高，而且几乎不需要任何技能。最优秀的两名或者三名求职者会被请到医院来参加面试。一般由人力资源部门进行初步面试，然后再由主管患者护送工作的管理人员进行面试。大部分求职者都认识医院里的其他员工，因此，唯一的背景调查就是给这些认识求职者的员工打电话。在最终雇用之前，求职者还会被要求参加一个医院医生提供的体检。

每一位新入职的护送员在上班第一天都会接受新员工培训，培训由人力资源部门的一位员工组织进行。新员工培训的内容主要包括参观医院；阅读医院人力资源管理政策，其中包括晋升、薪酬和惩罚政策等；观看关于医院的使命和管理理念的展示。在培训课程中，新员工会被告知，城市医院在社区中的形象是非常重要的，所有的员工都应该通过自己的行为维持和加强医院在这方面的形象。在培训课程结束之后，所有的新员工还将接受他们的直接主管提供的在职培训。

最近两年，医院在护送员的管理上遇到了一些困难，对医院的形象造成了一定的负面影响。有几位患者向医院院长提出抱怨说，他们受到了一名或者是多名护送员的粗鲁对待。有一些患者则抱怨说，在离开医院的过程中，自己受到了护送员的不断差遣和责骂。有些人还抱怨护送员工作时心不在焉。有一位患者甚至投诉说，护送员竟然不小心把他弄倒了。所有的护送员都被要求戴着标识卡，但是在投诉时，患者往往不能记住护送员的名字。

另外，医院很难决定哪一位护送员护送哪一位患者，因为他们经常交换患者。最后，即使医院能够找出这些冒犯患者的护送员，他们也能轻易地否认自己犯的错误。护送员经常反驳说，患者由于他们自己的疾病会变得不可理喻，因此，患者通常总是倾向于发出抱怨，即使是受到最轻微的冒犯。

根据医院院长的指示，人力资源经理要求患者护送员的上级主管人员、人力资源部门的人员配置主管，以及人力资源总监助理一起审查护送员的整个招募流程。她希望能够设计出一个新的招募程序，避免雇用那些粗鲁、容易冒犯人，以及粗心的护送员。

在会议上，大家提了大量关于如何提高甄选效果的步骤，也提出了对现在的招募系统的一些批评。护送员主管说，目前的招募程序存在的主要问题是求职申请表不能提供任何关于求职者的有效信息。他认为，通过求职申请表是不能洞察到求职者的人格特质的。他建议，在求职申请表中应该询问求职者的爱好、业余活动和个人好恶等信息。他还建议应要求每位求职者都必须提交三份对自己很了解的人的推荐信。他希望通过这些推荐信了解求职者的人格特质，特别是求职者是否具备随时保持友好和礼貌的能力。

人力资源总监助理则认为，医院的面试程序应该加以修正。他发现目前的典型面试过程几乎没有考察求职者在压力下是如何做出反应的。他建议在面试中询问求职者4～5个带有压力性的问题，这样医院也许就能够更好地判断他们是否具有与易怒的患者共处的能力。

人员配置主管注意到，目前对于患者护送员几乎没有提出心理和身体方面的任何要求，他认为，患者护送员应当具备的最主要能力是始终保持热心和礼貌。他认为可以通过设计出一种态度测试来测量求职者在友好、乐于助人和敏感等方面的倾向。他建议通过职位分析确定哪些态度对于成为一位成功的护送员来说是至关重要的。在职位分析完成之后就能够生成测量这些重要态度的问题。可以把这些问题交给医院目前的护送员，让他们来确定这些问题是否能够将优秀的护送员和糟糕的护送员区分开来。人员配置主管意识到，很多问题必须删除或者修改，即使这种测试看上去是有用的，也要根据政府的要求重新进行效度检验。无论如何，他认为对一份设计良好的测试投入精力都是值得的，至少是值得加以考虑的。

在会议的最后，四位与会者都同意努力开发一套最为有效的态度测试问卷。

人力资源总监助理和护送员的主管表示，他们会对护送员做一次彻底的职位分析，开发出一份对于工作成功的护送员而言至关重要的态度清单，下一次会议将开发真正的测试。

资料来源：斯特拉·M·恩科莫，迈伦·D·福特勒，人力资源管理．案例、练习与技能训练（第 7 版）．北京：中国人民大学出版社．2015.

【问题】

1. 请针对为解决城市医院招募患者护送员问题而提出的每一种方案作出评价。

2. 提出一份关于招募和甄选患者护送员的建议。

3. 除了优化甄选程序之外，城市医院还能采取哪些方法改进患者护送员的行为？

第五章
培训与开发

学习目标

1. 掌握培训与开发的含义、分类和作用；培训与开发的基本方法。

2. 熟悉培训与开发应当遵循的原则；医药组织对新员工、销售人员、研发人员、医疗技术人员、管理人员的培训策略。

3. 了解培训的具体实施过程。

【导入案例】

华为公司新员工培训发展

华为的崛起并非偶然，从它的新人入职培训这一点就可以看出。华为新员工一般入职 3 个月后就能很好地融入公司，像正式员工一样工作。"以战代训、训战结合"是华为新员工培训的特点。

一、华为新员工入职培训的"721 法则"

几年前，华为就对员工培训进行了大刀阔斧的改革，将授课式培训、网络化授课方式全部取消，采用"721 法则"进行员工培训。所谓的"721 法则"，即 70% 的能力提升来自实践，20% 来自导师的帮助，10% 来自课堂的学习。这一培训法则的变革与确定是华为根据各方面变化做出的调整，并据此合理安排各个阶段的培训内容和培训时间。华为在培训时对"实践出真知"和实践对新员工未来成长重要性的强调，给新员工明确了一个信号，就是要想有所作为，必须撸起袖子实干。华为的这一观点，也反映了华为的务实态度。

二、华为新员工入职培训的"三个阶段"

华为公司新员工入职培训主要分为三个阶段，即入职前的引导培训、入职时的集中培训和岗前实践培训。这三个阶段的培训流程基本上都要持续 3 ～ 6 个月。那么，这三个阶段具体都做些什么呢？

第一个阶段：入职前的引导培训。华为的校园招聘一般安排在每年的 11 月份，对拟录用并分配到各个业务部门的大学生，在他们正式入职之前，华为会提前为每个人安排导师。为了能够更好地管控由于大学生还未入职所带来的风险，华为要求员工导师必须定期给毕业生打电话，通过电话进行沟通，了解他们的个人情况、精神状态、毕业论文进展、毕业离校安排等。如果毕业生确实想加入华为，在这个过程中导师会给他们安排一些任务，提前让他们了解一些岗位知识，看一些书籍和材料，提出岗位知识学习要求等，让他们做好走向工作岗位的准备。

第二个阶段：入职时的集中培训。这个阶段的培训内容相对比较简单，主要是围绕着华为的企业文化来展开，包括规章制度的设立等，这个阶段时间不会太长，通常为 5～7 天。外媒曾经报道过华为数百名新员工早上 6：30 走出宿舍，绕着面积巨大的华为深圳总部慢跑，这种方式类似于我们熟知的军训。另外，华为的新员工都要学习一篇文章，那就是华为总裁任正非在创业之初写的《致新员工书》和看一部电影《那山，那狗，那人》。

第三个阶段：岗前实践培训。在这个培训阶段，新员工要在华为导师的带领下在一线真实的工作环境中去锻炼和提高自己。当然不同岗位的新员工，他们的培训内容和方式是有很大差别的。比如，即将被派往海外的营销类员工，他们必须首先在国内实习半年到一年，通过实践掌握公司的流程、工作的方式方法和熟悉业务之后再被派往海外；对于技术类员工，公司会先带他们参观生产线，了解生产线上组装的机器，让他们看到实实在在的产品；研发类员工在上岗前，会被安排做很多模拟项目，以便快速掌握一门工具或工作流程。

三、华为新员工入职培训的"导师制"

华为在员工培训上采取的是"导师制"政策。华为对导师的选拔有两个条件：一是绩效必须好，二是要充分认可华为文化。同时，一名导师名下不能超过两名学生，以保证培训的质量。在华为，导师也被称为"思想导师"，因为他们不仅要负责指导新员工的工作，还要定期与新员工进行沟通，了解他们的思想状况。对于外地员工，还要帮助他们解决吃住问题，甚至还包括解决个人情感问题。此外，华为对导师有相应的激励政策：一是晋升限制，规定凡是没有担任过导师的人，不能得到提拔；二是给予导师补贴，补贴会持续发放半年；三是开展年度"优秀导师"评选活动，以及导师和新员工的"一对红"评选活动，在公司年会上进行隆重表彰。这些措施极大地激发了老员工踊跃担任导师的积极性和带好新员工的责任感。

资料来源：王衡晓园，李开馥.论华为公司如何做好 90 后员工的入职培训［J］.时代金融，2018（8）：176–179.

【思考】
1. 结合案例，说明新员工培训有哪些特点？
2. 华为是如何结合新员工的特点开展新员工培训的？

培训与开发工作是企业人力资源管理的一项基本职能，是企业的一种重要的投资方式，也是企业实现人力资源增值的一个重要途径。随着战略人力资源管理时代的到来，培训与开发在提升员工技能和素质、增强企业核心竞争力等方面具有重要作用。培训与开发也逐渐成为医药企业人力资源管理不可或缺的重要环节。

第一节　培训与开发概述

随着知识经济的到来，组织所处的外部环境更加复杂和多变，员工在知识、技能、信息，以及观念等方面都需要不断地更新，这样才能满足组织发展和竞争的需要。培训与开发是组织促进内部成员知识和技能不断更新的最有效方法，是组织未来满足和未来收益的源泉。

一、培训与开发的含义

培训与开发是指企业通过各种方式使员工具备完成现在或将来工作所需要的知识、技能，并改变他们的工作态度，以改善员工在现在或将来职位上的工作业绩，并最终实现企业整体绩效提升的一种计划性和连续性活动。对培训与开发的准确理解，需要把握三个要点：一是培训与开发的对象是全体员工，不仅包括新员工，也包括在职员工和管理人员，要对组织的全体员工进行有计划、有步骤、有针对性的培训与开发；二是培训与开发的主体是组织；三是培训与开发的目的是提高员工的工作业绩，进而提升组织的整体绩效。这是组织进行培训与开发的初衷和根本原因，也是衡量培训与开发工作成败的根本性标准。

培训与开发既有区别又有联系。培训是指向新员工或现有员工传授其完成本职工作所必需的相关知识、技能、价值观念、行为规范的过程，侧重于满足企业现有的业务，以及员工现在的岗位需求。开发则是指增加和提高员工的知识和能力，侧重于满足企业未来的业务，以及员工未来的职业发展需求。培训与开发的实质是一样的，都是要通过改善员工的工作业绩来提高企业的整体绩效，只是关注点有所不同，一个更关注现在，而另一个更关注将来。培训更多的是一种具有短期目标的组织学习活动，目的是使员工掌握目前所需要的知识和技能；而开发则更多的是一种具有长期目标的组织学习互动，目的是使员工掌握未来所需要的知识和技能，以应对将来工作所提出的要求。培训与开发结合起来，既着眼于组织当下绩效的改进，又在战略角度上关注组织及个人的长远发展。培训与开发的异同点如表5-1所示。

表5-1　培训与开发的异同点

项　目		培　训	开　发
相同点		根本目的在于提高人力资源质量和工作绩效水平 对象是企业所有员工 是有计划、连续的实践工作	
不同点	目标	着眼于短期技能和知识的提高，强调短期目标	着眼于未来知识和能力的提高，强调长期目标
	关注焦点	当下	未来
	与当前工作的相关性	高	低
	持续时间	短，具有集中性和阶段性	长，具有分散性和长期性
	传授内容范围	窄，注重深度	宽，注重广度
	工作经验的运用程度	高	低
	收益	近期内见效	是人力资本投资，在未来取得收益

二、培训与开发的分类

根据不同标准，可将员工培训与开发分成不同的类型。

（一）新员工培训与开发和在职员工培训与开发

根据培训与开发对象不同，可分为新员工培训与开发和在职员工培训与开发。

新员工培训与开发是对刚刚进入组织的员工进行培训与开发。

在职员工培训与开发是指对已经在组织中工作的员工的培训与开发。根据员工所处的层次不同，在职员工培训又可分为基层员工培训与开发、中层员工培训与开发和高层员工培训与开发。由于这三类员工在组织中所处的位置不同、承担的责任不同、发挥的作用也不同，所以对他们的培训与开发要区别对待，应当侧重不同的内容，采取不同的方法。

（二）在职培训与开发和脱产培训与开发

根据培训与开发形式的不同，可分为在职培训与开发和脱产培训与开发两种。

在职培训与开发是指员工不离开工作岗位，在实际工作过程中接受培训，如住院医师的轮岗培训。

脱产培训与开发是指员工离开工作岗位，专门接受培训，如员工去国外进修。

这两种形式各有利弊，实施过程中需根据实际情况选择恰当的形式。

（三）知识性培训与开发、技能性培训与开发和态度性培训与开发

根据培训与开发内容的不同，可分为知识性培训与开发、技能性培训与开发和态度性培训与开发三大类。

知识性培训与开发是以业务、安全和健康知识为主要内容。技能性培训与开发是围绕如何提高受训员工工作技术、工作能力、沟通技巧而进行的。态度性培训与开发是以改变工作态度为主要内容。

三、培训与开发的作用

（一）提高组织整体绩效

组织绩效的实现是以员工个人绩效的实现为前提和基础的，有效的培训与开发能够提升员工的知识水平、工作态度和业务能力，改善他们的工作业绩。同时，通过培训与开发还能够增进员工对组织战略、经营目标、规章制度、工作技术和标准的理解，使组织和员工的目标达成一致，进而提升整个组织的绩效。

（二）营造优秀的组织文化

优秀的组织文化是现代组织追求的一个目标。一方面，通过对员工进行组织文化的培训，可以加深员工对组织文化的理解与认同；另一方面，通过培训与开发会营造一种学习型、积极的组织氛围，这些正是优秀组织文化必不可少的因素。所以，培训与开发有利于营造优秀的组织文化，是组织成功的法宝之一。

（三）增强组织的竞争优势

随着人类社会步入以知识和信息为重要依托的新经济时代，组织的竞争已不再仅仅依靠自然资源、廉价的劳动力、精良的机器和雄厚的财力，智力资本已成为组织获取生产力、竞争力和经济成就的关键因素。谁能比对手学得更快、学得更好，谁就能在竞争中占得先机。培训与开发是员工不断提高学习能力、创造智力资本的最有效途径。通过培训与开发，一方面可以使员工及时掌握新知识、新技术，确保组织拥有高素质的人才队伍；另一方面也可以营造组织学习的氛围，这些都有助于提高组织的学习能力，增强组织的竞争优势。

（四）促进员工的个人发展

每个员工都有追求自身发展的欲望，这种欲望如果得不到满足，员工就会觉得工作没劲、生活乏味，最终导致员工流失。尤其是优秀的员工，其自身发展的需要更加强烈。培训与开发对员

工提高满足感、促进个人发展具有正面作用。经过培训之后，员工不但在知识和技能方面有所提高、自信心得到加强，而且也会感到管理层对他们的关心和重视，工作士气、产品品质和安全水平都因此得以提高。另外，培训能够开发员工的职业能力，使员工看到自己在工作岗位上的发展前途，从而激发员工的工作热情和工作责任感。

（五）降低员工离职率

培训与开发能增强员工对企业的归属感和主人翁责任感。从组织的角度看，对员工培训得越充分，越能发挥员工的高增值性，员工越愿意留下，从而为组织创造更多的效益。有资料显示，百事可乐公司曾对深圳 270 名员工中的 100 名进行过一次调查，这些人几乎全部参加过培训。其中 80% 的员工对自己从事的工作表示满意，87% 的员工愿意继续留在公司工作。培训与开发不仅提高了员工的技能，而且提高了员工对自身价值的认识，对工作目标有了更好的理解。

四、培训与开发的原则

（一）双赢原则

双赢原则是指通过培训与开发既要有利于组织战略目标的实现，也要有利于员工自身职业生涯的发展。要将组织目标与个人发展目标更好地结合起来，否则即使组织的愿望很好，投入大量财力、物力，也会由于被培训员工消极对待，而使培训效果大打折扣。

（二）学以致用原则

学以致用原则要求员工培训与开发的投资应产生一定回报，即培训成果要转移或转化成生产力，并能迅速促进组织竞争优势的发挥与保持。因此，培训内容应当有明确的针对性，从实际工作的需要出发，与岗位特点紧密结合，与培训对象的年龄、知识结构、能力结构、思想状况紧密结合，目的在于通过培训让员工掌握必要的技能以完成规定的工作，最终为提高企业的经济效益服务。否则，会造成培训资源的严重浪费，培训也就失去了本来的意义。

（三）经济性原则

作为一种经济型组织，组织从事任何活动都是讲究经济效益的，员工培训与开发也不例外。在实施培训的过程中，在保证培训效果的前提下，必须考虑培训的方式、方法，以最小的成本获得最大的培训效益。例如，某一制药组织想要提高药品包装工作的效率，有三种方法可供选择：一是设计一个培训项目对包装工人进行培训，提高其操作的熟练程度；二是对包装工作任务进行重新设计，使之易于操作和完成；三是干脆将包装工作自动化，不再使用人员包装。这三种方法都可以提高包装效率，但三种方法的成本是不同的，通过比较便可知道哪种培训项目是最合理的选择。

（四）差异化原则

差异化原则是根据不同时期，组织对员工的不同要求，针对不同层次的员工实施不同方式和内容的培训与开发。差异化主要体现在两个方面：一是内容上的差异。由于培训内容与员工的工作有关，因而培训时应当根据员工的实际水平和所处的职位确定不同的培训内容，进行个性化的培训；二是人员上的差异。虽然培训要针对全体员工实施，但绝不意味着培训过程中就要平均使用资源。根据"二八"原则，组织中 80% 的价值是由 20% 的人创造的，加之组织资源的短缺，因此，应当对重要岗位、重要人员进行重点培训与开发。不同时期、不同需求下，培训的重点亦可不同。

（五）激励原则

为了保证培训的效果，培训要坚持激励原则，这样才能更好地调动员工的积极性和主动性，以更大的热情参与到培训中来，提高培训的效果。这种激励的内容可以是正向的也可以是反向的，激励还应贯穿培训的整个过程。

（六）长期性原则

随着科学技术的日益发展，人们必须不断接受新的知识，不断学习，因此，组织对员工的培训应是长期的、永恒的。只有这样，才能保证组织在未来的竞争中能及时适应环境的变化。

五、培训的误区

（一）培训"无用论"

有人认为，组织目前发展状况良好，现有的技术和管理足以适应组织发展的需要，因此没有必要进行员工培训，任何培训的结果都是浪费时间和金钱。这种情况在一些较为优秀的组织中也会出现。基于这种观点的管理者，不是对员工培训拒之门外，就是把员工培训当作一种"组织在不断追求进步"的形象宣传，仅仅是做样子给员工或外界人士看看而已，没有实际地投入行动。究其原因，一方面是管理者的学习观念没有彻底改变，没有树立和形成真正的"终生学习"和"动态学习"的观念；另一方面可能是培训设计不合理，内容选择不当，培训方法简单，培训效果不佳，进而导致一些组织的管理者对培训失去信心。

（二）培训会增加员工流动率

很多管理者都有这样一个困惑：如果不组织培训，员工素质就跟不上组织发展的需要，会影响组织核心竞争力的提升；如果组织培训，员工的素质提高了，会不安心本职工作，甚至跳槽离开组织，更可怕的是跳槽到同类组织成为自己的竞争对手。其实，培训不是员工跳槽的主要原因，恰恰相反，培训不仅能提高员工的综合素质，培养员工胜任工作的能力，而且也能增强员工对组织的认同感和归属感，提高工作满意度，从而降低员工的非期望离职率。

（三）社会流行什么就培训什么

有人认为，社会流行什么，我们就培训什么。理由是：社会流行的也就是大家都在追求的，说明是大家都需要的，也是有用的。一些管理人员在没有分析好培训需求的基础上盲目地开展培训，追赶潮流，表面上培训工作搞得轰轰烈烈，其实往往没有对症下药，效果很不理想。比如听说项目管理很好，大家就都去做项目管理的培训，至于这个项目管理是否适合自身组织的需要、做了项目管理是否有助于改进组织的绩效等则很少去关心。

（四）高层管理人员不需要培训

有人认为，培训主要是针对基层管理人员和普通员工的，高层管理人员不需要培训。理由是：一方面，高层管理人员都很忙，没有时间参加培训；另一方面，他们具有丰富的工作经验，位居高层，已经可以做到运筹帷幄，所以不需要参加培训。显然，这种认识是错误的。一个组织的高层管理人员是组织中的舵手，他们的决策结果将影响组织的发展方向，他们的工作成效关系到组织的成败，高层管理人员素质的高低对组织发展的影响是最大的。同时，瞬息万变的发展环境要求高层管理人员必须保持敏锐的嗅觉和长远的眼光，这就要求高层管理人员必须经常更新知识，改变观念。因此，一些优秀组织往往有这样的规定：管理者的职务越高，参加的培训应该越多，培训的层次也应该越高。

六、培训与开发的新趋势

（一）企业大学

企业大学又称公司大学，是指由企业出资，以企业高级管理人员、一流的商学院教授及专业培训师为师资，通过实战模拟、案例研讨、互动教学等实效性教育手段，以培养企业内部中、高级管理人才和企业供销合作者为目的，满足员工终身学习需要的一种新型教育、培训体系，如海尔大学。

自 1956 年，全球第一所企业大学——通用电气公司克劳顿学院正式成立，企业大学在全球迅速崛起。从 20 世纪 80 年代开始，企业大学进入快速发展期，全球企业大学从 20 世纪 80 年代中期的 400 多所到 2010 年达到 3700 所，财富世界 500 强中近 80% 的企业，拥有或正在创建企业大学。截至 2020 年，全国企业大学数量已超 3000 所。

（二）学习型组织

学习型组织最初的构想源于美国麻省理工学院佛瑞斯特教授，而他的学生彼得·圣吉则在此基础上，用了近十年的时间对数千家企业进行研究和案例分析，于 1990 年完成其代表作《第五项修炼——学习型组织的艺术与实务》，成为学习型组织理论的奠基人。学习型组织是指通过培养弥漫于整个组织的学习气氛，充分发挥员工的创造性思维能力而建立起来的一种有机的、高度柔性的、扁平的、符合人性的、能持续发展的组织。这正是知识型组织的理想状态，是知识型组织的实践目标，这种组织具有持续学习的能力，具有高于个人绩效总和的综合绩效的效应。

学习型组织的学习是一个发现、纠错、成长不断动态循环的过程，这也是学习的自然动力，其核心是在组织内部建立"组织思维能力"和自我学习机制，使员工在工作中学习，在学习中工作，学习成为工作新的形式。学习型组织的精神是学习、思考和创新。其中，学习是团体学习、全员学习，思考是系统、非线性的思考，创新是观念、制度、方法及管理等多方面的更新。学习型组织的五项要素是：建立愿景、团队学习、改变心智、自我超越、系统思考。

第二节　培训管理

作为人力资源管理的重要环节，组织员工培训是一个包括分析培训需求、制定培训计划、实施培训计划、转化培训成果、评估培训结果的复杂的系统工程（图 5-1）。需求分析是培训计划的前提；培训计划是在需求分析结果的基础上设计产生的；培训实施是对培训计划的具体操作和有效控制过程；培训成果转化决定了企业能否实现培训的最终目标；培训评估既是此次培训工作的总结，也是下一次培训工作的开始。几个步骤环环相扣，每个步骤都有其具体的方法和内容。

组织的员工培训只有遵循一定的规律，才能保证培训工作的科学性和有效性。

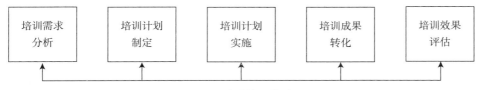

图 5-1　培训的实施过程

一、培训需求的分析

培训需求分析是指在规划与设计培训活动之前，通过周密、科学的调查研究，对组织及其成员的目标、知识、技能等方面进行系统的鉴别与分析，以确定是否需要培训及培训内容的一种活动或过程。培训需求分析的目的是回答哪些人、什么时间、培训什么内容、达到什么目标等问题。

案例链接

某酒店行政主管的盲目"充电"

赵先生是某家酒店的行政主管，本来做得还不错，但因为新来了一位副手，并且从一开始就觊觎他的位置，感到了压力的他开始考虑充电，以图甩开对方。他选择了学习更深的电脑知识，甚至连编程都认真地学，同时还把大学时曾经选修过的法语也重新捡了起来。结果在他终于把自己勉强变成一个初级程序员、法语也重新有了点感觉的时候，对手已经重重地把他击倒在地，扬长而去。

启示：培训需求的产生首先源自员工个人，需要对培训需求进行调查，以明确是否需要培训、培训的时间和培训的内容，以及培训应该达到什么样的理想状态，这就是培训需求分析。赵先生没有进行仔细的调查分析，没有能够对自我进行正确的定位，而是盲目地进行所谓的充电，不仅没有使自己变得更强大，相反却被对手击倒在地。

资料来源：惠婷. 新编人力资源管理实务. 上海：上海交通大学出版社，2015.

（一）培训需求分析的内容

20 世纪 80 年代，I.L.Goldstein、E.P.Braverman、H.Goldstein 三人经过长期的研究构建了 Goldstein 模型，指出培训需求评价应从三个方面着手，即组织分析、任务分析和人员分析（表 5-2）。

表 5-2　培训需求分析的内容

分析	目的	方法
组织分析	决定组织中哪里需要培训	根据组织长期目标、短期目标、经营计划判定知识和技术需求将组织效率和工作质量与期望水平进行比较 制订人事接替计划，对现有员工的知识技能进行审查 评价培训的组织环境
任务分析	决定培训内容应该是什么	对于个人工作，分析其业绩评价标准，要求完成的任务和成功地完成任务所必需的知识、技术、行为和态度等
人员分析	决定谁应该接受培训和他们需要什么样的培训	通过业绩评估分析造成业绩差距的原因 收集和分析关键事件 对员工及其上级进行培训需求调查

1. 组织分析　包括两个方面的内容：一是组织目标分析，以确定组织今后的发展方向及培训重点和方向；二是组织现状分析，通过对组织目前整体绩效的评价，找出存在的问题并分析问题产生的原因，以确定组织目前的培训重点。不同战略下组织经营和培训重点（表 5-3）。

表 5-3　不同战略下组织经营和培训重点

战略	重点	实现途径	关键事项	培训重点
集中战略	·提高市场份额 ·减少运营成本 ·开拓并维持市场定位	·提高产品质量 ·提高生产效率或革新技术流程 ·按需要制造产品或提供服务	·技术交流 ·现有劳动力的开发 ·特殊培训项目	·团队建设 ·交叉培训 ·人际交往 ·技能培训 ·在职培训
内部成长战略	·市场开发 ·产品开发 ·革新 ·合资	·销售现有产品，增加分销渠道 ·拓展全球市场 ·调整现有产品 ·创造新的或不同的产品 ·通过合伙发展壮大	·创造新的工作任务 ·革新	·支持或促进产品价值的高质量的沟通 ·文化培训 ·培养创造性思维和分析能力 ·工作中的技术能力 ·对管理者进行的反馈与沟通方面的培训 ·冲突调和技巧培训
外部成长战略（兼并）	·横向联合 ·纵向联合 ·发散组合	·兼并处于产品市场链上相同经营阶段的公司 ·自己经营那些提供或购买产品的业务 ·兼并那些与兼并者处于不同领域的组织	·整合公司的富余人员 ·重组	·判断被兼并组织员工的能力 ·联合培训系统 ·合并公司的方法和程序 ·团队建设
紧缩投资战略	·节约开支 ·转产 ·剥离 ·债务清算	·降低成本 ·减少资产 ·创造利润 ·重新制定目标 ·卖掉全部资产	·效率	·革新、目标设置、时间管理、压力管理、交叉培训 ·领导技能培训 ·人际沟通培训 ·向外配置的辅助培训 ·寻找工作技能的培训

资料来源：美·雷蒙德·A·诺伊，等.人力资源管理.北京：中国人民大学出版社，2001.

2. 任务分析　针对具体岗位进行，主要内容包括：①任务确定：明确某项工作的性质、工作职责，并在明确职责的基础上确定工作标准和履行职责。②任职条件分析：明确达到工作标准的素质要求，如专业知识要求、能力要求、技能要求。

任务分析可以通过研究具体任职人的工作行为与期望的行为标准，找出其间的差距，从而确定需要接受的培训。工作分析、绩效评价、质量控制报告和顾客反映等都为培训需求分析提供了重要信息。任务分析是培训需求分析中最烦琐的一部分，但只有对工作进行精确的分析并以此为依据，才能制订出真正符合工作实际的培训课程来。

3. 人员分析　针对员工进行，分析内容包括：①对员工个人绩效做出评价，找出存在的问题并分析问题产生的原因，以确定解决当前问题的培训需求。②根据员工的职位变动计划，将员工现有的状况与未来职位的要求进行比较，以确定解决未来问题的培训需求。

人员分析的重点是评价工作人员实际工作绩效及工作能力，其信息主要来源于绩效考核的记录、技能测试结果和个人填写的培训需求问卷，以及员工的职位变动计划等。通过人员分析，要能够确定出组织中哪些人员需要接受培训，以及需要接受什么样的培训。

（二）需求分析程序

1. 收集组织当前信息 组织目前运营的相关信息及市场环境信息。

（1）组织运营信息 当前组织开展的业务类型和内容；采用的生产技术和手段（如生产企业中所用设备、工艺流程、药品专利、生产经营的药品、能源、原辅料、包装材料等；医疗机构中的治疗手段、医疗设备、医疗水平等）；维持当前组织运营所需员工的数量、类别和素质等。

（2）组织人力资源状况 组织目前的员工数量、年龄结构、知识结构、工作年限、工作态度、报酬状况和技艺水平等。

（3）组织结构信息 组织机构的设置、层级结构、决策机制、劳动关系、组织制度等。

（4）组织外部环境信息 行业和产品市场情况，人力资源供求状况，融资环境，新技术应用和新产品开发现状，政府的法律、法规和相关政策等。

2. 获取组织未来信息 组织未来一段时间内的市场环境信息，以及组织发展期望。

（1）组织发展目标 在未来某一时间点上组织开展的经营活动，采用的技术、设备、工艺、能源、原辅料，生产经营的产品等。

（2）组织未来所需人力资源预测 维持未来生产经营活动所需员工数量、年龄结构、知识结构、技术水平，劳动报酬，工作态度等。

（3）组织未来结构 组织目标下理想的组织结构形式、权利分配方式等。

（4）组织未来将面临的外部环境分析 行业竞争态势和新产品及替代品开发情况，政府政策法令的变化等。

3. 个人培训需求调查 通过访谈和问卷调查等方法，收集员工个人的培训意愿，包括员工希望参与的培训内容、培训形式、培训时间，以及培训之后所期望获得的职位等。

4. 分析资料 在上述资料基础上，将组织的现实与未来发展的需求进行对比分析，即进行组织分析、任务分析和人员分析。通过分析，找出差距，并分析出哪些差距是可以借助培训来缩小的，以此作为制订培训计划的依据。

（三）需求分析方法

进行培训需求分析的方法很多，最常用的有观察法、问卷调查法、资料查询法和访问法4种。

观察法指直接到工作现场，通过观察员工的工作过程来进行培训需求分析。问卷调查法是将有关问题编制成问卷，通过让员工填写问卷来收集信息进行培训需求分析。资料查询法是通过查阅有关的资料进行培训需求分析。访问法是通过访问的方式来获取信息进行培训需求分析。在实践中，要根据实际情况选择合适的方法。培训需求分析方法优缺点比较（表5-4）。

表5-4 培训需求分析方法的优缺点比较

方法	优点	缺点
观察法	·可以得到有关工作环境的信息 ·将分析活动对工作的干扰降至最低	·需要高水平的观察者 ·员工的行为方式可能因为被观察而受到影响
问卷调查法	·费用低 ·可以从大量人员中收集信息 ·易于对信息进行归纳总结	·耗费时间 ·回收率可能很低，有些信息可能不符合要求 ·不够具体

续表

方法	优点	缺点
资料查阅法	· 有关工作程序的理想信息来源 · 目的性强 · 有关新的工作和在生产过程新产生的工作所包含任务的理想信息来源	· 材料可能过时 · 需要具备专业知识
访问法	· 有利于发现培训需求的具体问题及其产生的原因和解决办法	· 耗费时间 · 分析难度大 · 需要高水平的专家

资料来源：孙海法. 现代组织人力资源管理. 广州：中山大学出版社，2002.

知识链接

便捷的需求分析方法

培训需求分析过程很复杂也很费时。如果我们没有时间去实施一个完整的需求分析的话会怎样？时间上的约束会限制培训需求分析收集到的信息的范围和详细程度，但是即使管理者需要即刻开展培训课程，需求分析也是不可忽略的。

有几种方法可以在不牺牲质量的情况下缩短需求分析的时间。首先，需求分析的范围是依据潜在的压力点的范围而定的。如果压力点是局部的，而且对公司经营也只有潜在的微小影响，那么需求分析的信息收集部分可以只包括管理者和在职人员的面谈。如果压力点对经营有大范围的影响，那么信息收集就应再多花点时间。其次，你可以考虑使用已有的能够为绩效问题解决提供线索的原有的访谈记录。网络是一个很有用的资源，它可以使你更快地与不同地方的专家进行访谈。最后，如果能够很好地协调经营问题、技术开发和组织面临的其他问题，你就能很好地预测培训需求。

资料来源：美·雷蒙德·A. 诺伊. 雇员培训与开发. 3 版. 北京：中国人民大学出版社，2007.

二、培训计划的制订

为了保证培训活动的顺利实施，还需要在需求分析的基础上制订培训计划，以此指导培训的具体实施和评价。不同的组织，培训计划的内容可能会有所不同，但一般来说，一个比较完备的培训计划应当包括培训目标、培训对象、培训内容、培训方式和培训经费等。

（一）培训目标

培训目标是指培训活动所要达到的目的和预期成果。设置培训目标将为培训计划提供明确的方向和依循的架构。培训目标的内容要素主要分为三大类：一是知识的传授，通过培训使员工具备完成职位工作所必需的基本业务知识，了解组织的基本情况，如公司的发展战略、经营方针、组织文化、规章制度等；二是技能的培养，通过培训使员工掌握完成职位所必备的技术和能力，如操作技术、分析能力、应变技术、沟通能力、谈判技术等；三是态度的转变，通过培训使员工具备完成职位工作所要求的工作态度，如积极性、合作性、自律性和服务意识等。

确定目标时，应特别注意两个方面：一是培训的目标服务于组织的长期目标；二是培训的目标应简明扼要，一次培训的目标不要太多，同时目标要具体，具有可操作性。这样员工在接受培训时才会有明确的努力方向，也会为培训后的评价提供明确的标准。

（二）培训的内容和对象

培训的内容是指应当进行什么样的培训，培训的对象是指哪些员工需要接受培训。这两个项目都是培训需求分析的结果。需要强调的是，培训的内容一定要紧紧围绕培训目标来设计，同时，还要符合培训对象的个性特点，这样才能使培训对象能积极参与到培训中来，使培训取得良好的效果。

（三）培训的时间

培训时间可根据培训的目的、场所、师资和培训对象的素质水平、上班时间等因素确定。培训时间设计得科学合理，一方面可以保证培训及时地满足培训的需求，另一方面也有助于受训人员安心地接受培训。培训时间的选定，以尽可能不过分影响工作为主。

（四）培训的地点和设备

培训地点和设备是顺利实施培训的有力保障，合适的地点和完备的设备有助于建立良好的培训环境，从而增进培训的效果。培训地点和设备的选择主要依据培训的内容与方式而定。例如，如果采用授课法，就应当选择室内来进行，要设置桌椅、投影仪、屏幕、黑板等设备；如果采取游戏法，则应选择有活动空间的地方，并准备游戏所用的道具。

（五）培训的方式

在实践中，培训的方式有很多，不同的方法具有不同的特征，组织应当根据自身的规模、经费预算、工作性质、培训对象、人数等实际情况来选择合适的方法。在下一节中，我们将对这些方法做详细的介绍。

（六）培训的预算

有效的培训预算是实现成功培训的前提和保证，培训费用中一般包含讲师培训费、场地费、进修费、资料费、奖励费、管理费等。不同的培训项目，费用结构是不同的。预算要科学合理，如果预算不足，会影响培训的正常进行，预算过大则会造成浪费。

常用的培训预算方法有比较预算法、比例确定法、人均预算法、推算法和费用总额法。

比较预算法是指参考行业同类组织的平均培训预算。比例确定法是指按某一基数的一定比例编制培训预算，这个基数可以是组织的销售额，全年总收入等。据统计，国际大公司的培训总预算一般占上一年总销售收入的 1%～3%，最高可达 7%，平均为 1.5%，国内组织这个比率一般要低得多。人均预算法是指按员工人数和人均培训经费计算培训经费。推算法是根据组织往年的培训经费推算本年度培训预算。费用总额法是指组织的人力资源管理部门从其全年的人力资源管理费用中划出一定的比例用于员工培训。

三、培训计划的实施

培训计划的实施是培训过程的主要阶段，是落实培训计划、实现培训目标的重要环节。因此，组织应该按照培训计划规定的任务和流程，提供必要的资源，以保证培训活动有序地组织实施。

（一）确定培训项目负责人

培训项目负责人是每次具体培训活动的决策参与者和具体执行者，与外部培训专家或内部培训专员负责调查分析培训需要、确定培训目标、编写和执行培训计划、评价培训效果等。在具体执行培训计划时，还负责培训活动的全程监控和对培训活动及时提出改进的建议。

（二）选择培训教师

培训教师的选择受培训内容、培训形式和费用预算的限制。选择培训教师的途径有内聘和外聘两种方式。基础知识、基本理论培训可考虑从高等学校或咨询公司聘请教师。实践性比较强的培训，可考虑从组织内部或相似组织中聘请实践经验丰富的专家、职业经理人或咨询公司的人员。培训之前，组织和培训教师要有充分的沟通，组织人力资源和高管层为培训教师提供准确、完整的信息，以便培训教师在培训过程中目标明确，有的放矢。

（三）选择培训教材

培训教材是培训内容的重要载体。培训教材可以是公开出版的教材，也可以是改编教材或自编教材，还可以是讲义、讲稿或内部资料。总之，教材要反映培训的主要内容，便于学员学习。

（四）选择培训机构

培训机构的选择与组织的规模和结构关系很大，一般说来，可以有以下三种选择。

1. 组织自己培训　大型组织往往设有专门的教育与培训职能机构和人员，组织可以自己独立完成需求分析、制订计划、组织实施等环节。

2. 企校合作　组织与技工学校、专科学校或高等学校合作，由学校教师向组织提供各种员工培训，现在越来越多的组织通过企校合作的方式对员工进行培训。在中国，像广播电视大学、函授、自考、夜校等各类成人教育项目，也常被组织用作培训员工的手段。

3. 专业培训机构　近年来，中国各地出现了大量的专业培训机构，以满足组织日益膨胀和日新月异的培训需求。这些机构根据组织对员工的培训需求，开发和设计出相应的培训方案和教材，主要以"公开课"和"内训"两种方式为组织提供培训服务。"公开课"是指培训机构以广告方式向众多组织邀请相关人员参加的集中性的短期培训。"内训"是培训机构为某一组织专门提供的短期培训项目，通常在该组织内部进行，没有外部人参加。"公开课"有利于来自不同企业的人员交流，学习和借鉴其他组织的经验，且费用较低，但针对性较差，一个组织参加的人数有限。"内训"则相反，培训的内容对组织而言可以比较具体和有针对性，该组织参加人员可以比较多，讨论问题也能深入，但费用较高，而且不能与组织外部人员交流。

（五）培训计划实施的控制

培训计划实施控制步骤如下：收集培训相关资料；比较目标与现状之间的差距；分析实现目标的培训计划，设计培训计划检查工具；对培训计划进行检查，发现偏差并进行纠偏；公布培训计划，落实培训计划。

在实施过程中，需要特别注意的问题：一是切实履行计划，全力以赴；二是严格检查，杜绝培训流于形式；三是重视反馈，保持培训的真实性；四是及时修正培训计划，以保证培训目标的顺利实现。

四、培训成果的转化

转化培训成果能否有效转化，决定了企业能否实现培训的最终目标。在制定合适的培训计划并实施后，企业只有合理地控制影响培训成果转化的因素及其转化过程，促进培训成果的转化，才能够真正实现企业培训的价值。

（一）培训成果转化的定义

培训成果转化也称培训迁移，是指员工把在培训中获得的知识、技能、行为、态度应用到实际工作中的程度。需要指出的是，培训成果转化并不等同于学习，员工在培训过程中通过一系列的努力掌握了某种知识、技能、行为、态度，也许学习效果很理想，但这并不意味着员工在任何场所中都能应用这些学习所得。学习的内容转化为个人所得之后，只有进一步转化为实际的个人绩效，才是培训成果的转化。

事实上，只有40%的培训内容在培训后的短时间内能够立刻被应用到工作情境中，25%的内容在6个月以后还能应用，15%的内容能够维持到当年年末。如果以货币形式来衡量，大约只有10%的培训投入能转化为员工日后的工作行为。由此可知，员工在培训项目和培训课程中的学习所得，如果没有经过培训成果转化这一过程，那么所有的培训投入将无法指向最终的目标，即无法提高员工的工作绩效，进而也无法提高组织的整体绩效。要想缩短学习和应用之间的差距，促进培训的学习所得向绩效转化，就必须弄清楚培训成果转化的过程和步骤。

（二）培训成果转化的过程

培训成果转化的过程模型（图5-2），包括培训投入因素（学员个人特征、培训项目设计、工作环境）、学习和保存（培训的学习所得）、推广和维持（培训成果转化的条件）三大元素。这三大元素共同作用形成了培训成果转化的过程。

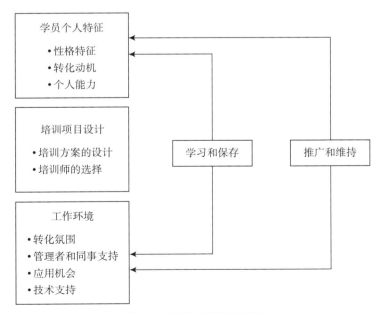

图5-2　培训成果转化过程

资料来源：秦培仁，黄荣萍．企业培训成果转化及其过程模型的构造［J］．改革与战略，2005（1）：130-132.

其中，培训成果转化不可缺少的条件包括将保存下来的学习所得（知识、技能、态度、行为）推广到实际的工作当中去，并能够维持该学习所得在实际工作中的应用。推广是指员工在遇到与学习环境类似的问题和情况时，将学习所得应用于工作环境中的过程。维持则是指员工长时间持续应用新获得的能力的过程。

培训资源等投入因素就位后，员工还必须通过培训学习并保存所学的各种能力，才能为培训成果（新获得的各种能力）的推广和维持做好铺垫。换句话说，培训投入因素是培训成果转化的基础，培训所得的保存则是培训成果转化不可缺少的原材料，而培训成果的转化条件则是获得培训成果的必经路径。

从图5-2中可知，学员个人特征、培训项目设计、工作环境分别对学习和保存、推广和维持产生直接或间接的作用。另外，培训成果转化不是一个单向的过程，现实中的培训成果转化是一个反复循环的过程。在成果的保存、转化推广时，可能会遇到各种阻碍因素或出现新的问题，为此需要进行实时的信息反馈，加强员工、培训师及管理者之间的沟通，解决新问题，扫除障碍，共同促进培训成果的转化，同时也为下一次培训项目的设计提供经验借鉴。

因此，培训成果转化是一个将培训内容保存，再加以推广到工作当中，并能够维持所学的内容，同时进行实时的信息反馈，通过调整实施再学习、再推广的循环过程。

（三）促进培训成果转化的途径

由培训成果的转化过程可知，个人特征、培训项目的设计及工作环境都直接或间接地影响企业培训资源投入的有效性。针对这些因素，企业应该采取什么途径来促进培训成果的转化呢？

1. 制定适合本企业的培训方案

不同的企业有不同的战略目标和定位，在不同的时期也有不同的培训需求和培训目标。因此，制定适合本企业需求和发展目标的培训方案往往决定了企业人力资源投入是否能够有所产出。培训方案的制定可以从培训方案本身的设计和培训师的选择两个方面着手。

（1）培训方案的设计。培训方案包括培训目标、培训教材、培训对象、培训方式、培训时间、培训地点和设备等内容。为了实现培训成果在工作场所中的成功转化，培训方案的设计应具备以下两个要求：一是培训方案必须与工作相关。其设计必须来源于对组织、工作任务和员工个人需求的分析，才能避免培训工作的盲目性和随意性，使培训内容与企业实际需求相一致。二是培训方案还必须让员工了解培训内容与实际工作之间的关系，以便员工将培训所学的内容应用到实际工作当中。

（2）培训师的选择。企业应该按照不同的培训需求，选择不同风格的培训师。通常情况下，培训风格活泼、注重沟通和反馈的培训师比培训风格保守、注重授课、忽略沟通和反馈的培训师会取得更好的培训效果。企业可以通过外聘和内聘这两种方式来选择培训师，但无论采用哪一种方式，培训师都必须拥有专业的培训技能和相关的培训经验。

2. 强化学员的成果转化动机

个人转化动机是培训成果转化的助推器，它与激励机制息息相关。下面将从两个方面阐述如何通过激励机制强化员工的培训成果转化动机，促成培训成果的转化。

（1）需求激励。需求理论认为，如果一个人的主要需求得到满足，那么他的行为动机和积极性就会被激发出来。员工的需求不仅包括物质需求，还包括精神需求。

（2）结果激励。激励机制时刻关系着员工的个人利益，员工之所以有转化动机，归根结底离不开转化培训成果之后所得到的物质、精神或晋升激励。结果激励最重要的表现形式就是合理晋升。

3. 积极培育有利于培训成果转化的工作环境

为了使工作环境有利于员工进行培训成果转化，可以从以下三个方面构建鼓励和推动员工积极转化培训成果的工作环境，改进工作绩效。一是构建学习型组织。为了创造有利于员工学习和培训成果转化的氛围，目前很多企业正在努力转变为学习型组织。学习型组织被看作是一种组织文化，它不仅注重员工个体层面上的进步，还注重团体和组织层面上的可持续发展。二是注重知识管理。组织成员获取知识和使用知识的能力已成为企业赢取竞争优势的基础。同时，全球化经营对知识获取、知识创造与知识转换能力的要求依赖于企业的学习能力。因此，知识管理显得尤为重要，所有的企业都必须不断更新知识，以顾客和市场为导向，利用知识为企业和社会创造价值。三是各项培训资源与配套制度的支持。培训资源包括培训经费、培训场地、设施设备、工作人员等，每个培训项目从策划到实施都离不开以上各项资源。同时，为调动员工的学习积极性，增强培训效果，必须要有一系列配套制度的支持，即将培训工作与人力资源管理各环节密切配合，建立、健全各项人力资源管理制度，如新员工培训制度、竞聘上岗制度、员工职业生涯规划、激励制度、绩效考核制度、专业技术人员继续教育制度、特殊工种人员培训制度等。

五、培训效果的评估

培训效果评估是培训实施的最后一个环节，是提高培训体系有效性的基础工作。通过评估，不仅可以判断培训目标的实现程度，而且可以了解受训者知识、技能和能力的提高程度和收益程度。

（一）培训评估的对象

通常，培训评估包括绩效评估和责任评估两项。

绩效评估是以培训结果为对象进行评估，包括受训者的个人学习成果和培训后对组织的贡献，这是培训评估的重点。责任评估是以负责培训的部门或培训者的责任为对象的评估，目的是进一步明确培训工作方向，改进培训工作。

（二）评估方法

1. 柯氏四级评价模型　这是柯克帕特里克在 1959 年提出的培训结果评估模型。目前，该评价法仍然是国内外运用最广泛的培训结果评价方法之一。该模型从评估的深度和难度将培训效果分为四个递进的层次——反应层次、学习层次、行为层次和效果层次（表 5–5）。

表 5–5　柯氏四级评价模型的评估内容和常见的评估方法

评估层次	评估内容	常用评估方法
反应层次	学员对培训项目在哪些方面满意	·问卷调查法 ·口头询问法
学习层次	学员从培训项目中学到了什么	·笔试 ·工作模拟 ·观察考评
行为层次	受训学员的行为是否发生了变化	·360 度反馈 ·现场评估 ·绩效考核
效果层次	受训学员的行为改变是否对组织产生了影响	·ROI（投资回报率）评估模型

（1）反应层次 反映受训者对培训项目的评价。如受训者对培训教材、培训教师、培训设备、培训方法、培训内容等方面的评价。反应层次评估的主要方法有问卷调查法、观察法和口头询问法。受训人员的反应对于重新设计或继续培训项目至关重要。

（2）学习层次 测量学员对所学原理、技能和态度的理解和掌握程度，是目前最常用到的一种评价方式。评估的方法包括笔试、技能操作和工作模拟等。在评估学习反应时，通常会通过培训前后比较，或设置对照组的方式对培训的学习效果进行评估。学习层次评估有利于增强受训人员的学习动机。

（3）行为层次 测量受训者经过培训后在实际工作中行为的改变，以判断所学知识对实际工作的影响效果。为了评估更加全面，结果更具说服力，可以采用360度反馈的做法，即由受训者自己、下属、同事、上级、客户共同对其培训前后行为变化做出客观评价，以帮助管理层做出正确的判断。如果培训的结果是员工的行为并没有发生太大的变化，便说明过去的培训是无效的。

（4）效果层次 判断培训是否对组织经营成果有直接的贡献。这可以通过一些指标来衡量，如事故率、生产率、员工流动率、质量、员工士气，以及组织对客户的服务等。通过对这样一些组织指标的分析，组织能够了解培训带来的收益。

柯克帕特里克认为，这四层的信息是递增的，即低层次的信息是更高层次评估的基础，而越往下就越接近实际，评估时要获得的信息量也要求越大。根据美国《培训》杂志的调查，组织在做培训有效性评估时用得最多的方法是反应层次和学习层次的评估。

2. CIPP 模型 1967 年，美国学者斯塔弗尔比姆在对泰勒行为目标模式反思的基础上提出了 CIPP 模型。该模型由四项评估活动的首个字母组成。

（1）背景评估 包括了解相关环境、分析培训需求、鉴别培训机会、制订培训目标等。其中，确定培训需求和设定培训目标是主要任务。

（2）输入评估 主要任务是评估培训资源和培训项目，包括收集培训资源信息、评估培训资源、评估项目规划是否有效地利用了资源、是否能够达到预期目标，以及是否需要外部资源的帮助等。

（3）过程评估 主要是通过评估，为实施培训项目的人们提供反馈信息，以使他们能在后续的培训过程中进行改进和完善。

（4）成果评估 对培训是否达到预期目标进行评估，包括学员的满意度、知识和技能的增加、行为的改善，以及个人和组织绩效的提高等。

相对于柯式模型，该模型具有非常显著的优势：它真正将评估活动介入到培训的整个过程，不仅对培训的必要性和可行性进行分析，还注重对培训过程进行监控。同时，培训过程中的评估可以及时发现和总结本次培训的经验和不足，其反馈信息会对本次培训的后续项目产生积极影响。

（三）培训投资效果分析

培训是一种投资，可以使用成本－收益分析的方法，测定其投资的效果。

1. 培训成本 培训成本可以分为直接成本和间接成本两个方面。直接成本包括外聘教师、培训机构的酬劳；购买或租用器材、场地、教材及训练设备的费用；受训者的交通、饮食及其他杂项开支等。间接成本包括受训者因参加培训而减少的工作损失；负责培训的管理人员和主管的工资和时间等。

2. 培训收益 培训收益也可分为直接收益和间接收益两个方面。培训的直接收益是指受训人员劳动生产率的提高。间接收益是指由于培训使受训者个人的工作能力提高、工作内容改善和获得发展晋升等收益，以及促进群体内从业人员间的竞争意识、团队精神，使组织提高整体的效益。

知识链接

削减培训费用但是保持培训效果

紧缩的经济形势可能会促使组织减少培训预算。但全部取消培训也许意味着企业丧失竞争优势，或更糟的是失去整个企业。当预算紧缩时，要维持经济效益并非易事，但它是有可能做到的。以下是来自培训专家的一些减少培训成本的策略。

1. 面向内部　企业内部的员工也许是培训方面专门知识的丰富源泉。而且当培训是由组织内部的人士进行时，培训就可能与企业的业务密切相关了。佛罗里达州的一家汽车公司的培训教育部主任曾经不得不取消培训，或者找到一种花钱很少的替代办法。现在这家有 400 名雇员的公司完全依靠内部的专家作为其培训的资源。另一个依靠内部高技能水平力量的方法是利用教练员和辅导员——那些处在监督和管理岗位上的员工或具有专门特长和知识的员工。因此，培训可以在组织的自上而下的层次结构内进行或者在同行的基础上进行。

2. 你需要吗　将培训限定在真正需要的项目上。在预算进一步紧缩的情况下，许多公司已将种类繁多的培训项目精简集中到个别关键的领域。

3. 对培训做战略性的调整　组织对培训投资的回报取决于培训与组织的战略挂钩的程度。

4. 考虑电子学习的方式　通过用电子学习的方式取代传统的教师指导的学习方式，组织也许可以节约 50% ～ 70% 培训费用。b 节约的大部分归因于减少了工时的损失，以及消除了培训场所和差旅费用。

资料来源：Managing Training&Development（2002）. The five most effective strategies for improving training programs，March Newsletter of the Institute of Management and Administration; Payroll Manager's Report（2002）. How to train your staff on a smaller training budget.May Newsletter of the Institute of Management and Administration.

第三节　培训与开发的主要方法

培训与开发方法的选择对培训与开发的实施，以及培训与开发效果的好坏具有非常重要的影响。在实践中，有很多员工培训与开发的方法可供选择，不同的方法适用于不同的内容，每种方法具有不同的特点和优缺点。组织在实施培训与开发时，应当根据培训与开发的具体内容、对象、目的，以及经费等综合选择培训与开发方法。

一、直接传授式培训

直接传授式培训是指培训者直接通过一定途径向培训对象发送培训信息。这种方法的主要特点是信息交流的单向性和培训对象的被动性，它适用于知识类的培训，具体形式有讲授法、专题讲座法、视听法和自学法。

（一）讲授法

讲授法是由教师通过系统讲授向受训者传授知识的方法。它是最传统也是最常用的一种培训方法，适用于各类人员对学科知识、前沿理论、法律法规的系统学习。讲授法的最大优点是能在相对短的时间内向众多受训者提供大量的知识和信息，培训者能够对培训过程进行有效的控制。缺点是信息传递基本是单向的，反馈效果差，不适于技能的培训。

（二）专题讲座法

专题讲座法在形式上与课堂讲授法基本相同，但在内容上有所差异。课堂讲授一般是系统知识的传授，专题讲座是针对某一专题进行介绍，一般一个专题安排一次培训，适用于管理人员或技术人员了解专业技术发展方向或当前热点问题。

（三）视听法

视听法是通过现代视听技术（如投影仪、电脑、录像机等工具）对员工进行培训。它可以用来提高培训对象的沟通技能、谈话技能和顾客服务技能，并能详细阐明一道程序的要领。视听法有很多优点：①培训者可以重播、慢放或快放课程内容，根据培训对象的专业水平灵活调整培训内容。②可让培训对象接触到不易解释说明的设备、难题和事件，如设备故障、顾客抱怨或其他紧急情况。③培训对象可接受相同的指导，使项目内容不会受到培训者兴趣和目标的影响。④通过现场摄像可以让培训对象目睹自己的绩效而无须培训者过多的解释。其缺点是培训对象的反馈与实践较差，且内容具有时效性限制。该法多用于企业概况、传授技能等培训，也可用于概念性知识的培训。

（四）自学法

自学法是指由培训对象自己全权负责的学习，包括什么时候学习及谁将参与到学习过程中。培训对象不需要任何指导者，只需按照自己的进度学习预定的培训内容。培训者只是作为一名辅助者而已。自学法的不足在于它要求培训对象必须愿意自学，即有学习动力。自我指导学习在将来会越来越普遍，因为组织希望能灵活机动地培训员工，不断使用新技术，并且鼓励员工积极参与学习，而不是迫于管理者的压力而学习。

案例链接

使培训内容容易记住

一位教授在课堂上都会有一些要点要讲，但是如果他讲的内容枯燥无味，令所有学生昏昏欲睡，则学生也许就学不到什么东西。为了向受训学员推销需要学习的东西，可以做些什么呢？培训师如何保证关键点能够长久保持下去呢？如果受训学员看不到培训的重要性，并且没有什么方法能够使其记住培训的内容，你怎么能够期望培训会对工作绩效产生影响呢？

增加培训内容可记忆性的一种方法是在培训中增加一些有创意的元素，它能启发学习者，并使学习内容更有意义。举一个例子，考察一个内科医生如何给居民上一堂终生难忘的课。内科医生开始上课时就拿起一个装着水的塑料袋，里面有一小块肥皂。他在塑料袋的角上剪了一个口子，放光了水，然后将肥皂挤出袋子。他告诉上课的居民他是多么为这块肥皂骄傲，并把它展示给课堂上的居民看。但他挤肥皂的力气太大了一些，肥皂被挤出了袋子，射向了听课的居民。在课堂上他的动作十分吓人，但他向来上课的居民解释说，他们要上的这堂课就是如何接生婴儿而不使其掉落。婴儿在没有产下时，就像肥皂那样滑腻腻的，用肥皂做演示比较安全。由于讲课者突出了所讲主题的重要性，使得这堂课令人难忘。

滑腻的肥皂演示是一个给培训增加富有创意元素的例子，它能够使培训内容更加令人难忘。下列4个关于创造性的原则可以帮助你产生这些培训元素。

1. 推迟评估 提出点子而不加批评。暂缓评论，并且只把精力集中于提供点子。

2. 延伸 超越明显的培训点子。设法提出一些愚蠢的或疯狂的可能性——以后你可以将它们排除掉。

3. 做出非同寻常的联想 设法与你的培训内容做一些奇特的联系。这些联系或类比可以使培训难以忘怀。滑腻的肥皂演示就是类比的一个例子。

4. 重构要素 考虑重新安排培训要包括的内容，或者强调或缩小某些课题。这一方法也许可以帮助你提供一个不同的、可记住的方法去陈述材料。

资料来源：Yelon，S. The treasure of creative instruction and artfultraining.Performance Improvement，2005（44）：8–12

二、实践性培训

实践性培训是通过让受训者在实际工作岗位或真实的工作环境中亲身操作和体验，掌握工作所需的知识和技能的培训方法。医疗行业实践性非常强，所以实践性培训在医药组织中应用最为普遍。这种方法的最大好处在于：①员工的工作不会受到影响，可以一边接受培训一边工作。②培训的实用性较好，员工可以立即将培训的内容应用到实际工作中，并及时反馈。③培训成本低。缺点是培训过程容易受外界因素的干扰。实践性培训的方法主要有导师制、工作轮换和个别辅导。

（一）导师制

导师制，也称师徒制，是一种古老而有效的培训方式，是组织中富有经验、有良好管理技能的资深管理者或技术专家，与新员工或经验不足但有发展潜力的员工建立一种支持性的关系，充分利用组织内部优秀员工的先进技能和经验，帮助新员工和部分转岗人员尽快提高业务技能、适应岗位要求的一种培训方式。师徒制的形式可以是一师带一徒或一师带多徒，也可以是多师带一徒。在一些对技能要求比较高的岗位，往往要求新员工在工作初期经历这样一个过程。传统的师徒关系是建立在深厚的感情和高度信任基础之上的，有严格的规范和要求，并借助一定的仪式加以确立。这种方式比较节约成本，而且有利于工作技能的迅速掌握。存在的问题是培训的效果受导师的因素影响比较大；容易形成固定的工作思路，不利于创新。

（二）工作轮换

工作轮换是指在组织内部让员工在不同工作岗位之间流动，以便扩展员工的能力和经验，增强员工适应能力的培训方法。以住院医师规范化培训为例，住院医师规范化培训时间一般为36个月，培训采取在相关科室轮转的形式进行。如内科住院医师轮转方案：在心血管内科（含心电图室）、呼吸内科、消化内科、感染科、内科门诊、急诊科等必选科室轮转时间合计29个月；在医学影像科（含超声科和核医学科）、皮肤科等可选科室的轮转时间合计4个月，应至少选择两个轮转科室；培训基地自行机动安排3个月，可在必选和（或）可选择的轮转科室进行轮转。

工作轮换不仅可以增加员工在不同工作环境下从事不同工作内容的经历，扩大员工的工作决策视野，丰富员工的工作实践经验，为组织的发展培养大量的具有实战经验和能力的后备人才，还可以避免员工因为长期从事单一常规性的工作和工作缺乏挑战性而产生的工作枯燥感和厌恶感，使员工在新的工作岗位上激发出因为工作的新鲜感而产生的活力，提高员工的工作满意度和工作绩效。然而工作轮换所提供的培训广度和深度十分有限，一方面受员工个体所掌握的技能所限，只能在有限的领域内进行轮岗；另一方面因轮岗的周期比较短，在每个职位上工作的时间都不长，缺少足够的时间接触和学习更多、更深层次的知识，故而很难形成专业特长。这种方法更适用于对通用型管理人员或医师、护士的培训，不适合专家型人员和医药企业普通员工的培训。

（三）个别辅导

个别辅导，又称私人教练，是指组织为员工提供一对一的具体指导者。这是近年来兴起于发达国家的一种新的培训方式。对于组织中的高层经理人员或一些担任某种特殊工作的员工来说，传统的培训方式已经难以适应工作的需要。其所从事的工作已经非常具体或具有战略倾向性，为了使其潜能得到充分开发，他们需要开阔视野，改善原有的与现实不符合的心智模式，希望从"高人"那里获得他们需求的信息，于是"个别辅导"或是"私人教练"的培训方式便应运而生。"教练"可能会出现在组织的某些会议上，目的是观察被辅导者的行为，了解被辅导者如何从事决策和进行沟通与交流，进而提出相应的反馈意见。他们还会鼓励被辅导者在遇到困难时与自己讨论，从"旁观者"的角度看待和分析正在发生的问题，共同商量解决方案。

三、体验式培训

体验式培训源于美国凯斯西储大学行为学教授大卫·库伯的体验式学习理论。该理论1995年引入中国。体验式培训是与传统传授方式截然不同的一种培训方式。体验式培训更强调受训者的参与，通过受训者的亲身感受，增加受训者对知识和技能的掌握，提高培训的质量。研究表明，所体验过的事，人们能学习到80%。人们真正相信自己所感受过的，对从未体验的则抱着怀疑的态度去接受，这是对体验式培训最好的诠释。

体验式培训的基本步骤是：①学习者通过在真实或模拟的环境中参与某项活动，获得初步亲身体验。②在培训教师的指导下，学习者与团队成员共同交流、分享个人体验，反思、总结提升为理论成果。③学习者将理论成果应用于实践。学习者通过体验不但获得了效果持久的知识，同时也体会到了学习的快乐。

体验式培训根据活动场所可分为户内体验式培训和户外体验式培训。户内体验式培训主要包括案例分析法、角色扮演法、工作模拟法、沙盘模拟培训；户外体验式培训主要是拓展训练。

（一）案例分析法

案例分析法由哈佛大学1980年开发完成，开始只是作为一种教育技法被用于高级经理人及商业政策的相关教育实践，后被许多组织借鉴，成为员工培训的一种重要方法。案例分析法是围绕一定的培训目标，将实际工作中真实的场景加以提炼，形成供学员思考分析的案例，通过独立研究和相互讨论的方式，提高学员分析问题和解决问题的能力。

案例分析法的优点：案例大多来自现实，通过对案例的分析，有助于解决类似的实际问题；案例分析强调个人的独立思考，对培训者的依赖程度比较低，有助于培养受训人员独立分析问题和解决问题的能力。缺点：案例的收集和提炼往往比较困难，案例虽然来自现实，但又不能是现实的直接反映，而要经过一定的加工。这种方法对培训者的要求较高，要求能够给受训者以启发。

（二）角色扮演法

角色扮演是指给受训者提供一个模拟真实的工作情境，让他们在其中分别扮演不同的角色，并按照实际工作中不同角色应有的权责来处理事务，从而提高其处理各种问题的能力，适合于对各类员工开展以提高行为能力为目标的训练。

通过角色扮演，受训者可以体会与自己工作有关的其他角色的心理活动，从而有助于改正过去工作中的不良行为，以利于建立良好的人际关系。缺点是操作起来比较麻烦，更多地用于态度改变的培训，知识和技能的培训往往不太适用。

（三）工作模拟法

工作模拟法是以工作中的实际情况为基础，将实际工作中可利用的资源、约束条件和工作过程模型化，受训者在假定的工作情境中参与活动，学习从事特定工作的行为和技能，提高其处理问题的能力。

工作模拟法的优点：由于与实际工作比较接近，因此培训效果较好；能够对培训的过程加以有效控制；可以避免在实际工作中进行培训而造成的损失。缺点：培训费用比较高；不可能做到与真实的工作完全一样，也存在培训转化的问题。这种培训特别适合出现错误的代价比较高的工作，如飞行员的培训、管理决策的培训等。

（四）沙盘模拟培训

沙盘模拟培训源自西方军事上的战争沙盘模拟推演。战争沙盘模拟推演通过红、蓝两军在战场上的对抗与较量，发现双方战略战术上存在的问题，从而提高指挥员的作战能力。模拟推演跨越了通过实兵军演检验与培养高级将领的巨大成本障碍和时空限制，在世界各国得到普遍运用。英、美知名商学院和管理咨询机构很快意识到这种方法同样适合组织对中、高层经理的培养和锻炼，随即对军事沙盘模拟推演进行了广泛的借鉴与研究，最终开发出组织沙盘模拟培训这一新型现代培训模式。它运用独特直观的教具，融入市场变数，结合角色扮演、情景模拟、讲师点评，使受训人员在虚拟的市场竞争环境中，全真体会组织数年的经营管理过程，运筹帷幄，决战商场。沙盘培训一经面世，就以独特新颖的培训模式、深刻实用的培训效果受到中外组织高级管理人员和培训专家的青睐。目前，沙盘培训已成为世界 500 强组织中 80% 的中、高层管理人员经营管理培训的首选课程。北京大学、清华大学、浙江大学、中国人民大学、上海交通大学等高等院校已相继将系列沙盘模拟培训课程纳入其 MBA、EMBA 及中、高层经理在职培训的教学之中。

沙盘模拟培训的基本过程是：由学员分组建立若干模拟公司，围绕形象直观的沙盘教具，实战演练模拟组织的经营管理与市场竞争，在经历模拟组织 3 ～ 4 年的荣辱成败过程中提高战略管理能力，感悟经营决策真谛。每 1 年度经营结束后，学员们通过对"公司"当年业绩的盘点与总结，反思决策成败，解析战略得失，梳理管理思路，暴露自身误区，并通过多次调整与改进的练习，切实提高综合管理素质。

沙盘模拟培训特有的互动性、趣味性、竞争性特点，能够最大限度地调动学员的学习兴趣，使学员在培训中处于高度兴奋状态，充分运用听、说、学、做、改等一系列学习手段，开启一切可以调动的感官功能，对所学内容形成深度记忆，并能够将学到的管理思路和方法在实际工作中很快实践与运用。在沙盘模拟培训中学员得到的不再是空洞乏味的概念、理论，而是极其宝贵的实践经验和深层次的领会与感悟。沙盘模拟培训的缺点是操作困难，成本高，对培训教师和受训者的要求比较高。

（五）拓展训练

拓展训练源于英文 Outward-Bound，原意为一艘小船离开安全的港湾，驶向波涛汹涌的大海，去迎接挑战。"二战"时期，盟军的舰队常常被纳粹击沉，令人惊奇的是，能够在海上漂流数天，并最终生存下来的不是那些身体强壮的小伙子，而是意志最坚定的中年人。于是，汉思等人创办了"阿伯威海上学校"，训练年轻海员在海上的生存能力和生存技巧。"二战"结束后，拓展体验的独特创意和训练方式逐渐被推广开来。训练对象由海员、军人扩大到学生、工商人员等群体。训练目标也从单纯体能、生存训练扩展到心理训练、人格训练、管理训练。"拓展训练"一词则是中国人对这种体验式教育的本土化认知。

拓展训练是一种现代人和现代组织全新的学习方法和训练方式。在全封闭的基地内，由资深的培训师做指导，采用一流专业的设施设备，通过由心理学家精心设计的场景体验训练项目，使学员置身于新颖、刺激、困惑的情景之中，并使参训者的承受力、忍耐力达到或接近极限。在这种强烈刺激下的参训者无法伪装，表现出比较真实的人性特征，因此拓展训练是短期内评估个体的科学、有效的方法。

通过拓展训练，受训者会在以下方面有显著提高：认识自身潜能，增强自信心，改善自身形象；克服心理惰性，磨炼战胜困难的毅力；启发想象力与创造力，提高解决问题的能力；认识群体的作用，增进对集体的参与意识与责任心；改善人际关系，更为融洽地与群体合作；学习欣赏、关注和爱护自然。另外，拓展训练还可以帮助组织整合组织文化，激发员工潜能，增强团队凝聚力和创造力，从而达到提升组织市场竞争力之目的。

（六）游戏培训法

游戏培训法是指由两个或更多的受训者在一定规则的约束下，相互竞争达到某种目标的训练方法，是一种高度结构化的活动方式。由于游戏本身的趣味性，这种训练方法能激发受训者的学习兴趣，使受训者在不知不觉中学习和巩固所学的知识与技能，拓展思路，提高解决问题的能力。游戏法一般不作为单独的培训方法，总是被穿插在其他培训方法中进行。

游戏培训法的基本程序是：培训者介绍游戏规则和方法，将受训者分组或以个人形式进行比赛，培训者对游戏活动进行评价和总结。该方法在实施过程中要注意游戏的选用。游戏本身只是培训过程中的辅助工具，应将游戏的目的、效果与培训内容相结合，避免脱节。同时，要明确培训者的职责。培训者在游戏过程中充当组织者和观察者的角色。作为组织者，要创造活跃的气氛，要保证游戏规则的执行，要根据现场情况适当调整活动的进程，要处理各种突发事件，要控制游戏的时间等。作为观察者，在游戏进行中要观察团体及个人的行为，洞察其心理变化，以便活动结束后对培训过程进行评价和总结。

四、电子化培训

当今时代，科学技术日新月异，互联网、人工智能、新媒体技术、网络数据库技术的高速发展引领我们进入了信息社会和知识经济时代，大量信息技术被引进到培训领域。在这种情况下，新兴的现代化培训方式不断涌现，网络培训、虚拟培训、移动学习等逐步成为现代教学、培训的重要手段，这些培训方式打破了时间和空间的限制，同时也更符合人们个性化、自主化学习的特点，受到很多组织与员工的青睐。

（一）网络培训

网络培训又称在线学习、网络教育、互联网培训，是指企业通过内部或外部网络对员工进行培训的方式。网络培训是随着互联网技术的发展与计算机的普及，将现代网络技术运用于人力资源培训与开发领域所形成的产物。由讲师将培训内容上传到培训网站，受训者通过网络浏览器进入该网站进行培训学习。

网络培训的优点：培训课程通过网络跨越了地区障碍，无需将受训者集中到一起，降低了培训成本；培训课程可以融入视频、音频、图像等资源，增强培训的趣味性，进而提升受训者学习效果；课程进度安排比较灵活，受训者可以自由选择培训时间，不影响正常工作；培训内容可以及时进行调整、更新。网络培训的缺点：网络培训系统建设成本高；受训者学习依靠自我控制，受训过程难以把握，学习效果无法保证；有些培训内容不适用于网络培训，如人际交流技能、设备操作等实践能力的培训。

（二）虚拟培训

虚拟培训是指利用虚拟现实技术模拟产生一个具有三维信息的人工虚拟环境，受训者通过专业设备接受和响应该环境的各种感官刺激，形成一种身临其境的真实感知，并能够通过交互设备驾驭环境、操作对象，从而在模拟环境的互动体验中学习知识、掌握技能。

虚拟培训具有仿真性、超时空性、交互性、自主性和安全性的特点。在虚拟培训过程中，受训者可以自主选择虚拟培训场地和设施，并进行重复训练，增加感性认知，强化培训效果；同时虚拟环境规避了现实环境培训可能出现的风险，能够缩短培训时间，提高培训投资回报率。但是虚拟培训也存在不足，一是虚拟现实技术开发成本高；二是培训效果受硬件设备影响较大，若设备不达标会影响培训体验，甚至产生恶心、眩晕等不良生理反应。

（三）移动学习

移动学习是随着移动技术与设备的发展产生的一种新型培训方式，是指借助移动设备终端（如智能手机、平板电脑、笔记本电脑、可穿戴设备等）或无线传输系统（如 WiFi、蓝牙等），利用软件或应用程序等随时随地获取教学资源的培训方法。

由于经济快速发展、医药行业竞争加剧，企业很难在员工正常工作时间频繁组织培训，因此移动学习成为企业培训员工的重要手段。移动学习融合了网络培训的优势和潜在功能，优点表现在：简单易用，不受空间和时间的限制，受训者可以任何时间、任何地点学习任何内容，满足受训者个性化学习需要；可以充分利用碎片化时间进行学习，提高时间利用率；方便互动分享，通过联网方式与其他受训者在线交流、分享学习内容。缺点为：定制培训内容与程序成本比较高；利用移动设备学习时容易受到外界环境的干扰；使用移动设备学习时也会受到移动操作系统技术问题的影响。

五、团队建设法

团队建设法是用以提高小组或团队绩效的培训方法，旨在提高受训者的技能和团队的有效性。团队建设法让受训者共享各种观点和经历，建立群体统一性，了解人际关系的力量，并审视自身及同事的优缺点。

1.探险学习法 也叫户外拓展训练，注重利用有组织的户外活动来开发团队协作能力和领导技能，也被称作野外培训或户外培训。最适合于开发与团队效率有关的技能，如自我意识、问题解决、冲突管理和风险承担。

2. 团队培训法 通过协调所在团队成员的个人绩效从而实现共同目标。团队绩效的三要素是知识、态度和行为。

3. 行动学习法 即给团队或工作小组一个实际工作中面临的问题，让他们共同解决并制订出行为计划，然后由他们负责实施该计划的培训方式。

第四节 医药组织典型人群培训策略

根据产业转型升级和高质量发展要求，企业应提升岗位技能、数字技能、绿色技能、安全生产技能和职业道德、职业素养、工匠精神、质量意识、法律常识、创新思维、健康卫生等方面培训力度。医药行业作为一个特殊行业，员工的培训也必然有它的特殊性。例如，除了常规的岗位职责、组织文化建设、部门协作与沟通、团队建设、基本管理技能等培训课程以外，生产性组织还需要安排 GMP 培训、商业性公司需要安排 GSP 培训，以及医药产品危机事件全员应对与配合处理等医药行业类的特色课程。

一、医药组织新员工的培训

新员工培训又称岗前培训、职前教育，是一个组织录用的员工从局外人转变为组织人的过程。其主要目标是降低员工的流失率，增强组织的稳定程度，让新员工能融入组织文化，胜任工作，并知道组织对个人的期望如何。

（一）新员工的特点

1. 缺乏对组织的了解 无论是刚踏入社会的应届毕业生，还是已经身经百战的职场中人，在进入一个新的组织时都会感到陌生，对组织的价值观、制度、流程、考核等方面都需要一个熟悉的过程。

2. 较强的心理防范意识 对于陌生的环境和面孔，新员工容易产生生疏感和隔离感，对周围的人或事都存在心理上的防范。他们的担忧主要包括能否融入新群体、会不会遭到同事的排挤、自己能不能胜任未来的岗位、自己的待遇和切身利益能否得到保障等。

3. 关注职业发展 知识经济时代的员工更忠于自身的职业生涯，而很难忠于某一个组织。因此，新员工多担心能否在公司里发挥自己的才能，关心公司提供的发展平台、晋升渠道等。

（二）新员工培训内容设计

1. 融入组织培训 新员工培训的首要目的就是把新员工培养成为本组织的人，消除新员工对组织的陌生感，它比起业务技能培训地位往往更重要。融入培训主要包括文化融入、团队融入和环境融入。如向新员工介绍组织概况、组织制度、组织文化，培养他们的意志品质和团队精神，进行必要的生活指导等。

2. 岗位技能培训 目的是让新员工了解自己将要承担岗位的工作要求，以及需要具备的知识和技能，让新员工做好上岗前的技能准备。如一个生产人员必备的知识和技能，包括药品的性能和生产流程、机器的操作、生产的规范等。

3. 职业化塑造培训 主要是针对应届毕业生的培训。职场对于这些新人来说是一个陌生的概念，组织的职业化培训所教授的不是能够立即操作的知识和技能，而是一种认真对待工作的态度，培养他们对职业的责任感和职业习惯。

4. 职业发展培训 组织是否能给新员工提供良好的发展平台是新员工担忧的一大问题，而在职业化培训中的职业生涯设计是留住他们的最佳方法。组织在培训中可以介绍组织提供的职业发展通道，同时鼓励新员工进行自我规划，人力资源部及其他成员要对他们给予必要的引导，帮助他们确定志向和目标，以及实现目标的方法。

（三）新员工培训的方法

针对新员工的特点，采取什么样的方式传授，是新员工放下防范心理、融入团队的重点。即使培训内容设计得再精彩，但没有好的培训方法传授，新员工的担忧也很难清除。新员工培训的方法一般有组织高层领导亲临授课、老员工现身说法、新员工 OJT（On-Job-Training，工作中学习）、入职导师及拓展训练等。

案例链接

新员工培训

小王：第一天我提早 10 分钟到了人力资源部，被告知"请稍坐，一会儿有人带你转转"。1 小时后，我被领到了一间会议室。几分钟后，里面的面试者发现我不是来应聘的，而是新员工。一阵道歉后，我被领去见我的主管。主管大声地叫来一名文员，让他带我转转。在我被介绍给其他员工的同时，那个文员一直在抱怨着那个主管的脾气有多坏。吃午饭时，我问能不能请求调到别的部门去，他们说 6 个月后才能调动。我想我是不是该趁早换个工作。

小李：我的入职培训棒极了！我到了以后被带到休息室，喝过咖啡、吃过点心后，我拿到一本员工手册，上面解释了公司的绝大部分福利及政策，接着放了一段有趣的电影诠释公司的历史、设施、重要人物及各部门的联系。接下来的 1 个小时是问题与解答。我们沿着厂区做了个小的旅行，然后公司请我们吃午饭。午饭时，我的主管加入进来，边吃边介绍我们的部门，并回答一些问题。饭后主管把我介绍给我的同事们，在职培训开始了。

这两种培训方式，哪个给新员工的感受较好？

资料来源：惠婷. 新编人力资源管理实务. 上海：上海交通大学出版社，2015.

二、医药销售人员的培训

自 20 世纪 80 年代末，西安杨森、中美史克、上海施贵宝等制药组织建立医药代表队伍以来，目前中国的医药销售人员已经有 200 万人左右。销售团队是医药组织中分量比较重的团队，销售人员的素质和能力，直接关系到组织业绩的高低与未来的发展。因此，医药组织在销售人员培训方面不惜花费大量的资金和精力。

（一）销售人员的心理特征

研究发现，销售人员最大的心理特点就是压力大，他们所面临的竞争压力是其他人员的 3～4 倍。压力主要来源于外部竞争、公司相关政策和自我欲望。与其他工作相比，销售人员对自己的工作缺乏安全感，对自己的未来感到担忧，同时又常常要面对物质诱惑和客户的拒绝。

（二）销售人员的培训内容

1. 药品的基本知识　包括药品的商品属性、处方调配和处方管理制度、合理用药、药品不良反应、国家基本药物制度。

2. 医院及相关机构的情况　包括医院的分级标准、医院药事管理委员会、医疗机构分类管理、国家卫生健康委员会的主要组织机构和职责、国家药品监督管理局的主要组织机构和职责等。

3. 专业化销售技巧　包括专业拜访技巧、OTC 代表销售技巧、群体销售技巧、怎样有效组织医药产品学术推广会议、专业演讲技巧等。

4. 人际关系技巧　包括客户沟通技巧、谈判技巧、公关策略与技巧等。

5. 自我管理　包括如何承受压力和挫折、建立正确的工作态度及观念、突发问题处理技巧、职业生涯规划等。

6. 市场营销有关知识　包括销售渠道建设与管理、市场的营销策划设计、目标管理、市场环境分析与预测、市场开发与客户管理、战略管理等。

7. 营销管理领导技能　包括如何建立高效的销售执行团队、授权与授能、领导与激励等。

需要强调的是，不是所有的销售人员都要进行上述培训，而是要根据销售人员所处的级别，选择相适应的培训内容。如新销售人员，培训的内容有药品营销的基本知识、医药销售人员的行为、沟通技巧和拜访客户技巧；有经验的销售人员培训的内容有熟练运用营销技巧、市场趋势分析、客户维持和开发大客户等；对于营销经理的培训重点放在营销管理领导技能、战略管理等方面。

（三）销售人员的培训方法

医药销售人员的培训方法多种多样，有师傅带徒弟式的岗位培训，也有短期的离岗培训。例如，由医药销售人员的主管经理、有突出业绩和销售经验的组织内同行、其他组织出色的营销人员或管理人员、咨询公司或高校营销管理方面的专家和教师进行讲授培训。

三、医药研发人员的培训

（一）医药研发人员的特点

医药研发人才从事的是新药研发工作，这项工作要求他们必须具有扎实的专业知识基础，能及时跟踪世界前沿知识和技术的发展，同时具有较强的创新能力和与他人合作的能力。就中国医药研发人员而言，大多数在学校受过较好的专业技术教育，受过大学以上学历教育的人占多数，有的具有硕士、博士学位。但是由于新知识、新技术层出不穷，知识更新速度加快，因此，医药研发人员也需要不断进行知识更新。

（二）医药研发人员的培训内容

医药研发人才培训的内容主要包括三方面，一是创新思维能力的训练；二是学习现代制药的新理论，掌握关键制药技术和手段；三是团结合作能力，因为现代医药研发工作已不是单枪匹马可以完成的事情，需要研发人才之间的合作，需要与政府、金融机构、组织甚至是国外同行的合作。

（三）医药研发人员的培训方法

1. 到高等医药院校学习 高等医药院校由于其教学和科研的需要，有众多高水平教师，知识和观念更新快，理论水平高，医药研发人才可根据本人的实际情况选择不同专业、不同层次进行学习。医药高等院校的教师也可到医药研发人才所在单位讲学。

2. 到医药科研院所进修学习 医药科研院所是从事新药研究的重要场所，一般具有仪器设备先进，科研力量强，科研信息新、快、全等特点，是医药高级技术人员，特别是从事药品研发工作的高级医药技术人员提高科研水平、进修学习的好去处。到医药科研院所进修学习也可采用攻读学位的办法，也可参加或承担科研项目，在工作中得到指导和提高。

3. 出国学习 到国外先进国家学习先进制药理论和关键制药技术是研发人才提高业务水平很好的途径，有利于较快缩短与先进国家新药研发水平的差距。出国学习的方法可有多种选择，如攻读学位、进修学习、合作科研等。

4. 学术研讨 开展学术研讨是医药研发人员提高业务水平的重要方式。通过学术研讨，相互交流，学术思想的碰撞，可以开阔视野，拓宽思路，取长补短。

四、医疗技术人员的培训

随着中国医药卫生事业的快速发展，医院在医疗市场中的竞争越加激烈。研究表明，在新知识不断爆炸的时代，人员知识、技能过时或停滞不前是造成医院竞争力低下、利润下降、服务质量差的主要原因。由于我国医院人员相对较为固定，具有新知识和技能的外来人员不多，所以唯一的途径只有通过培训，使医疗技术人员增加新知识、新技能、新观念，以应对竞争带来的挑战。这种培训不仅只是医技方面的，还应该包括创新能力、职业道德、服务意识、营销理念等方面。

（一）医疗技术人员培训的内容

1. 专业技术 医院的竞争优势在很大的程度上取决于医疗技术和医术的先进性，而医学的发展是持续发展的过程，其发展的速度日新月异。因此，医疗技术人员培训的重点，一方面是医学专业基础理论、基本知识、基本技能的训练；另一方面是及时了解医疗领域的新技术。

2. 职业道德 加强医疗技术人员职业道德的培训是解决医患紧张、提高患者满意度的有效途径之一，主要包括以下三个方面。

（1）道德基础培养 通过思想品德教育，培养其良好的公民道德意识与职业道德意识；通过民族与社会责任感教育，培养其事业心与奉献精神；通过群体意识教育，培养其集体亲和意识、个体互补意识和勤奋钻研精神。

（2）法制基础教育 当前医疗卫生法律、法规正在逐步建立与完善，通过法制教育，尽快提高医务人员法律观念与意识，使之能自觉地依法行医、规范医疗行为已成为当务之急。

（3）心理、社会基础知识教育 通过医学心理学与社会人文知识的教育，使之懂得患者心理因素的作用和社会联系的影响，掌握与患者沟通的技巧，提高服务社会、服务患者的意识与水平。

3. 服务意识 全国卫生工作会议重新明确了我国卫生事业是"政府实行一定福利政策的社会主义公益事业"的性质，并提出医疗机构改革要"以患者为中心"，明确了医院的办院宗旨仍然是要体现"救死扶伤、实行人道主义、全心全意为人民服务"。这些实质内涵体现了新时期医院的工作具有更强的服务性。通过培训将服务意识印在每个员工心中。

4. 营销理念　随着我国社会主义市场经济体制的建立与逐步完善，医院发展的外部环境已发生了深刻变化，作为独立经营实体的医院，已不能再由政府统包，主动适应社会主义市场经济体制成为医院发展的客观要求与必由之路。无论是医院的管理者，还是普通的医疗技术人员都应该进行适当的营销培训，以适应大环境的变化。

（二）医疗技术人员的培训方法

目前，我国医院对医疗技术人员的培训方法有很多种，例如，在岗培训、工作轮岗、老中医药专家学术经验继承、到上级医院或国外进修、继续教育、参加学术会议和专题讲座等。

知识链接

住院医师规范化培训

住院医师规范化培训是近年来对住院医师实行的一套科学化、标准化的全面、全程培养方法，对医院人才培养具有战略意义，中、高级医院人才的培养侧重于使其掌握深、高、新的医学知识与技能，以及传、帮、带的能力。

1. 培训目标　全面落实立德树人根本任务，培养具有良好职业素养与专业能力，思想、业务、作风三过硬，能独立、规范地承担本专业常见病多发病诊疗工作的临床医师。

2. 培训内容　住院医师规范化培训以培育岗位胜任能力（包括职业素养、专业能力、患者管理、沟通合作、教学能力、学习提升）为核心，依据住院医师规范化培训内容与标准分专业实施。培训内容包括医德医风、政策法规、临床实践能力、专业理论知识、人际沟通交流等，重点提高临床规范诊疗能力，适当兼顾临床教学和科研素养。

3. 培训方式

（1）住院医师在住院医师规范化培训基地完成培训任务。培训主要采取在本专业和相关专业科室轮转的方式进行。

（2）围绕六大核心胜任力要求，按"分年度或分阶段递进"的原则，进行临床实践、理论学习和教学活动等，切实保证住院医师在本专业和相关专业科室按照本专业培训细则要求循序渐进完成轮转并达到培训要求。

（3）临床实践应以床旁管理患者和（或）门诊实践为主；理论学习可以采取集中面授、远程教学和有计划地自学等方式进行；教学活动可采用教学查房、门诊教学、临床小讲课、教学病例讨论及模拟教学等多种形式进行。

4. 培训考核　培训考核包括过程考核和结业考核。过程考核主要包括日常考核、出科考核、年度考核和年度业务水平测试。考核内容应涵盖医德医风、职业素养、出勤情况、理论知识、临床实践能力、培训内容完成情况、参与教学和业务学习等。过程考核合格并通过国家医师资格考试的，方可参加住院医师规范化培训结业考核。结业考核包含理论考核和临床实践能力考核，两者均合格者方可获得国家卫生健康委员会监制的《住院医师规范化培训合格证书》。

五、医药管理人员的培训

管理者作为医药组织的核心部分，是组织的中坚力量和正常开展工作的基础。目前，很多组织已经将实施管理者长期培训计划作为组织战略的一部分，足见组织对管理者培训的重视程度正在逐渐提高。

（一）医药管理人员的素质要求

医药管理人员除应具有一定的业务知识外，最主要的是应具备管理方面的素质和能力。这些能力要素包括沟通能力、领导能力、决策能力、团队建设能力、创新思维能力等。目前，医药组织中有相当一部分管理人员素质偏低，如心胸狭窄、危机意识不强、缺乏团队精神、缺乏管理技巧等，90%以上的医院还是采用经验管理为主，所以进行有深度和广度的培训是非常必要的。管理人员培训的目的是帮助他们实现能力转变，做到人–职匹配。

（二）医药管理人员的培训内容和方法

1. 管理理论与技能培训　培训的内容以经济学、管理学类课程为主，如经济学、人力资源管理、生产管理、营销管理、项目管理、电子商务、质量管理等。为培养其战略思维能力，还可以开设如战略规划与管理、决策与风险衡量、变革管理、组织经营理念和国际谈判技巧等课程；开展计算机网络、计算机信息系统、人工智能、现代物流等现代管理方法与技能的培训。医药管理人员的管理理论与技能培训有多种形式，主要有 MBA 班、研究生课程班、各种短训班、讲习班等，可以是脱产的、半脱产或是在职的。

2. 工作转换和工作扩展　工作转换和工作扩展是指医药管理人员主管工作内容的转换和业务范围的扩展。例如，原来主管药品生产的经理，转而主管药品营销，或转而兼管营销，前者属工作转换，后者属工作扩展。管理内容的变化可使管理人员学习到新的知识，增加多方面管理工作的适应能力。

3. 各类研讨会　参加多种形式的研讨会是医药管理人员获取知识、信息，更新观念，交流经验的重要形式。研讨会形式多种多样，可以是某一问题的专题研讨、案例研究，也可以是范围较大的研讨会。例如，全行业、全国性的研讨会，这种研讨会可有政府官员、组织家、职业经理人、学校和科研院所的专家等参加。研讨的议题一般比较广泛，对高层医药管理人员了解宏观形势，特别是国家政策、经济形势、行业动态、新的经营理念和借鉴其他单位经营管理经验是一种很实用的培训形式。

4. 出国考察　出国考察是提高医药高层管理人员管理水平的重要方法。通过出国考察，了解先进国家的经营管理经验，结合本组织的实际，消化吸收。

本章小结

培训与开发是指企业通过各种方式使员工具备完成现在或将来工作所需要的知识、技能，并改变他们的工作态度，以改善员工在现在或将来职位上的工作业绩，并最终实现企业整体绩效提升的一种计划性和连续性活动。培训与开发无论是对组织还是对员工自身都具有积极的作用。培训与开发有利于提高组织整体绩效，增强组织的竞争优势，营造优秀的组织文化，促进员工的个人发展，降低员工离职率。培训与开发应当遵循双赢原则、差异化原则、经济性原则、学以致用原则、激励原则和长期性原则。

培训是一个包括分析培训需求、拟定培训计划、实施培训计划、转化培训成果、评估培训结果的复杂的系统工程。需求分析是培训计划的前提；培训计划是在需求分析结果的基础上设计产生的；培训实施是对培训计划的具体操作和有效控制过程；培训成果转化决定了企业能否实现培训的最终目标；培训评估既是此次培训工作的总结，也是下一次培训工作的开始。几个步骤环环相扣，每个步骤都有其具体的方法。

培训与开发方法的选择对培训与开发的实施，以及培训与开发效果的好坏具有非常重要的影响。不同的方法适用于不同的内容，每种方法具有不同的特点和优缺点。员工培训与开发方法有直接传授式培训、实践性培训、体验式培训、电子式培训和团队建设法。组织在实施培训与开发活动时，应当根据培训的具体内容、对象、目的，以及经费等因素综合选择适宜的方法。

医药行业作为一个特殊行业，组织的培训具有其特殊性，除了常规的培训课程外，针对新员工、研发人员、医疗技术人员、管理人员、销售人员等典型人群应该结合其岗位特征安排不同形式、不同内容的培训。

【推荐网站】

1. 中国人力资源网 http://www.hr.com.cn

2. 中国人力资源开发网 http://www.chinahrd.net

【思考题】

1. 简述培训与开发的内涵及意义。

2. 以前你对培训与开发存在哪些误解？学习本章后有什么新的认识？

3. 简述培训需求是如何确定的？

4. 如何设计培训计划？

5. 如何进行培训成果转化？

6. 直接传授式培训的方法有哪些？各有什么特点？

7. 实践性培训的方法有哪些？各有什么特点？

8. 体验式培训的方法有哪些？各有什么特点？

9. 电子化培训的方法有哪些？各有什么特点？

10. 培训评估的四个层次分别是什么？

【案例分析】

HR 医药企业员工培训体系

HR 医药企业创建于 1996 年，从成立之初就秉承"做中华医药的传承者，健康产业的领先者"的企业愿景，立足大健康产业，涉足药品、医疗器械、科技孵化、技术转化及产业投资五大业务领域，成为一家集投融资、生产、研发、销售于一体的诸多领域的医药大健康产业集群。

HR 医药企业共有员工 5405 人，员工分布在集团总部、科研板块、生产板块、销售板块、投资板块。HR 医药企业自公司成立始，就设有人力资源部，下设培训模块，履行培训职能。随着企业的快速发展，对培训提出了更高的要求，逐步将培训发展成为企业大学，成为企业知识的基石，成为企业培养人才的发动机和助推器。

1.HR 医药企业培训发展历程

（1）第一阶段：固化培训系统

2014 年，根据胜任力测评的结果及企业现行的发展需求，围绕战略能力、专业能力、团队建设能力三大能力的提升，企业有针对性地完成了中高层管理人员三大培训实体自主课程的打造，包含战略能力方面的中高层集中学习，专业能力方面的中高层管理人员认证培训，团队建设能力方面的新任中高层管理者课程和营销办事处经理课程。同时，完成了内训师课程开发体系建设，建立了课程库和讲师库的初建。

（2）第二阶段：建立虚拟企业大学的框架

HR 医药企业培训致力于通过思维模式的突破带动行为结果的改变，以员工内驱力的有效提升带动企业的快速发展。建立企业大学是 HR 医药企业发展壮大的必然选择，也是企业革新管理的需求。在虚拟企业大学建设过程中，中层管理人员的培训被纳入年度培训范畴。

（3）第三阶段：具备成立企业大学的基础

为了打造学习型组织的氛围，为员工能够输入终身学习的思想，HR 企业大学将下设五大学院机构和四个教学体系，充分将培训相关理论、系统化的培训模式、完善的效果评估方式运用到实际培训过程中。其中五大学院机构包括：一个新生培训营和管理学院、生产学院、营销学院、研发学院四个学院；四个教学体系分别是：课程体系、师资体系、教务体系和评价体系。

（4）第四阶段：成立企业大学并运行

HR 企业大学正式成立，并进入试运行阶段，当然，在诸多方面仍存在不足之处，仍需持续构建、完善、创新，使得企业大学能够成为激活、挖掘个人和团队的能力，为人才培养和发展提供原动力的平台和载体，逐步构建成 HR 医药企业人才的良性生态圈。

2. 新生培训营和四大学院的培训内容及模式

（1）新生培训营　新员工从入职开始，需要经历试用期考核，通过考核结果，来确定是否予以转正。HR 医药企业的新员工入司后，会在新生培训营历经三个月的试用期考核（包含不同层级的新人，均需经历此阶段，中层管理人员也包含其中）。此阶段将围绕态度、知识、能力三个层级，从素养、认知、技能三个维度设置培训目标和相应的培训课程。

试用期考核第一阶段：磨合期，此阶段采用统一面授方式。从企业文化、公司制度、职场礼仪、职场技能等着手来实施操作统一的面授课程培训。

试用期考核第二阶段：适应期，此阶段采用"师带徒"的导师制方式。新人初到部门后，须由部门导师引导新人融入工作岗位，熟悉团队成员，传授专业知识，做好辅导工作等，通过"传、帮、带"方式，使得新人迅速融入团队，尽可能激发新人的潜能。

试用期考核第三阶段：发展期，此阶段采用"行动学习"的模式。由培训部门、人力资源部和用人部门合作，以 SMART 原则为依据，来订立新人的工作任务，依此来作为新人转正的重要依据之一。

针对不同培训对象，HR 医药企业对于新员工培养实施差异化周期安排，培训阶段侧重与时间安排有所不同。

（2）管理学院　HR 医药企业的管理学院，是专门针对不同层级的管理人员培训所设置的教学机构。

①针对中高层管理者，组织实施每年一次的"集中学习"，培训内容重点针对本年度的年度战略发展的需求、上一年度管理层胜任力测评的结果、现存核心问题点三个维度，开展为期三天的封闭集中学习。

②针对新任管理者，除实施"新生培训营"培养外，另组织一场针对新任管理者的培训，培训内容重点针对现行行业发展趋势分析、年度战略解读、综合素质提升等内容，开展为期三天的线上＋线下的培训。

③针对总监级人员，每年度实施开展一次"IPMP 国际项目经理认证"培训及考核，使每位总监级管理人员均具备项目操作和管理的经验。

④针对基层管理者及基层员工，每年度组织实施一次企业公开课，培训内容重点针对办公软件、职场礼仪、素养提升、高效执行类课程，使员工不断提升自身能力和素养。

（3）生产学院

培训对象侧重生产系统的员工，重点是针对必要的岗位胜任能力及现存问题点打造培训项目。

①岗位胜任能力类培训。主要包括 GMP 法规相关的业务和技能培训。

②现存问题点培训。HR 医药企业引进了 TWI 培训，TWI（Training Within Industry），即一线班组长技能培训，重点针对工作教导（JI）、工作改善（JM）两个内容，采用面授和现场两种培训模式的培训。其中：

JI 通过基层主管清楚地将工作方法教授给下属员工，使员工能够通过基层主管正确且完整的技术和指令，使得员工正确的进行程序的操作。

JM 通过基层主管深度思考现场的问题和缺失、思考合理的解决方法提出改善建议，拟写优化方案，提升整体工作效率。

（4）营销学院

重点是针对营销人员必要的岗位胜任能力及现存问题点打造培训项目。

①岗位胜任能力类培训。通过面授、实操等形式持续开展 GSP 相关的业务和技能培训。

②现存问题点培训。依据现行营销人员的架构情况，通过入司时间和胜任力两个维度对将各层员工分级，每个级别根据现存问题点设计不同的课程，适时组织学习。

（5）研发学院

因为研发人员是以项目化管理方式为主，因此培训需求存在差异化，为了更好的满足研发人员的培训要求，一般采用派专人赴外受训、训后在内部转训的培训模式，来适应现行个性化的发展需要。

资料来源：张彤.HR 医药企业中层管理人员培训体系构建研究.天津财经大学，2017.

【思考】

结合本章内容，请对 HR 医药企业的员工培训体系进行评价。

第六章
绩效管理

扫一扫，查阅本章数字资源，含PPT、音视频、图片等

学习目标

1. 掌握绩效管理的含义、特点、影响因素和基本流程；绩效考核的基本方法及其优缺点。

2. 熟悉绩效考核指标、权重和标准的确定方法。

3. 了解绩效考核的主体和周期，绩效考核中存在的问题及其解决办法；绩效面谈的实施，绩效改进计划的制订；医药研发人员的绩效考核和医药企业销售人员的绩效考核。

【导入案例】

某医药公司 M 公司绩效管理

M 公司是一家具有独立生产能力、中等规模的医药股份公司，在国内拥有几十家分公司和办事处，经济效益较好，技术研发实力较强。前几年，公司利用自身的优势和借助外部市场的有利条件，连续实现营业额和利润额的快速增长。

M 公司希望继续保持和增强自身的核心竞争力，实现跨越式发展。但公司内部的管理现状却严重阻碍了其既定计划的开展：工作流程杂乱、资源浪费严重、效益低下、成长后劲不足、员工士气不振、关键岗位人员流动频繁。

经过项目组诊断发现，M 公司在绩效管理方面存在下列主要问题：一是中、高层管理者缺乏规范化绩效管理理念和专业训练；二是绩效管理没有与公司年度目标挂钩；三是绩效指标设计缺乏科学性和合理性；四是绩效管理系统中没有建立日常工作记录和检查记录；五是绩效考核结束后没有及时反馈与沟通。

【思考】

1. 什么是绩效管理？

2. 绩效管理的基本流程是什么？

3. 针对 M 公司存在的绩效问题如何解决？

绩效管理是任何一个组织所必需的管理工具，它在人力资源日常管理中扮演着极其重要的角色，是人力资源管理系统中的核心环节。在组织战略实施过程中，绩效管理运用一系列管理手段对组织运行过程和结果进行控制，以促进战略目标的实现。绩效管理不仅是目标管理，而且是过程管理。

第一节 绩效管理概述

一、绩效的含义与特点

（一）绩效的含义

"绩效"就字面解释，"绩"就是成绩、业绩；"效"就是效果、状况、结果等。在《牛津现代高级英汉词典》中，绩效解释为"执行、履行、表现、成绩"。由于绩效的定义比较模糊，导致人们对绩效的理解存在很大歧义。1995年贝茨（Bates）和霍尔顿（Holton）提出："绩效是一个多维建构，观察和测量的角度不同，其结果也不同。"

目前，学界对绩效有3种主要观点。

1. 把绩效看作是结果 比较典型的是Bemardin等人（1984年）的定义。这种观点把绩效定义为："在特定时间内，由特定的工作职能或活动生产出的结果记录。"即绩效就是结果。他们认为，对于绩效管理来说，采用以结果为核心的方法较为可取，因为它是从顾客的角度出发的，而且可以使个人的努力与组织的目标联系在一起。

2. 把绩效看作是行为 这种观点将"绩效被定义为一套与组织或组织单位的目标相互关联的行为，而组织或组织单位则构成了个人工作的环境。"Schneider（1991年）指出："绩效是个人或系统的所作所为。"Campbell（1993年）认为："绩效可被视为行为的同义词，它是人们实际采取的行动，而且这种行动可以被他人观察到。绩效应该只包括那些与组织目标有关的，并且是可以根据个人的能力进行评估的行动或行为。"Campbell的观点中隐含着一种思想：尽管绩效是行为，但并非所有的行为都是绩效，只有那些有助于组织目标实现的行为才能称其为绩效。

3. 把绩效看作是潜能 这种观点强调员工潜能与绩效的关系，关注员工未来能做什么，能给组织带来什么价值。绩效潜能（即潜在绩效）的观点，将个人素质和能力纳入了绩效评价的范畴。

将上述观点综合起来，就能对绩效有一个比较科学完整的认识与理解：绩效是指组织或者员工在工作过程中所表现出的与组织总体目标相关、并能够被评价的工作成效或者有效产出，是工作业绩、工作能力、工作态度的综合体现。

（二）绩效的类型

根据不同的标准，绩效可以分为不同的类型。

1. 根据绩效实施的主体不同分类 可分为组织绩效、部门绩效和个人绩效。

（1）组织绩效 对组织绩效的定义可以从多个角度进行。英国学者布雷德拉普认为，组织绩效应包括三个方面，即有效性、效率和可变性。有效性是指满足顾客需求的程度；效率是指组织使用资源的节约程度；可变性是指组织适应未来变化的能力。

（2）部门绩效 部门绩效是指为了达成组织的目标，通过持续开放的沟通过程，将组织目标分解到各个部门，形成各个部门有利于组织目标达成的预期的利益和产出。作为公司和员工之间绩效管理承上启下的关键层面，部门绩效管理已成为企业培育竞争优势、获取核心竞争力的战略性举措。

（3）个人绩效 个人绩效是指员工在完成工作目标与任务的过程中所体现出的个人业绩。

2. 根据考核的角度不同分类 可分为任务绩效、周边绩效和管理绩效。

（1）任务绩效 任务绩效是指按照工作职责去完成工作任务的那些有助于核心流程和目标实现的活动，如生产产品、销售产品、收取存货、管理下属或传递服务。简言之，是直接产品生产和技术维持活动。

（2）周边绩效 周边绩效是指那些支持组织、社会和心理环境的活动。

（3）管理绩效 管理绩效主要针对管理人员，体现管理人员对部门工作管理的结果。考核内容有沟通效果、工作分配、下属发展、管理力度等。

（三）绩效的特点

1. 绩效多因性 绩效的优劣不是取决于单一因素，而要受主、客观的多种因素影响。多因性要求在进行员工绩效分析时，应从多个因素着手。绩效主要取决于员工的技能、机会、激励和环境四个方面。其中技能和激励属于员工自身的、主观的影响要素，机会和环境属于外界的、客观的影响要素。绩效与这四个要素的关系可以用函数式表达。

$$P=f（S，M，E，O）$$

其中，P 指 Performance，绩效。S 指 Skills，技能。M 指 Motivations，激励。E 指 Environment，环境。O 指 Opportunities，机会。

2. 多维性 多维性是指对于员工绩效的评价需要从多个角度着手进行。在进行绩效评价时，通常综合考虑员工的工作能力、工作态度和工作业绩等多维度的情况，不同维度又包含多个指标，从而形成一个系统的绩效评价指标体系。

3. 动态性 动态性是指员工绩效随着时间的推移和环境的变化会发生变化，绩效差的可能改进提高，绩效好的也可能退步变差。动态性要求用发展的眼光看待员工的绩效。在确定绩效考核和绩效管理周期时，要考虑绩效的动态性。

二、绩效管理与意义

（一）绩效管理及其内涵

所谓绩效管理，是指各级管理者和员工为了达到高绩效，有效实现组织目标而共同参与的绩效计划制定、绩效辅导沟通、绩效考核评价、绩效结果应用、绩效改进与提升的持续循环管理过程。绩效管理是对绩效目标实现过程中各要素的管理，是基于企业战略基础之上的一种管理活动。绩效管理的根本目的是持续提升个人、部门和组织的绩效。

1. 绩效管理是一个动态的过程 绩效管理中的"绩效"是全面的绩效，其内容构成上包括结果、行为和素质三个方面。随着工作行为、过程及内外环境的变化，绩效管理的具体内容和手段也相应地进行调整。因此，绩效管理是一个动态的过程管理，而不仅仅是目标管理。

2. 绩效管理注重持续的沟通 绩效管理是一个包含若干环节的系统，在任何一个环节中都离不开管理者与员工之间持续的沟通。通过持续的沟通与交流，促使管理者与员工之间相互理解与支持，并在关键问题上达成一致，有利于绩效管理工作的有效实施。

3. 绩效管理的根本目的在于绩效改进 绩效管理并不仅仅停留在静态的绩效评价，而重在实现绩效改进，所关注的是如何让绩效目标变成现实。绩效管理的各个环节都是围绕绩效改进这一目的进行的。

绩效管理在人力资源管理中居于核心地位，是人力资源经理整合企业人力资源管理的有效手段和方式，也是人力资源经理的工作目标。总体来说，绩效管理涉及人力资源管理的各个方面，包含了大量的管理技巧，企业的人力资源管理所最终要致力的就是提高企业员工的绩效水平和企业管理员工绩效的能力。

（二）绩效管理的作用

1. 发挥管理功能，有助于适应组织结构的调整和变化　组织结构调整大多是对社会经济状况的一种反映，其表现形式多样化，如减少管理层级、缩小规模、团队工作、高绩效工作系统、授权等。组织结构调整后，管理思想和方式也要相应地发生改变，如权力适当下放，给予员工更多自主权；让员工积极参与组织管理，提高工作积极性；给予员工更多的支持和辅导，不断提升其胜任能力等。

2. 发挥激励功能，助力员工个人发展　绩效考核奖优罚劣，可使员工明确自己的工作任务和绩效目标，并在工作实施过程中获得组织和上级领导的支持和辅导，从而调整员工行为，激发员工工作积极性，促进组织成员更积极主动完成组织目标。

3. 发挥导向功能，促进组织战略目标实现　通过绩效管理将组织的战略目标分解到各个业务单位，并根据每个岗位的基本职责进一步分解到各个岗位的员工，形成每个岗位的绩效目标，将每个岗位员工的工作目标加以整合，形成合力，促进组织目标实现。

案例链接

某民营医院的绩效管理

某市一家专科民营医院，床位 100 张，人员 130 人。医院效益一直不佳，但通过推行绩效管理，医院整体业务收入与前 1 年同期相比提升了 43%，员工收入提高了 30%，固定资产增值 133%。院长兴奋地说："过去医院分配任务你推我，我推你，该是自己的事也不愿意做，责任心很差。现在岗位清晰了，自己做自己的事，谁也不推了，人人行动起来了，似乎人人变了个样；过去医院大事、小事给我打电话，电话接个不停，总觉得医院很乱，现在一天也没有一个电话，管理起来很轻松，医院发展的速度让人感到兴奋。"

【思考】

绩效管理的实质和意义是什么？

三、绩效考核与绩效管理

（一）绩效考核

绩效考核是指组织采用科学的考评方法，依据一套绩效标准对员工工作职责履行程度、工作任务完成情况对组织贡献大小和发展潜力进行系统的考核和评价，并得出结果的管理过程。考评结果可作为员工薪酬调整、岗位调配、教育培训等的依据。

（二）绩效考核与绩效管理的关系

二者既有区别也有联系。

1. 绩效考核与绩效管理的区别

（1）在定义上不同　绩效考核是指一套正式的结构化的制度，注重事后评估工作的结果；绩效管理表现为一个复杂有序的管理过程，它包括事前计划、事中管理和事后评估。绩效考核与绩效管理并不等价，绩效考核只是绩效管理的一个重要环节。

（2）绩效考核与绩效管理出现的阶段和侧重点不同　见表6-1。

表6-1　绩效考核与绩效管理的区别

对象区别点	过程的完整性	侧重点	关注的核心	包含的内容	出现的阶段
绩效管理	一个完整的管理过程	侧重于信息沟通与绩效提高，强调事先沟通与承诺	关注过去绩效	绩效计划的制订、绩效实施与管理、绩效考核、绩效反馈、绩效考核结果的运用	伴随着管理活动的全过程
绩效考核	管理过程中的局部和手段	侧重于判断与考核，强调事后评价	关注未来绩效	考核原则、方法、步骤，考核主体，考核的维度和周期，考核评分	只出现在特定时期

2. 绩效考核与绩效管理的联系　绩效考核是绩效管理的核心环节，绩效管理包含绩效考核。绩效考核制度上明确规定了组织员工和部门绩效考核的具体程序、步骤、考核主体、考评周期和方法，为绩效管理的运行和实施提供了前提和基础。

四、绩效管理中存在的主要问题

绩效管理作为组织的一项长远实施战略，其有效推进必然对提高组织经济效益和管理效率、激发员工积极性、提高组织的综合竞争力等方面发挥着极其重要的作用，但在具体的操作过程中也存在一系列的问题。

1. 绩效考核等同于绩效管理　很多公司或组织启动绩效管理项目时，对绩效管理并没有清楚的认识，认为绩效管理就是绩效考核，把绩效考核作为约束控制员工的手段，通过绩效考核给员工增加压力，把绩效考核不合格作为辞退员工的理由。

2. 重考核，轻管理　组织在实施绩效管理的过程中比较重视绩效考核而轻绩效管理，以考定薪，以考代评，而对绩效管理中的动态管理做得不到位。绩效管理是一个动态管理的过程，如考核目标的调整、员工岗位的变动、员工薪酬的升降、考核结果的运用等都是一个动态管理的过程。

3. 轻视绩效辅导沟通　绩效辅导沟通是指绩效计划执行者的直接上级及其他相关人员为帮助执行者完成绩效计划，通过沟通、交流或提供机会，给执行者以指示、指导、培训、支持、监督、纠偏、鼓励等帮助的行为。因此，绩效辅导沟通在绩效管理中具有重要作用。

4. 重定量指标，轻过程指标　定量指标在绩效考核指标体系中占有重要的地位，在保证绩效考核结果公正、客观方面具有重要作用。但定量考核指标并不意味着考核结果必然公正、公平。在绩效管理实践中，应发挥过程指标在考核中的重要作用。

5. 重结果，轻运用　考核结果不仅是员工物质上的体现，更重要的是其他形式上的体现。组织不应只盯住考核结果，而应该把考核结果更好地运用到组织整体绩效和员工个人绩效的提升上，把考核结果运用于员工能上能下、岗位能升能降、薪酬能高能低，以及员工职业培训、福利、晋升等，使员工通过绩效考核结果，正确认识自己的差距和不足，更加努力工作和提高自我，从而获得更多的发展机会和取得更好的业绩。在考核结果上要避免一叶障目现象，要多维度、综合、全面、客观地评价员工。

6. 轻视绩效考核导向作用　绩效管理取得成效最重要的一点是实现绩效考核与薪酬激励的公平性、公正性。只有公平、公正才能使人信服，才能促进个人和组织的绩效提升。追求绩效考核的公平性、公正性应以实现绩效考核的战略导向为前提。事实上，绩效考核要体现战略导向，在一定期间符合公司发展战略导向的行为就应受到奖励。

7. 指标体系设置不尽合理　绩效管理实践中有一个误区，就是过度追求考核指标的全面和完整，考核指标涵盖了这个岗位几乎所有的工作，事无巨细都详细说明考核要求和标准。

8. 把关键指标当成普通指标　绩效管理的关键一环是关键业绩指标（KPI）考核，因此提炼、取舍、量化关键指标成为绩效管理的重点和关键。把关键业绩指标当成普通业绩指标、把普通业绩指标当成关键业绩指标，都是因为制订者在指标的设定时考虑过细、过多所致。

第二节　绩效管理的基本流程

绩效管理在人力资源管理中处于核心地位，绩效管理是一个动态的控制系统，由绩效计划、绩效实施、绩效考核、绩效反馈、绩效考核结果的运用等几个不断循环的环节组成。

一、绩效计划

（一）绩效计划的含义

绩效计划是一个确定组织对员工的绩效期望并得到员工认可的过程，是确定员工绩效指标和标准的过程。绩效计划必须清楚地说明期望员工达到的结果，以及为达到该结果员工表现出来的行为和技能。

绩效计划是用于指导员工行为的一份计划书。简单地说，绩效计划包括两个方面："做什么"和"如何做"。

（二）绩效计划制订的原则

在制订绩效计划时，必须明确员工绩效的工作标准。制订工作标准的基本原则如下。

1. 战略相关性原则　绩效管理不仅仅是一个衡量体系，还可以利用这个衡量体系传播组织的战略。组织通过绩效管理可以提供一种手段和途径，使组织的战略决策不断地由设想变为现实。所以绩效计划中的工作标准必须是组织战略的层层分解而得到的指标，与组织的战略紧密相关。

2. 可衡量性原则　工作标准必须便于今后绩效考核中进行衡量；如果不能进行衡量，该标准则不具备可操作性。

（三）绩效计划的内容

在绩效计划中，主管与员工就以下内容达成一致，在绩效合约中得到体现。

1. 工作目标　员工在本绩效管理周期内需要达到的工作目标是什么？

2. 目标的重要性　各项目标的权重如何设置？哪些是最重要的，哪些是次重要的？

3. 工作结果　每项工作要达到什么样的结果？这些结果可以从哪些方面去衡量？评判的标准是什么？

4. 完成期限　每项工作完成的期限是什么时候？

5. 工作中可能遇到的问题及需要的帮助　员工完成绩效目标的过程中可能遇到哪些困难和障碍？需要组织或经理提供哪些资源、帮助和支持？

6. 需要接受的培训　员工在绩效周期内，需要接受哪些技术和技能方面的培训？

7. 绩效沟通 绩效管理周期内主管如何与员工进行沟通？沟通的频率是多久？

8. 绩效目标的更改 在什么情况下需要对绩效目标进行更改？更改的程序是什么？

9. 工作结果获取渠道 从什么地方获取工作结果的信息？

（四）制订绩效计划的步骤

绩效计划是管理者与被管理者双向沟通的过程。通过沟通，管理者与被管理者对每项工作目标进行讨论并达成一致。这一过程包括以下三个方面。

1. 绩效计划的准备 在制订绩效计划前，需要完成如下准备工作。

（1）双方对组织战略目标和发展规划的回顾 绩效计划是对组织战略目标和发展规划的具体落实，制订绩效计划时要紧密结合组织的战略目标和发展规划。

（2）熟悉组织年度经营计划 主管和员工要熟悉组织的年度经营计划，部门、个人的绩效计划是组织年度经营计划的分解。

（3）熟悉部门年度经营目标 在熟悉组织年度经营计划的基础上，进一步明确部门年度经营目标。

（4）回顾个人的工作职责 个人的工作职责描述规定了员工应该完成的工作任务，绩效计划则进一步明确了这些任务应该达到的标准。

（5）回顾员工上一个绩效考核周期的绩效考核结果 主管需要根据员工上一个绩效考核周期的绩效完成情况，确定该员工绩效目标的标准。

2. 绩效计划的沟通 绩效计划的沟通是管理者与被管理者通过充分交流，使被管理者在下一个绩效管理周期内要完成的工作目标达成一致的过程。这一过程包括六个环节。

（1）回顾组织的目标和业务单元的基本职责 组织目标和业务单元的基本职责是绩效目标的来源，所以在绩效计划沟通时首先应回顾组织的目标与业务单元的基本职责。

（2）确定增值产出 增值产出是对组织目标的实现有促进作用的工作行为或结果。

（3）确定关键工作指标 每个部门和岗位在工作过程中所承担的工作职责和要完成的工作任务往往是多方面的，在绩效计划沟通时，为使员工在今后的工作过程中目标明确，并使绩效评价重点突出，常常要确定关键绩效指标。

（4）确定每项指标的标准 绩效标准是在各个绩效指标上应分别达到什么水平。关键绩效指标和标准可分为两类：①定量化标准：绩效指标应当尽可能地建立定量化的标准。②行为描述性标准：对于难以建立定量化指标的工作，采用行为锚定法建立可观察、可度量的行为系列，以此作为绩效评估的标准。

（5）确定每项关键绩效指标的权重 不同的工作产出对员工实现绩效目标所发挥的作用是不同的，因此，在进行绩效评估时，不同的工作产出在总体绩效中所占的权重也是不同的。通常权重总分为 100 分，把总分根据每项工作产出的重要性程度在不同的产出上进行分配。

（6）确定继续追踪的方式 制订绩效计划时，管理者和被管理者还要就绩效追踪方式达成一致，不仅要在完成的工作任务、关键绩效指标、要达到的标准等方面达成一致，还要在每项任务完成的进度、期限、何时检查监督等方面达成共识，以便及时对员工进行辅导。

（7）确定所需资源与条件 为员工制订了明确的工作目标后，主管人员还要与员工进行沟通，让员工说出自己的顾虑，以便为员工提供必要的资源和条件，确定具体实现绩效目标的步骤、方法与途径，以保证绩效目标的实现。

3. 绩效计划的审定和确认 经过沟通后，双方就讨论中提出的绩效目标进行审定和确认。审定和确认的标准是：①员工的工作目标是否与公司、部门的目标紧密相连。②员工的工作职责和描述是否体现在绩效考核目标中。③双方是否就员工的主要工作任务、各项工作任务的权重、完成标准、员工的权限达成一致；是否明确主管在绩效实施过程中能提供的帮助。

二、绩效沟通与辅导咨询

绩效计划制订好后，就进入绩效管理的第二阶段——绩效沟通与辅导咨询。在这一阶段，员工按照与主管人员签订的绩效计划书开展自己的工作，主管人员按照绩效计划书对员工进行跟踪、监控与指导，并及时收集和记录员工工作绩效表现的信息，为第三阶段的绩效考核收集资料。这是实现绩效改进和绩效目标的重要手段。对主管人员来说，这一阶段主要有三个方面的任务：持续不断的信息沟通、绩效信息的记录和收集，以及绩效辅导。

（一）持续不断的信息沟通

绩效沟通的方式有正式沟通和非正式沟通两种形式。

1. 正式沟通 正式沟通是指通过组织机构明文规定的渠道，按照一定规则进行的沟通，如组织中各种请示汇报制度、会议制度等。在绩效管理过程中常用的正式沟通方式有以下几种。

（1）书面报告 书面报告，是指员工以书面文字或图表的形式向上级主管报告工作进展情况，反映工作中存在的问题及向领导提出请求和建议。书面报告有定期的，也有不定期的。定期书面报告有年报、季报、月报、周报和工作日志。不定期的书面报告是根据工作进展情况，员工就工作中的一些重大问题及时向上级主管提供正式书面报告。

（2）会议沟通 定期召开会议讨论各项工作进展情况、工作过程中出现的问题，以及解决问题的具体办法，以保证绩效目标的实现。

（3）谈话沟通 谈话沟通是管理人员与员工之间进行的一对一的口头沟通形式。

2. 非正式沟通 非正式沟通是指主管与员工在工作过程中进行的非定期的、形式灵活的沟通。非正式的绩效沟通没有固定的模式。随着组织信息化的发展，网络沟通成为员工和主管进行沟通的重要渠道。

3. 持续绩效沟通的内容 主管和员工持续的绩效沟通是为了共同找到与完成目标有关的一些问题的答案，其内容有以下六个方面。

（1）目前工作进展情况如何？

（2）员工和部门是否在正确的达到目标和绩效标准的轨道上运行？

（3）如果发生了偏离，应该采取什么措施？

（4）哪些方面工作做得好？工作中遇到了什么困难和障碍？如何克服？

（5）针对目前的情况，需要对工作目标和达成工作目标的行动计划进行怎样的调整？

（6）员工需要主管提供什么帮助和支持？

在绩效沟通过程中，员工由于外界环境的变化不能够完成预定的绩效目标，可以与主管协商进行绩效指标的变更。

（二）绩效信息的记录和收集

通过绩效信息的记录和收集可以为绩效考核提供事实依据，也可以作为晋升、加薪等人事决策的依据。同时，记录和收集的事实是主管向员工说明其目前的差距和需要改进、提高方面的依据，也可以通过这些事实依据找出影响绩效的原因，以便对症下药，改进绩效。绩效信息的记录和收集要充分发挥员工的积极性，让员工参与绩效数据收集的过程。

收集信息的方法主要有观察法、工作记录法和他人反馈法。

三个兄弟的薪酬

某大型医疗器械公司，公司职员中有三个亲兄弟。一天，他们的父亲要求见总经理，并提出为什么三个兄弟薪水不同？大儿子周薪 350 美元，小儿子周薪 250 美元，二儿子周薪只有 200 美元。总经理听完后说："现在我叫他们做相同的事情，你只要看他们的表现，就可以得出答案了。"

总经理先把老二叫来，吩咐说："现在请你去调查停泊在海边的 A 船，船上医疗设备的数量、价格和质量都要详细地记录下来，并尽快给我答复。"老二将工作内容抄下来后就离开了。5 分钟后，他便回到总经理办公室做了汇报，原来他是用电话向 A 船了解情况的。

总经理又把老三叫来，吩咐他做同样的事情。1 小时后，老三满头大汗地回到总经理办公室，一边擦汗一边汇报。他说他去了 A 船，同时，亲眼看到船上的货物的数量、质量等情况。

最后，总经理才把老大找来，吩咐他再去 A 船，调查船上货物的情况。3 个小时后，老大回到总经理办公室。他首先重复报告了老三汇报的内容，然后说，他已将船上最有价值的商品品牌都记录下来了，为了方便总经理与货主签订合同，他已经请货主明天上午 10 点钟到公司。返回的途中，他还向其他两家医疗器械公司询问了货物的质量、价格等情况，并且已经请与这笔买卖有关的本公司负责人明天上午 11 点到公司来。

父亲暗察了三个兄弟的工作表现后，顿时明白了一切。

（三）绩效辅导

绩效辅导是在考核周期中为使下属或下属部门达成绩效目标而在管理过程中进行的辅导。绩效辅导是辅导下级共同达成目标的过程，目的在于矫正行为或者提供资源支持，以确保有效实现绩效目标。绩效辅导有工作辅导和月度回顾两种形式。

工作辅导有具体指示、方向引导、鼓励促进等形式：具体指示是对于完成工作所需知识及能力较缺乏的部门和个人，需要给予较具体指示型的指导，帮助其把要完成的工作分解为具体的步骤，并跟踪完成情况；方向引导是指对于具有完成工作的相关知识和技能，但是遇到困难或问题的部门及个人，需要给予方向性的指引；鼓励促进是对具有较完善的知识和专业化技能，而且任务完成顺利的部门及个人，给予鼓励和继续改进的建议。

月度回顾是由各部门填写《绩效目标月度回顾表》，介绍月度总体目标完成情况及主要差距等，被考核者汇报上月业绩目标完成情况，介绍下月工作计划，通过对各部门进行质询，提出改进意见，并对提出问题答复，对完成情况进行总结，提出对下月工作的期望与要求，最后形成月度回顾情况表。

三、绩效考核

绩效考核是对员工工作业绩的考察和评定，即根据工作目标或一定的绩效标准，采用科学的方法，对员工的工作完成情况、职责履行程度以及绩效目标达成度等进行定期的评定过程。

（一）绩效考核的原则

为了使考核工作健康、顺利地进行，应遵循以下基本原则。

1. 公平客观的原则   公平是确立和推行人员绩效考核制度的前提。不公平就不可能发挥绩效考核应有的作用。绩效考核应当根据明确规定的考核标准，针对客观考核资料进行评价，尽量避免掺入主观性和感情色彩。

2. 公开民主的原则   在制订考核标准时，要听取员工的意见，尽可能吸收员工代表参与考核标准的制订。考核前，一定要将考核标准向全体被考核者公布，让员工知道考核的条件和过程。考核结束时，要给被考核员工解释和申诉的机会和权利。这样他们才会对考核工作产生信心，对考核结果持理解和接受的态度。

3. 全面性和完整性的原则   为保证绩效考核的公正与客观，绩效考核的标准应包括工作绩效的各个方面，并且根据员工的实际工作情况，在多方征求意见的基础上，对不同方面赋予适当的权重，以避免片面性。

4. 立体考核的原则   由于不同类型的考核者对员工绩效认知均不全面或存在偏差，因此对于员工的绩效应做多层次、多角度的评价，把上级评定、同级评定、下级评定和员工自我评定结合起来，听取各方面的意见，从而对员工的绩效评定尽量客观、准确，减少由于不同考核者的个人好恶所产生的误差。

5. 反馈的原则   考核的结果（评语）一定要反馈给被考核者本人，否则就起不到应有的激励作用。在反馈考核结果的同时，应当向被考核者就评语进行说明解释，肯定成绩和进步，说明不足之处，提供今后努力的参考意见等。

6. 差别化的原则   岗位特点和考核内容应与岗位相符，不同性质的工作岗位应有不同的考核内容和方法，考核指标与权重也应有差异。

（二）绩效考核的对象与内容

绩效一般指两种不同的绩效：一种是组织绩效；另一种是员工个人绩效。绩效考核的对象一般指对员工个人绩效的考核，员工个人绩效是指员工履行自己的工作职责并达到组织为他们确定的工作行为标准和工作结果标准的情况。

绩效考核的内容由考核的目的决定。如果绩效考核的目的是对员工进行奖励或者调整薪酬，考核的重点应是员工在考核期内的实际工作业绩；如果考核的目的是晋升，考核应侧重于评价员工的工作行为，以及对完成新工作的潜力，对候选人在过去工作中所表现出来的各方面的素质及工作能力的考核可以预测他在新的工作岗位上可能有的表现，在候选人的工作经历与新的工作有联系的时候，这种考核更可取。但是如果候选人将要从事的工作是一种全新的工作，利用过去行为的信息来预测他从事未来工作的潜力就有一定的困难。

（三）绩效考核的主体

在绩效考核过程中，对考核主体的基本要求有以下四个方面：熟知组织有关绩效考核的政策；了解被考核者职务的性质、工作内容、要求和考核标准；了解被考核者在本考核周期内的工作表现；考核过程中做到客观公正，尽量减少考核偏差。一般来说，绩效考核主体主要包括上级、下级、自己、同事、客户和专家。

1. 上级评估   从一定意义上讲，上级在绩效考核中最有发言权，也是目前最为常见的考核方式。但上级考核时可能会将其个人偏见带入对下属的绩效评估中，严重损害绩效评估的客观性和公正性，并且上级掌握着切实的奖惩权，对员工会造成很大的心理负担。

2.同事评估　工作上同事接触最多，所以同事对被评估人的了解最全面、最透彻，因此同事的评价更加客观和深入。但是同事之间评估容易受到感情因素的影响，同时由于同事之间存在利益竞争，在评估时容易存在私心，致使评估结果脱离实际情况。

3.下级评估　下级评估可以进行有效的监督，避免出现领导独裁的倾向。但是下级评估存在很大弊端，一方面下级在对上级评估时会有所顾虑，担心上级打击报复，往往在评估中会夸大上级的优点，隐瞒缺点。另一方面，作为上级，为了取得下级的好评可能会放松管理，从而影响到整个部门的绩效管理。为此，在应用下级评估时，一般采用匿名评估。

4.自我评估　自我评估有助于员工参与意识的提高，通过自我回顾和总结，更能深刻地认识自己在工作中存在的问题及产生的原因，从而寻找对策，改善工作绩效。但自我评估容易高估自己，甚至出现报喜不报忧，使得评估结果具有一定的片面性。

5.客户评估　客户评估所受人为干扰较少，评估更加真实客观，并有助于员工增强服务意识和提高服务能力。客户评估一般采用问卷调查方式，所以操作起来比较费时费力，成本也比较高。

6.专家评估　专家一般为组织外部人员，不受组织内部利益机制所左右，所以评估结果相对更公正些。但聘请外部专家的成本比较高，而且专家不一定了解所要评估的各个部门每个岗位的工作情况。

（四）绩效考核的实施步骤

第一步：确定考核周期。根据组织经营管理的实际情况（包括管理形态、市场周期、销售周期和生产周期），确定合适的考核周期，绩效考核的周期可以是月、季或者年。

第二步：编制工作计划。按照考核周期，作为考核对象的职能部门、业务机构和工作责任人，要在周期初编制所在部门或岗位的工作计划，对纳入考核的重点工作内容进行简要描述。每一项重点工作都要明确设置工作完成的时间指标和质量指标。同时按照预先设定的计分要求，设置每一项重点工作的考核分值。

第三步：设计考核指标。绩效考核要求重点工作的开展和完成必须设置量效化指标。量化指标是数据指标，效化指标是成效指标。重点工作的量效化指标，反映了重点工作的效率要求和价值预期。因此，考核执行人应会同考核对象，对重点工作的量效化指标进行认真校正并最终确定，保障重点工作的完成质效。

第四步：实施考核。按照考核计划安排，选择恰当的考核主体和考核方法，合理利用考核指标，对员工绩效进行全面客观评价，得出公正的评价结果。

第五步：验收工作成效。绩效考核工作结束后，要对绩效考核工作的流程、方法、合理性、效率以及经济性等进行评估，分析考核过程中存在的问题，以便对下一次考核过程进行完善和优化。

（五）绩效考核的周期

绩效考核的周期是指多长时间进行1次考核，可以是1个月、1个季度、半年或者1年等。具体说，影响绩效考核周期长短的因素有以下几个方面。

1.奖金发放的周期　奖金的高低直接与员工的绩效挂钩，一般在发放奖金前进行绩效考核。

2. 绩效指标的类型   不同的绩效指标需要不同的考核周期。对于任务绩效考核指标，如销售人员的销售收入、费用等业绩指标，考核周期相对较短；而对于周边绩效指标，如人员的行为表现、素质等指标，具有一定的隐蔽性，考核周期需要长一些。

3. 工作性质   对于基层员工，他们可以在比较短的时间内做出成绩，对于其绩效结果的考核周期就可以短一些；对于管理类和技术类的员工，一般在较长的时间内才出成果，因此对于他们的绩效考核周期就可以相对长一些。

一般情况下，绩效考核以 1 年 1 ～ 2 次为宜，如果过于频繁，可能使管理者和员工过多地关注于"考核"而非"绩效"。如果周期过长，不能及时对工作产出进行评价和反馈，则不利于工作的改进。

（六）绩效考核中的误区

绩效考核是绩效管理体系中比较复杂的一项工作，在实施过程中由于受到主客观因素的干扰，考核结果的准确性、客观性和公正性会受到影响。

1. 环境因素   环境因素包括时间、地点场景等因素。在考核时，应注意时间对绩效的影响。比如，对于一个新员工能力素质的考核，如果在工作时间很短的情况下进行，则完全可能得出错误的评价结果。同样，地点不同对于绩效评估也有一定的影响。如对于销售收入指标的考核，由于受外部因素的影响，在不同地方其完成情况可存在较大差异，必然导致考核结果有所不同。

2. 组织因素   绩效考核能否有效实施需要组织给予各方面的条件支持。首先组织领导要足够重视。其次，绩效考核前要对各考核主体安排培训，对考核过程进行设计和优化，并提供必要的物质支持。

3. 绩效考核指标与方法   绩效考核标准不清晰是造成绩效评价工具失效的常见原因之一。在考核中，绩效考核指标设计不合理，考核指标不全面、不完善，指标权重不科学等都会直接带来明显考核偏差，使得考核结果与实际绩效不符。同时考核方法与被考核者工作性质不符，考核方法不当等也会带来偏差。如用考核管理者的方法去考核和评价专业技术人员，其结果必然是不合理的。

4. 考核主体的主观偏差

（1）晕轮效应   晕轮效应是指当对一个人的某种特征形成好或坏的印象后，会倾向于据此推论该人其他方面的特征。我们平常所说的"爱屋及乌、一好百好"都是典型的晕轮效应。这种晕轮效应对于部分被考核者是相当不公平的。

（2）近因效应   一般来说，人们对近期发生的事情印象比较深刻，而对远期发生的事情印象会比较模糊，这就是近因效应，也称近因误差。

（3）首因效应   也叫首次效应、优先效应或第一印象效应，指交往双方形成的第一次印象对今后交往关系的影响，也即是"先入为主"带来的效果。

（4）类我效应   又称为似我效应，指在绩效考核中考核者往往对那些与自己相似的被评估者给予更高评分的倾向。

（5）溢出效应   指一个组织在进行某项活动时，不仅会产生活动所预期的效果，而且会对组织之外的人或社会产生的影响。

（6）宽大化倾向   指评价者对考核对象所做的评价往往高于其实际成绩，在宽大化倾向的影响下，绩效考核的结果会产生极大的偏差。具体而言，对绩效出色的评价对象来说，他们会对考核的结果产生不公平感，从而影响其工作积极性。

（7）记忆误差 记忆误差是由于记忆错误而产生的评价偏差。绩效考核是一个相对较长的阶段性工作，评估时需要考核者和被考核者回顾整个绩效周期内的工作表现。无论长期记忆还是短期记忆都可能会出现差错，根据错误的绩效信息与绩效标准相比较得出的评价结论肯定是错误的，结果也是无效的。

（8）趋中误差 在进行绩效等级评定时，大多数员工的绩效水平被评价为接近中等水平，这就产生了趋中误差。趋中误差主要是由于考核者对被考核者不了解或者为避免发生争议和批评所致。考核的趋中倾向意味着绝大多数员工被简单地评定为"中等"，过于集中的结果使绩效考核失去意义。

（9）偏见误差 由于考核人对被考核人的某些特征，如种族、宗教、性格、性别、年龄等存在某种偏见而影响对其工作绩效的评价所造成的误差，称为偏见误差。偏见误差主要是由个人的喜好造成的。

（10）对比误差 对比误差是指考核者不是依据工作要求和考核标准评价员工，而是倾向于将员工与其他人比较对其进行评价。

（七）偏差控制措施

为了减少考核误差，最大限度地提升绩效评估的准确性，可采取如下措施。

1. 考核培训 对考核人和被考核人进行培训。

2. 构建全方位的评估主体 在绩效评估主体的选择上，在条件允许的情况下尽量采用 360 度绩效评估，从多个侧面、多个层面对员工的绩效进行评价，以避免由于某一考核主体对员工存在个人偏见所造成的绩效误差。

3. 考核绩效指标和标准要明确 考核维度应以可量化和可实际观察的指标为主，并且尽量简洁，以降低考核者的工作负荷，减少主观量度的影响。

4. 选择恰当的评估方法 绩效考核的方法很多，每一种方法都有优点和缺点。考核时应根据考核的对象和内容选择不同的考核方法。

5. 合理确定考核人的工作量 每个考核人的评估人数要安排得当。

6. 每次评估都要查阅最近几次的评估结果 通过查阅以前的评估结果，一方面可以减少由于记忆错误或近因效应所造成的误差，另一方面对以前存在的绩效问题可以进行跟踪，考察是否得到改进。

7. 评估结果的分析与考察 人力资源部门加强对评估结果的统计分析和考察，及时纠正偏差。

8. 建立绩效考核申诉机制 绩效考核结束后，允许员工审查考核结果。

四、绩效反馈

（一）绩效反馈

1. 绩效反馈的含义与目的

绩效反馈是绩效考核结束后管理者与员工通过双向沟通把绩效考核结果反馈给员工，指出工作中的不足，并对上一个绩效管理周期内员工的绩效进行归因分析，特别是对不良绩效进行诊断，明确原因，并制订绩效提升计划和下一个绩效管理周期内的新的绩效目标的过程。

绩效反馈的目的在于：让员工认识到自己在本阶段工作中取得的进步和存在的不足，促进员工改善绩效；对绩效评价的结果达成共识；制订绩效改进计划；为员工的职业规划和发展提供信息；建立机制，激发员工下一绩效周期的工作热情。

2. 绩效反馈的原则

（1）全面性原则。

（2）反馈气氛友好原则。

（3）员工先行自我评价原则。

（4）表扬与建设性意见共同反馈原则。

（5）从积极和发展的角度结束反馈原则。

3. 绩效反馈的方式

绩效反馈的方式有很多，如设立意见箱、设置专门的绩效沟通渠道、主动征求意见、绩效面谈等。其中绩效面谈是比较常用的反馈形式。

（1）绩效面谈

1）绩效面谈的准备

①准备面谈的资料。

②制订面谈提纲。具体内容包括面谈的对象和目的、面谈的过程和步骤、预计时间和效果、面谈过程中可能出现的问题等。

③确定面谈时间。面谈时间选择的恰当与否直接影响到绩效面谈的效果。

④确定面谈地点。面谈地点最好选择在氛围比较轻松的地方，如选择在一间单独的办公室、小会议室或员工的工作台附近。

2）绩效面谈的原则　为了提高绩效面谈的效果，主管人员与员工需遵循以下原则。

①建立和维护双方的信任感。

②清楚地向员工说明绩效面谈的目的。

③尽量少批评，避免出现对立和冲突。

④鼓励员工讲话，多问少讲，认真倾听员工意见。

⑤集中在绩效，而不是员工个体的性格特征。

⑥集中于未来而非过去，重点放在解决问题上。

⑦通过赞扬肯定员工的有效业绩，优点和缺点并重。

⑧反馈要具体，制订具体的继续改进目标，确定继续改进检查的日期和方法。

⑨绩效面谈经常化，而不要只在年底绩效考核后进行。

⑩以积极的方式结束绩效面谈。

3）绩效面谈的主要内容　绩效面谈时，双方可以就以下问题进行沟通。

①本次绩效考核的目的和考评标准。

②员工的工作表现和考核结果。

③主管就员工的每一项工作目标达成情况的意见及对员工绩效的期望。

④员工在绩效期间内工作表现的优点和有待于进一步改进的地方。

⑤员工绩效改进措施。

⑥新考核周期内企业和主管对员工绩效的期望，讨论新的考核标准，以及员工对主管提供的帮助。

4）绩效面谈的方法　绩效面谈先谈什么、后谈什么也有多种形式，主管可以灵活掌握。具体有以下一些方法。

①员工自己先谈对绩效考核目的和绩效考核指标的认识，主管进行相应的补充和说明。

②员工先谈自己的工作表现及其评价，主管再说明自己相同和不同的看法。

③先与员工就本次考核的目的和考核标准进行沟通，达成一致后再讨论员工的具体考核分数和考核结果。

④直接就考核指标的各项内容逐一与员工进行沟通。如果认识一致就进入下一项讨论；如果认识有分歧，就通过讨论力争达成一致。对于不能达成一致的地方，事后再沟通，或者请主管的直接上级进行仲裁。

⑤先讨论员工工作中的优点和成绩，再讨论不足和有待改进的地方。

⑥主管先谈对员工绩效考核的看法，然后请员工谈意见。

5）绩效面谈应注意的事项

①面谈应在无打扰的环境中进行，面谈不应被电话和外来人员打断，只有这样，面谈才能获得更佳的效果。

②面谈过程中，要注意观察员工的情绪，适时进行有针对性的调整，使面谈按计划稳步进行。

③面谈后，一定要与员工形成双方认可的备忘录，就面谈结果达成共识，对暂时还有异议没有形成共识的问题，可以与员工约好下次面谈的时间，就专门问题进行二次面谈。

（2）书面报告

1）绩效反馈书面报告的概念　绩效反馈书面报告是绩效考核人以书面报告形式就绩效考核结果、存在问题、下一阶段的工作目标等向被考核人单向沟通的一种绩效反馈方式。

2）书面报告的主要内容

①根据员工每项绩效（工作）计划目标，明确各项指标的考核结果。

②分析未完成计划的情况，找出原因。

③评价工作能力上的强项和有待改进的方面。

④绩效改进提升的建议。

⑤对于员工的关心。

3）绩效反馈书面报告的运用　此种绩效反馈方式适用于参与意识不强的员工，对于改进员工行为和表现效果十分突出，反馈信息更全面、翔实，且便于归档。其可作为因不胜任工作引发争议时的书面证据。

此种绩效反馈方式的缺点：由于是单向沟通，缺乏双向的交流，接收者没有及时反馈意见的机会，不能产生平等感和参与感，不利于增强接收者的自信心和责任心，不利于建立双方的感情；容易堵塞上下级之间的言路，难以给下属申诉的机会，使沟通渠道受阻。

（二）绩效考核结果的运用

现代管理中，员工绩效考核结果主要用于绩效诊断与制订绩效改进计划、员工招聘、员工培训、薪酬调整、职位调整、员工发展计划等方面。

1.绩效诊断与绩效改进计划的制订

（1）绩效诊断　绩效诊断是由管理人员和员工共同研究和讨论绩效评价结果，从中找出绩效问题并分析其产生原因。由于绩效具有多因性的特征，因此只有全面分析影响绩效的可能因素，才能找到问题的真正所在。一般而言，产生关键绩效问题的原因主要有三个方面。

1）员工　员工存在绩效差距通常先从员工自身查找原因，主要从三个方面分析：知识、技能和态度。作为管理者可以提出这样的问题：他是否具备做这方面工作的知识和经验？他是否具有从事这方面工作的技能？他是否有正确的工作态度和自信心？

2）管理者　管理者管理行为的实施是否恰当与合理也直接影响到员工的工作绩效。对于管理者的管理行为主要从三个方面分析：①管理上"无为"。②管理无效。③管理过于苛刻。

3）环境　影响员工绩效的环境因素包括两方面，一是内部环境，包括硬环境和软环境。硬环境如工具或设备、资源的配置、工作环境（光线、空气、湿度、温度、噪音、安全条件、地理位置等）；软环境如组织的管理机制和政策、员工的精神风貌和团队精神、同事之间的人际关系等。二是外部环境，如宏观经济的变动、政府的相关政策法规、全行业的发展状况等。

（2）制订绩效改进计划　绩效考核结果最直接的运用是在绩效改进中，是绩效改进计划制订、实施、衡量的依据。主管在绩效反馈时要与员工及时针对考核中未达到绩效标准的项目分析原因，制订相应的改进措施。

一个合理的绩效改进计划应包括以下的内容：①员工基本情况、主管的基本情况、绩效改进计划的指定时间和实施时间、绩效诊断结果计划的考评时间。②根据绩效考核结果和绩效反馈状况，得出绩效诊断结论。③根据考评结果和绩效诊断出的问题，提出针对性的改进意见，包括工作方法改进措施、工作能力和技巧提高措施。④确定绩效改进后要达到的目标和检查方法、检查时间。

2. 为人力资源其他职能部门提供依据

（1）员工招聘　绩效考核既是对岗位人员现职工作的考核，又是对人员选拔结论进行的实际检验，同时更可以用来作为企业提高招聘有效性的手段。

1）对外招聘有效性的检验　很多企业都很重视对应聘人员的素质测评和其他选拔工具，这些工具的有效性如何，可以通过他们进入实际工作岗位后的绩效考核结果进行检验。将这些人的绩效考核结果与他们申请工作时的检验结果进行比较，通过分析就可以做出判断。

2）对外招聘筛选的参考　通过绩效考核的结果和其他反馈，人力资源管理人员对企业内各个岗位优秀人员所应具有的优秀品质和绩效特征有了一定的了解，这些能给招聘工作的筛选提供有益的参考。在招聘过程中存在许多问题，要解决这些问题必须有效运用绩效考核结果。

第一，根据考核结果，确定空缺职位的要求。明确该职位的能力要求、素质要求、业务知识要求等。

第二，在筛选申请表及面试阶段，根据事先确立的职位要求，选择符合职位要求的新员工。

（2）员工培训　绩效考核结果可为人力资源开发与培训提供决策依据。

实施培训前需进行培训需求分析，其中最重要的是要确定哪些人需要培训和培训什么。通过绩效考核，可以发现哪些员工不能满足岗位的能力要求，可将他们作为培训的对象；也可将实际绩效与绩效标准存在差距的方面作为培训的内容。另外，人力资源管理者还可通过参加培训前后员工的工作表现进行评价与对比，根据比较结果对培训方案进行相应的调整，以利于提高今后培训的效果。

（3）薪酬调整　绩效考核结果是薪酬调整的直接依据。绩效考核结果应用于薪酬管理主要表现在两个方面：

1）用于薪酬计算。很多企业为了激励员工改善自己的绩效状况，努力工作，将薪酬与绩效考核结果挂钩。

2）用于员工岗位薪酬等级调整。

（4）职位调整　员工的历次绩效考核记录可为人员调配和职位变动提供基础依据。通过分析绩效评价记录，可以评价员工与其所在岗位是否适应。对于绩效优秀、能力突出的员工可进行积极的培养和大胆提拔，让其承担更大的责任；对于绩效较差、无法胜任岗位工作的员工可通过职位调整，将其安排在与其能力相适应的岗位上。

（5）员工职业发展规划　员工绩效考核结果记入员工职业发展档案，主管和员工根据目前的绩效水平和过去的绩效提高过程，协商制订员工的长远工作绩效和工作能力提高计划，以及在企业中的未来发展规划，员工职业发展规划是促进员工绩效不断提高的内在动力，也是激励员工的重要手段。

第三节　绩效考核指标体系设计

一、绩效考核指标的确定

（一）绩效考核指标的概念

绩效考核指标是绩效考核的要素或项目，也就是从哪些方面对员工进行绩效考核。绩效考核指标一般有四个构成要素。

1. 指标名称　对评价指标内容做出的总体性概括。

2. 指标定义　对指标内容的操作性解释，也就是指明该评价指标考核的具体内容是什么。

3. 标志　绩效考核一般要把员工的绩效分为若干等级，用于区别各个等级的特征规定。也就是员工的绩效分为多少个等级，每个等级的具体名称是什么。

4. 标度　对标志所规定的级别包含的范围做出规定，即每个等级的具体含义是什么。

（二）绩效考核尺度

标志和标度就像一把尺子上的刻度和规定刻度的标准，因此，一般把标志和标度称为绩效考核的尺度。它有以下四种类型。

1. 量词式评价尺度　这种评价尺度采用带有程度差异的形容词、副词、名词等词组表示不同的等级水平。如很好、较好、一般、较差、很差。

2. 等级式评价尺度　这种尺度一般用一些能够体现等级顺序的字词、字母或数字表示不同的等级水平。如甲、乙、丙、丁；优、良、中、差。

3. 数量式评价尺度　用具有量的意义的数字表示不同的等级水平。

4. 定义式评定尺度　评定尺度中标度使用操作是定义的方式加以界定的，这种评定尺度所体现出来的评价标准更具体，并具有针对性。

（三）绩效考核指标的分类

1. 根据绩效考核的内容分类

（1）工作业绩评价指标　考评时通常将业绩评价指标具体体现为完成工作的数量指标、质量指标、工作效率指标和成本费用指标。

（2）工作能力评价指标　个人的能力表现是多方面的，一般考察员工的基础能力和业务能力。基础能力包括知识水平、技能技巧；业务能力包括理解能力、判断能力、决断能力、应用能力、规划能力、开发能力、表达能力、交涉能力、协调能力、指导能力、监督能力、统率能力等，不同岗位员工考核的侧重点有所区别。

（3）工作态度评价指标　由于员工的工作态度很难用具体的数字反映，所以对工作态度进行考评时多采用定性指标，如工作积极性、主动性、纪律性、责任感等。

（4）工作行为评价指标　这类指标对于人际接触比较频繁的工作岗位尤其重要，比如，客户服务人员是否对顾客保持愉悦的笑容和友善的态度、上级主管是否对下属进行了必要的工作指导等，这些行为直接影响员工和组织的整体绩效。

2. 根据评价指标的客观化程度分类

（1）硬指标　硬指标是指可以客观加以测量和评价的指标，如产量、质量、销售额、市场占有率等。

（2）软指标　主要通过人的主观评价方能得出评价结果的评价指标。

评价时应软指标与硬指标相结合。在数据比较充分的情况下，以硬指标为主，以软指标为辅；在数据比较缺乏的情况下以软指标为主，辅之以硬指标进行评价。

（四）确定绩效考核指标的程序

1. 工作分析　根据考核目的，对考核对象的岗位工作内容和性质、完成这些工作所具备的条件，以及所处组织内外环境等进行分析，以了解被考核者在该工作岗位上应达到的目标和采取的工作方式等，初步确定绩效考核指标。

2. 理论验证　根据绩效考核的基本原理和设置考核指标的原则，对初步确定的绩效指标进行验证，使其既能全面反映绩效状况，又具有可操作性、实用性和可靠性，以利于考核工作开展。

3. 指标调查，确定指标体系　为了使指标体系更加合理化，还需进行指标调查。调查的对象主要有两个方面：一是绩效指标专家，将初步确定的绩效指标发给各个专家，征得各个专家的一致意见。二是该工作岗位上的员工，可以采取调查表的方式。最后由领导和专家共同商讨确定绩效考核指标体系。

4. 指标完善　针对问题逐步完善绩效指标体系。

（五）绩效考核指标体系设计的方法

1. 要素图示法　要素图示法是将某类人员的绩效特征，用图表描绘出来，然后加以分析研究，确定需要考核的绩效要素。

2. 问卷调查法　问卷调查法是采用专门的调查表，在调查表中将所有与本岗位工作有关的要素和指标一一列出，并用简单明确的文字对每个指标做出科学的界定，再将该调查表分发给有关人员填写，收集、征求不同人员意见，最后确定绩效考核指标体系的构成。

3. 个案研究法　选取代表性的典型人物、事件或岗位的绩效特征进行分析研究，以确定绩效考核指标和考核要素体系。选择典型人物和资料时，既可选择成功的典型人物和资料，也可选择失败的，还可将两者结合起来。

4. 面谈法　通过与各类人员，如被考核者的上级、人力资源管理人员、被考核者，以及与被考核者有较多联系的有关人员进行访问和谈话收集有关资料，以此作为确定考核要素的依据。面谈法有个别面谈法和座谈讨论法（一般控制在 5 ～ 8 人）两种形式。

二、绩效考核指标权重的设定

（一）绩效考核指标权重的概念

绩效考核指标权重是针对某一项指标而言的，是指该项指标在整体绩效考核体系中的重要性或在总分中所占的比重，是绩效指标间的权重组合。每个员工的工作性质、内容及所处的地位不同，其工作的侧重点就会有所区别。因此，应根据不同的测评主体、测评目的、测评对象、测评时期和测评角度，合理分配各个指标所应占有的比重。

对于不同层级的员工，其绩效计划中结果指标与行为指标之间的权重有所不同。一般而言，对于职级高的职位和主要业务部门的职位，其结果指标的权重大于行为指标权重设定；对于职级低的职位和部分管理及支撑部门的职位，其行为指标设定大于结果指标权重。

一组评价指标体系相对应的权重组成权重体系，绩效指标根据顺序可分为一级指标、二级指标……权重也相应地分为一级权重、二级权重……

（二）考核指标权重的设定方法

设定权重时，要避免平均主义，注重呈现明显差异。目前，权重的具体确定方法很多，比较常用的有主观判断法和排序加权法两种。

1. 主观判断法 主观判断法是一种比较简单的方法，它是依靠有经验的专家的主观判断来确定各个绩效指标的权重。主观判断法包括经验推断法、德尔菲法等，其中比较常用的是德尔菲法。此方法成本低，效率高，但是对决策者和专家的能力要求比较高。要求不同考核主体在给出各考核要素权重系数的同时要列出其依据和理由，否则所确定的结果缺乏信度和效度。

2. 排序加权法 所谓排序加权法，首先要将各考核指标按其重要程度从小到大进行排序，然后对各指标赋予不同的权重。各指标权重可采取等差距递进赋值，比如 A、B、C、D、E 五个考评要素，排序次序为 A>B>C>D>E，A 权数可赋予 100%，B、C、D、E 的权属以递减 10% 赋值，分别为 90%、80%、70%、60%。最后再把它们按照 100% 进行分配，即各要素的分值占要素总分值的比重。

另外，考核指标权重的设定方法还可以采用等级序列法、对偶加权法、倍数加权法、权值因子判断法等进行确定。

（三）考核指标权重的设定步骤

绩效指标内部的权重表明指标在绩效计划中的相对重要性，设定权重的步骤和流程如下。

（1）根据被评估人的工作职责、可控程度，以及工作时间分配的特点，为初步选定的绩效指标按照重要性进行排序。

（2）实践工作中，先确定最重要的指标权重比例，然后依此比较，其他指标权重递减。具体权重的分配，可以由评估双方进行沟通确定。

（3）可以由人力资源部组织专家小组根据主观经验确定指标权重，然后计算出所有人给每个指标确定的权重平均值，以此作为各指标最后的权重比例。

三、绩效考核标准的确定

（一）绩效考核标准的概念

绩效考核标准是指刚好完成公司对岗位某项工作的期望时应达到的绩效指标完成标准，通常反映部门或单位在正常情况下应达到的绩效表现。绩效考核标准分基本标准值和卓越标准值两种。

1. 基本标准值   基本标准值的确定可根据批准的年度计划、财务预算及岗位工作计划，由相关部门提出，上级领导最终审核确定。基本标准值的设定，侧重考虑可达到性，如完成则意味着岗位工作达到公司要求的最低水平。

2. 卓越标准值   在基本标准的基础上，考虑员工的工作能力和努力程度而设定的较高挑战性目标。理论上讲，无论是基本标准，还是卓越标准，均应由评估者和被评估者协商确定。

3. 制订依据   目前，绩效考核标准在制订依据上主要有以下几个方面。

（1）计划标准   计划标准是将组织事先制订的年度计划、预算和预期达到的目标作为员工的绩效标准。

（2）历史标准   制订绩效标准时，可将组织原来的业绩状况作为衡量依据，这就是历史标准。应用历史标准的优点在于可进行自身的纵向比较。

（3）同行平均标准   同行平均标准是将同行中规模、性质等特点比较相似的组织的平均业绩状况作为考核标准。该标准比较客观，有依有据，对于员工有很强的说服力。

（4）经验标准   经验标准主要是经过长期经验积累而形成的考核标准。这种标准同样具有主观性，在使用经验标准考核时，应充分考虑到客观实际情况。

绩效标准的制订不能仅仅依赖于一种标准，一般采取多种标准相结合，一部分绩效指标采用计划标准或历史标准，而另一部分绩效指标采用同行平均标准或经验标准。

（二）绩效考核标准的设定

1. 定性指标考核标准的设定   对于定性指标通常以分等级的形式确定考核标准，如优秀、良好、一般、较差、很差等。为了便于对绩效结果统计分析，可将每个等级进行量化，即每个等级都对应一个分值，分值之间可以是等距的，也可以是非等距的。如优秀 =10，良好 =8，一般 =7，较差 =5，很差 =3。

2. 定量指标考核标准的设定   定量指标考核标准的制订需要考虑两方面的问题，一是标准的基准点，二是等级间的差距。

（1）基准点的位置   所谓基准点就是我们预期的业绩标准，它一般处于衡量尺度的中间，也可以向上或向下浮动。基准点与中间点不同，它大多在中间点偏高的水平。当一个人绩效水平达到基准点时，就可以认为这个人在其工作岗位上是称职的。

（2）等级间的差距   绩效标准的等级差距存在两种情况：一是尺度本身的差距，即表示差距；二是每一尺度差所对应的绩效差距。

第四节   绩效考核的基本方法

绩效管理目标的实现，必须依靠一定的绩效考核方法。人们经过多年的管理实践，提出了很多绩效考核的方法。这些方法各有其优点、缺点和适用条件。

一、比较法

比较法是通过员工之间绩效的相互比较，以确定每个员工的相对等级或名次。这种方法的优点是一目了然，使用方便。缺点是不适合将考核结果用来给员工提供建议、反馈和用于薪酬计算和发放。因为比较法考核的基础是对员工的整体印象，没有具体的考核标准，考核者很难找到有力的证据，所以考核结果容易受到员工的质疑。常见的比较法有排序法和强制分布法两种。

（一）排序法

排序法是指考核主体将被考核对象按工作绩效从好到差进行排序。排序法的主要缺陷在于不容易反映员工之间的业绩间距。排序法有直接排序法、交替排序法和成对比较法三种。

1. 直接排序法　考核主体根据平时对被考核对象的工作能力、工作态度等方面的工作绩效从高到低进行排序。直接排序法的缺点：当被考核对象的绩效接近时则难以排序；被考评对象的人数不能太多；不能具体反映被考核对象的工作业绩状况；与薪酬制度挂钩困难。

2. 交替排序法　列出被考核对象的名单，从中挑选出表现最好和最差的，分别列为第一位和最后一位；然后在余下的被考核对象中再选出最好和最差的，分别列为第二位和倒数第二位。依此类推，直到所有被考核对象排列完毕。交替排序法的缺点：容易对员工造成心理上的压力，员工接受比较困难。

3. 成对比较法　考核主体根据考评要素（如工作质量、工作能力、工作态度、创造性等），将所有被考核对象一一配对比较，根据比较结果列出名次。这种方法要求按照某种绩效标准，将员工进行两两比较，绩效优者计1分，劣者计0分，然后把每个人的分数加起来，分数越高绩效越好（表6-2）。

表 6-2　成对比较绩效考核表

对比人	A	B	C	D	E
A		0	0	0	0
B	1		0	0	0
C	1	1		1	0
D	1	1	0		0
E	1	1	1	1	
考核结果	4	3	1	2	0

成对比较法的优点：能有效避免考核主体出现宽大倾向、趋中效应、严格化倾向等心理弊病；考核方法简单，使用方便。缺点：无明确的指标或没有对考核要素进行明确的尺度规定，主要依靠考核主体对被考核对象的整体印象进行考核，考核的主观性强；只适用于考核对象较少的考核，当被考核对象多而且彼此之间的差异不大时，该考核方法使用起来比较困难。

（二）强制分布法

强制分布法是考核主体将被考核对象分成几类（优、良、中、较差、不合格），每一类确定一个百分比，然后根据被考核对象的绩效情况将他们归入到某一类（表6-3）。

表 6-3　强制分布法绩效考核表

等级	优	良	中	较差	不合格
比例（%）	10	20	40	20	10
被考核对象	李某	赵某	孙某	张某	胡某
		王某	曾某	伍某	
			孔某		
			刘某		

强制分布法的优点：能够有效避免考核主体出现的宽大倾向、趋中效应、严格化倾向等心理疾病；考核方法简单，方便使用。缺点：主观性强；无法与组织战略目标联系；当被考核对象太少时就不适用；或当部门的绩效较优时，该方法不利于考核的公正性。

使用强制分布法时，应根据部门绩效状况决定部门员工的绩效等级分配比例，不能平均分配给每个部门相同的比例，以保证绩效考核的公正性、公平性。

二、简单清单法

简单清单法是结合工作说明书和工作绩效相关的典型行为，拟定考核清单条目，再将被考核对象的实际情况与其一一对照，将相符者勾出来。考核者根据勾选出的项目对被考核对象做出评定（表 6-4）。

表 6-4　绩效考核清单

项目	勾选
在压力下能够很好地完成工作	☐
遵守单位的保密规定	☐
能够接受客户和主管的反馈意见，并改进工作	☐
能通过书面和口头的方式清晰地表达自己	☐
对新知识具有求知欲和一定的学习能力	☐
专注工作，尽职尽责	☐
有团队精神，帮助和合作精神	☐
工作中积极进取、自我激励	☐
遵守办公时间	☐
保持办公区域整洁	☐

简单清单法属于定性考核，简单易行，省时省力。但是当员工之间表现相近时很难通过此方法反映出他们之间的绩效差别。

三、关键事件法

对部门的效益产生积极或消极的重大影响事件被称为关键事件。所谓关键事件法就是主管人员全面记录员工在工作中的突出行为表现，然后根据这些行为记录对员工进行评价。该方法的优点：对员工的评价以具体的事实为依据，避免了评价者个人的主观片面性，因此，较为客观、公正，容易被考核对象接受；也可使被考核对象清楚地看到自己的长处与不足，有利于日后的工作改进。缺点：如果考核人员对被考核对象的关键行为记录不全，漏记了被考核对象的积极行为，容易引起抵触情绪。而准确不漏的记录，势必增加管理者的工作负担。尤其是当一名基层主管对许多员工进行评价时，记录这些行为所需的时间可能会过多。

关键事件的记录应从四个方面进行描述。

（1）情境　即这件事情发生的情境是什么样的。

（2）目标　即为什么做这件事情。

（3）行动　即采取了什么行动。

（4）结果　即采取这个行动获得了什么结果。

四、绩效考核量表法

绩效考核量表法是根据设计的等级评估量表对员工绩效进行考核的方法。这种方法是把有关的因素列出来，如完成工作的数量、质量、技能、出勤率、主动性、合作精神等，然后把每一要素分成若干等级，如优秀、良好、一般、较差、很差等，每一等级赋予不同的分值，最后将各因素所得分值相加，得出每个员工的绩效总分（表6-5）。

表6-5　绩效考核量表

员工姓名	职务	工作部门		考核时间	
考核要素＼考核等级	优秀（5分）	良好（4分）	一般（3分）	较差（2分）	很差（1分）
工作质量					
工作数量					
工作技能					
工作主动性					
合作精神					
出勤率					
考核结果		员工意见		员工签名	
评估人签名			人力资源部门审核意见		

绩效考核量表法的优点：操作简单，方法快捷；考核内容比较全面；可以对结果进行定量分析，便于标准化。缺点：对考核者的素质要求比较高，要求考核者在考核过程中做到客观和公正，否则容易出现主观偏差和趋中偏差，使大部分员工的考核结果集中在同一等级，使绩效考核失去意义。

五、行为评分法

行为评分法是综合关键事件法和评分表法二者的主要成分，用一系列界定清楚的评分项目对绩效进行评分的方法，即由管理者根据被考核对象所从事的某项职务的具体行为事例，按序数尺度对各项指标做出评分。行为评分法是一种日益得到重视的有效的绩效评估方法。当然，它的使用前提存在可描述的具体的关键事件，是基于职务行为而不是考核者自身的特征。

案例链接

一位护士长确定下面哪一个间隔点是最准确地描述了某护士的行为

1. 有时不遵医嘱，对有困难的患者没有耐心，经常不遵守医院的规定。

2. 一般都遵守医嘱，偶尔对有困难的患者没有耐心，很少违反医院的规定。

3. 总是遵守医嘱，绝不对有困难的患者表现出不耐烦，坚决遵守医院的规定。

4. 总是遵守医嘱，绝不对有困难的患者表现出不耐烦，帮助他人照顾行为困难的患者，坚决遵守医院的规定。

5. 总是遵守医嘱，随时听候差遣，绝不对有困难的患者表现出不耐烦，帮助他人照顾行为困难的患者，坚决遵守医院的规定。

六、目标管理法

（一）目标管理法的概念

目标管理法始于管理大师彼得·德鲁克，是他于 1954 年在《管理实践》中提出的一种管理思想。他认为，组织的使命和任务必须转化为目标。目标是在一定时期内对组织、部门及个体活动成果的期望，是组织使命在一定时期内的具体化，是衡量组织、部门及个体活动有效性的标准。目标管理法实际上就是管理者通过目标对下级进行管理。

（二）目标的制订

目标的制订必须符合 SMART 原则。

1. 目标必须是具体的（specific）和具有挑战性的 目标具体明确，有利于实施；目标的挑战性对员工有很大的激励作用，员工只有付出较大努力才能实现。

2. 目标必须是可衡量的（measurable） 目标必须有质量和数量的要求，有具体的绩效标准，能够很好地进行测量。

3. 目标必须是可以达到的（attainable） 绩效目标在付出努力的情况下应该是可以实现的，应避免设立过高或过低的目标。

4. 目标之间必须是相关的（relevant） 目标之间必须是相关的，必须是组织目标、部门目标的具体分解。

5. 目标必须是有效的（time-based） 在绩效目标中要使用一定的时间单位，即设定完成这些绩效指标的期限。

（三）目标管理法考核的步骤

1. 确定组织目标 组织目标由组织高层领导根据组织使命，在制订整个组织下一个绩效考核周期的工作计划的基础上确立。

2. 制订部门目标 各部门管理者与部门的主管领导分解组织目标，共同制订本部门的绩效目标，经常以年度目标任务责任书的形式体现。

3. 确定员工个人绩效目标 部门主管组织员工讨论部门目标，结合员工个体的工作岗位和工作职责，制订个人的绩效计划，明确个人的绩效目标。

4. 绩效考核 在绩效周期结束后，部门主管通过对员工的实际绩效与绩效目标比较，得到绩效结果。

5. 绩效反馈 考核结束后，考核主体或考核主体与人力资源部门有关人员一起，与被考核主体就考核的结果进行充分的沟通，指出目标完成好的方面，找到存在的不足之处，并就绩效改善达成一致。

（四）目标管理法的优点与不足

1. 优点

（1）目标管理法有助于厘清组织结构中的责、权、利。

（2）充分实现绩效考核中的公平性、公正性。目标管理中的目标是由主管与员工（或部门负责人）通过充分讨论确定的，而且绩效考核是通过将员工的实际工作业绩与目标合约进行比较完成的，是以事实为依据，考核结果比较公平、公正。

（3）容易促进员工与主管之间的沟通和交流，改善组织内部的人际关系。

2. 不足

（1）管理成本较高。由于进行目标商定需要上下沟通、统一思想，这些工作的完成需要较多的时间。

（2）容易产生忽略组织长远目标的现象。由于目标管理法倾向于注重短期目标、年度目标的实现和考核，员工可能为了达到短期目标，牺牲组织长远发展目标。

（3）没有提供员工之间绩效比较的基础。由于员工的绩效标准不同，绩效考核结果较难用于员工之间的比较。

案例链接

管理故事：山田本一分解赛程

1984 年和 1986 年，分别在东京和意大利举办的国际马拉松邀请赛中，名不见经传的选手山田本一出人意料的两次获得冠军。当记者采访他时，他说了同样的话：凭智慧战胜对手。对此，记者迷惑不解。因为马拉松赛是体力和耐力的运动，只要身体素质好又有耐性就有望夺冠，爆发力和速度都还在其次，说用智慧取胜有些勉强。

10 年后，这个谜终于解开了。山田本一在他的自传中这样写道："每次比赛之前，我都要乘车把比赛路线仔细看一遍，并把沿途比较醒目的标志画下来。如第一个标志是银行；第二个标志是一棵大树；第三个标志是一座红房子……这样一直画到赛程的终点。比赛开始后，我就以百米的速度奋力冲向第一个目标，等到达第一个目标之后，我又以同样的速度向第二个目标冲去……40 公里的赛程就被我分成这么几个小目标轻松地跑完了。起初，我并不懂这样的道理，我把目标定在 40 公里外终点线上的那面旗帜，结果我跑到十几公里时就疲惫不堪了，我被前面那段遥远的路程吓倒了。"

其实，很多经验都表明，把目标分阶段实施对于目标的达成十分重要。

资料来源：吴照云，等.管理学.5版.北京：中国社会科学出版社，2006.

七、平衡计分卡绩效考核法

（一）平衡计分卡绩效考核法的概念

平衡计分卡（Balanced Score Card，BSC）始创于 1992 年，是由哈佛大学商学院教授罗伯特·卡普兰和复兴国际方案总裁戴维·诺顿设计的。它是从财务、顾客、内部业务流程、学习与成长四个方面衡量绩效。平衡计分卡绩效考核法一方面考评企业的产出（上期的结果），另一方面考评企业未来成长的潜力（下期的预测）；再从顾客和内部业务两个角度考评企业的运营状况参数，把公司的长期战略与公司的短期行动联系起来，把远景目标转化为一套系统的绩效考核指标。

（二）平衡计分卡绩效考核法的主要内容

1. 财务角度　财务指标是传统绩效考核的唯一指标，也是平衡计分卡绩效考核法的重要指标。企业不仅以营利为生存和发展的基础，而且必须使企业所有者的投资得到回报。财务指标主要从财务收益状况、资产营运状况、债务偿还、发展能力等几个方面进行衡量。

2. 内部业务流程角度　即确定组织擅长什么，这是平衡计分卡绩效考核法区别于传统绩效考核方法的特征之一。平衡计分卡绩效考核法从满足企业投资人和客户需要的角度出发，并从价值链上针对内部业务流程进行分析，提出了 4 种绩效性质的考评指标：即质量导向的考评、基于时间的考评、柔性导向考评和成本指标考评。

3. 学习与发展角度　关注企业能否继续提高并创造价值，平衡计分卡绩效考核法强调未来投资的重要性，注重企业内部员工和业务流程的投资，强调通过员工的学习提高自身素质，提高企业的创新能力和发展核心力，持续创造价值。考评指标有新产品开发循环周期、新产品销售比率、流程改进效率等。

4. 顾客角度　从顾客角度关注企业的产品和如何评价企业，顾客对企业提供的产品品牌、质量、价格、服务、产品的更新等是否满足其心理预期。考评指标有市场份额、客户保有率、客户获得率、客户满意度等。

（三）平衡计分卡绩效考核法的操作流程

平衡计分卡绩效考核法的操作流程（图 6-1）。

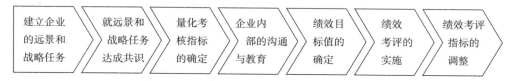

建立企业的远景和战略任务 → 就远景和战略任务达成共识 → 量化考核指标的确定 → 企业内部的沟通与教育 → 绩效目标值的确定 → 绩效考评的实施 → 绩效考评指标的调整

图 6-1　平衡计分卡绩效考核法的操作流程

（四）平衡计分卡绩效考核法的特点

1. 优点

（1）对员工绩效的考评更加公正、公平，改变了传统绩效考核方法中以财务指标为唯一指标的局限性。

（2）强化了企业战略管理系统。

（3）减少了次优化行为的发生。由于该方法的指标是从财务、内部业务流程、顾客、学习与成长四个方面对企业、部门、员工的绩效进行衡量，各级管理人员在进行管理时要从整体绩效的提高进行考虑，从而避免了某一方面的绩效提高以牺牲另一方面的绩效为基础的现象。

2. 不足　开发难度较大；有些绩效指标采集比较困难，如员工的学习与成长类指标；管理成本较高；对企业的管理水平要求高，要求日常工作中对各类指标进行数据记录、整理。

八、全方位绩效考核法

（一）全方位绩效考核法概述

全方位绩效考核法又称 360°考评法，或全视角考评法，是一种较为全面的绩效考核方法，是由被考评者的上级、下级、自我和服务的客户等对其进行的考评。通过考评得到绩效结果，被考评者能够知道自己的长处和短处。全方位绩效考核法常与 KPI、平衡计分卡等方法结合进行。

（二）全方位绩效考核法的操作流程

全方位绩效考核法的操作流程（图 6-2）。

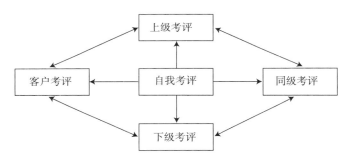

图 6-2　全方位绩效考核法的操作流程

1. 上级考评　上级考评的实施者一般为被考评者的直接上级，也是绩效考核中最主要的考评者。

2. 同级考评　一般为与被考评者工作联系较为密切的人员，他们对被考评者的工作技能、工作态度、工作表现等较为熟悉。

3. 下级考评　下级考评对企业民主作风的培养、企业员工之间凝聚力的提高等起着重要的作用。

4. 自我考评　自我考评是被考评者本人对自己的工作表现进行评价的一种活动。它一方面有助于提高其自我管理能力；另一方面可以取得员工对绩效考核工作的支持。

5. 客户考评　对于经常与客户打交道的员工来说，客户满意度是衡量其工作绩效的主要标准。

（三）全方位绩效考核法的特点

1. 优点

（1）全方位考评，比较公平、公正，可以避免一方考评的主观武断。

（2）可以增强绩效考核的信度和效度，考评结果能够得到员工的认同，人力资源部门根据考评结果做出的相关人事决策也容易得到支持和实施。

（3）促进发展。一般来说，在全方位绩效考核结果反馈中，均设有专门的个人发展计划和指导，这些咨询意见和建议一旦被评价者接受，就能够促进个人的职业生涯发展。同时，全方位绩效考核还能增强组织的竞争优势，有助于强化组织的核心价值观，通过加强双向沟通和信息交流，建立更为和谐的工作关系，这样既能提高员工的参与度，也能帮助管理者发现并解决问题。

2. 不足　该方法比较复杂，费时费力；容易出现"相互帮忙"或有意报复的不良现象。

第五节　医药企业的绩效考核

医药企业的经营管理是一个复杂的系统，绩效考核是这个复杂系统的有机组成部分，医药企业的绩效考核存在特殊性。

一、研发人员的绩效考核

随着市场竞争的日趋激烈，现代医药企业对研发的投入越来越大，对研发工作也越来越重视。如何激发研发人员的积极性，如何对研发人员进行绩效考核，成为困扰大多数医药企业人力资源部门最主要的问题。

（一）医药研发绩效考核的特殊性

由于产品研发工作具有周期性、创新性和可控性差等特点，考评也相对更为困难。医药研发人员的工作与销售人员、生产工人、操作人员相比更为复杂，研发人员的考评也相对企业中其他人员的考评更为困难，具体体现在三个方面。

1. 考评内容确定困难　通常，医药研发人员的工作内容变化性较大，研发工作内容界定也比较困难，特别是基础研发人员，有时工作成果仅仅体现为证明某种试验或测试方法的可行性，虽然证实与证伪具有同样的价值，但考评目标难以在任务下达之前予以明确。

2. 绩效考核工具选用困难　针对医药研发人员绩效考核体系的设计有很多方法，如很多企业用项目制、PBC（个人绩效承诺）、KPI、360°考评、BSC考评等，这些绩效考核的技术和方法本身有其适用的范围和背景。因此，医药企业在选用绩效考核工具时要清楚每种技术和方法背后所蕴含的基本原理、优点、适用的范围，针对企业的发展阶段、管理水平、人员素质，甚至企业文化等，选用适合自己企业的绩效考核工具和方法。在使用技术工具时，要学会变通，不能拘泥于一种技术和方法，对研发人员的绩效考核并非一种技术或者方法就能解决，在对研发人员进行考评时，最好结合几种方法和技术，这样结果比较符合公司现状。实践中经常出现因为考评工具选用不合理，造成研发人员产生不公平感。

3. 绩效考核指标提取困难　由于医药研发工作的复杂性、创新性和可控性差等特点，加之医药研发工作成果的显性较差，不容易衡量，造成研发人员的绩效指标量化程度不强，量化指标很难提炼；如果研发人员绩效考核指标中定性的内容较多，考评人员对被考评者的主观性就会比较强，再加上考评者自身的晕轮效应、近因效应等因素，很容易因人为因素影响到绩效考核结果的公正性。

（二）医药研发绩效考核体系制订的基本原则

对于大部分医药公司来说，研发是公司战略发展的基础，研发人员是企业技术创新的主体，他们的工作成果直接影响企业的当前效益和未来竞争力。这就要求医药企业在建立研发人员绩效考核体系时，必须从公司的战略目标和激励导向上全盘思考，系统地建立研发人员的绩效考核体系。

1. 紧密结合企业战略 发展战略清晰、组织结构合理、岗位职责明确是实施绩效考核的前提。医药研发绩效考核体系必须要与企业战略相一致，能够引导研发人员努力为实现战略目标而努力并能持续激发研发人员的创造性与研发热情。

2. 具有针对性和可操作性 在设计研发人员的绩效考核体系时要简单，表格不要太多，绩效指标设置数量要合理，具有实操性，易于执行。同时，绩效考核目标对于研发人员的工作导向性要明确，设计绩效考核目标时最重要的 2～3 个为宜。

3. 体现激励性原则 绩效考核的目的在于引导医药组织完成企业的战略目标和计划。设计绩效考核体系时，应从激励的角度出发，使员工明确实施绩效考核是以完成工作目标为主要目的，为员工设定目标时应具有一定的挑战性。

（三）医药研发绩效考核过程——四环相扣

医药研发绩效考核如果要取得成效，绩效计划制订、绩效辅导实施、绩效考核评价及绩效结果应用这四个环节的工作都要做好，否则就不会达到绩效提升的效果。

1. 计划——考虑诸多因素 绩效计划的制订是绩效考核的基础工作，医药研发人员的绩效指标主要分为业绩指标、行为指标和能力指标。

制定医药研发人员绩效计划时，要全面考虑研发人员的研发能力、努力程度、创新及研发成果，并要用明确的指标固定下来，以便跟踪辅导和考评。

2. 辅导——沟通须及时 绩效计划实施后，上级与主管要限时与研发人员进行沟通，及时发现绩效计划实施中存在的各种问题与不足，及时纠正、改进，需要提供支持与帮助的要及时给予支持和帮助，以确保绩效计划有效实施，按时达到预期目标。

3. 评估——外评优先于内评 对医药研发人员的绩效考核要外评与内评相结合，以外评为主；价值评估与产出评估相结合，以价值评估为主。内部评价包括进度、预算等评估。内部评价作为企业内部的质量控制工具很重要，但过分强调内部评价有可能导致研发人员不太关心研发对企业的实际价值。从某种意义上说，对研发人员的评价应更强调外评，外评更强调价值评估。

营利性是医药企业的本质特征。医药研发的效果更重要体现在新产品的开发、成本降低、销售量上升、产品改进、市场占有率提高等方面。只对研发产出进行评价是不够的，必须对研发为企业带来的价值进行评估，即研发效果的评价。

4. 改进——协助员工提高 绩效改进主要是帮助员工分析绩效不高的原因，帮助员工寻求解决的办法，制订绩效改进的目标、个人发展目标和相应的行动计划，并将这些纳入下一阶段的绩效目标，进入下一轮绩效考核循环。由于医药研发经理大多专注于研发工作，所以如何帮助他们掌握和运用好绩效考核工具是容易被忽视的问题。医药企业应加强对各级管理者的培训，帮助管理者掌握绩效考核工具的使用方法，使他们正确了解绩效考核管理制度、流程，清楚绩效考核的操作过程，同时要对各级管理者进行绩效考核工具的培训。例如，如何制订绩效计划、如何进行绩效沟通、如何帮助下属制订绩效改进计划等。同时，使各级管理者熟练掌握绩效考核的内容、评分标准和考评表单等。

二、销售人员的绩效考核

由于药品的特殊性，医药行业销售人员除具备一般销售人员的素质外，还必须具有更高的职业素养，对其进行科学、有效的绩效考核，筛选出合格的人才，并帮助他们进一步提升绩效是每位企业管理者必须要做的工作。

（一）销售人员绩效考核存在的问题

1. 过度强调结果导向，导致销售队伍的短期行为　医药企业在销售人员绩效考核上的结果导向主要表现在单纯追求财务数字指标，如销售量、销售额、利润额、市场份额等，对于其他过程指标则很少考虑。受消费者对药品选择余地的局限，使药品消费受医师的影响较大。销售人员为了完成销售任务，往往不择手段，滥用返利、不切实际的压货等，导致销售市场秩序混乱，渠道库存积压，使企业失去业绩增长的基础。

2. 绩效考核目的不明确，缺乏战略性　医药企业对销售人员进行的绩效考核与公司的长远发展战略关系不大，并不能达到提高企业整体绩效的目标，这就导致销售人员个人绩效高而企业整体业绩下滑的尴尬局面。

3. 考评指标设计不够合理，缺乏完整性　主要表现在指标只涉及单一考评周期，不注重长远发展；指标集中在销售量等最终结果的量化指标，指标单一、不全面，同时指标权重主观性较强，缺乏科学性，由于过度强调销售量等结果指标，忽略能力、行为等指标，导致销售人员团队意识不强，自我提升动力不足。

4. 考评主体及方法单一，信息把握有限　对销售人员进行的考评基本来源于企业内部，且大多为直属上司，缺乏外部客户的评价，并带有很强的主观性，公平程度大打折扣，影响了考评的信度和效度。

（二）销售人员绩效考核的基本原则

医药企业销售人员绩效考核的基本原则主要有公开性原则、客观性原则、反馈原则、定期化与制度化原则和可行性与实用性原则等。销售人员的绩效考核首先要以业绩为主，同时考虑个人能力、团队协作、综合素质等方面的定性考评。

（三）销售人员绩效考核的基本要求

1. 明确绩效考核的目的。绩效考核的目的在于提高公司管理效率，帮助实现公司战略目标，帮助员工改进工作，谋求发展；构建医药销售公司人力资源管理的基础平台。

2. 确立绩效考核的内容。主要考评内容有业绩、能力、态度、潜力等。根据医药行业销售人员的管理特点和实际情况，从销售结果、销售活动有效性、工作能力三个方面进行考评。

3. 提高员工对公司战略的认知度。

4. 建立全面的绩效考核体系。

5. 建立完善的激励机制。人员流动率高是医药企业销售队伍存在的普遍现象，很大一部分原因是企业的激励工作做得不够。在绩效考核中加入更多的激励因素，建立完善的激励机制，可以增强销售人员对企业的归属感，从而提高他们对企业的忠诚度，减少人员流失。

6.加强团队合作意识。在考评过程中，要通过指标设置等将个人与团队结合，将个人目标融入组织目标。通过考评，将团队成员团结在一起，发挥 1+1>2 的效果，最终提高企业的整体绩效。

7.内外结合，体现公平。医生是与医药销售人员交流最多的主体，也最了解他们平时的工作态度。结合医生和内部管理者的评价不仅能更全面地反映销售人员的工作状态，体现公平，也能使其感受到努力被认可，从而提高工作的积极性。

本章小结

绩效管理是人力资源管理中的核心环节，是人力资源管理的有效手段。绩效管理是指为确保员工的工作活动和产出与组织目标保持一致，组织管理者通过与员工相互沟通与交流，对其行为和结果进行持续管理的过程。绩效考核是指组织采用科学的考评方法，依据一套绩效标准对员工工作职责履行程度、工作任务完成情况、对组织贡献大小和发展潜力进行系统的考评和评价，并将考评结果反馈给员工的过程。绩效管理与绩效考核既有区别又有联系。绩效管理的功能主要有管理功能、激励功能、学习功能、导向功能和监控功能。

绩效管理的基本流程包括绩效计划、绩效实施、绩效考核、绩效反馈和绩效结果的应用。制订绩效计划的主要步骤分为准备、沟通、审定和确认三个阶段。绩效实施阶段主要有三个方面的任务，即持续不断的信息沟通、绩效信息的记录和收集，以及绩效辅导。绩效考核要坚持公平客观原则、公开民主原则、全面性和完整性原则、立体考评原则、反馈原则和差别化原则。绩效考核主体的主观偏差主要有晕轮效应、近因效应、首因效应、类我效应、溢出效应、宽大化倾向、记忆误差、趋中误差、偏见误差和对比误差。绩效反馈的原则有全面性原则、反馈气氛友好原则、员工先行自我评价原则、表扬与建设性意见共同反馈原则、从积极和发展的角度结束反馈原则。绩效面谈是比较常用的绩效反馈形式。

绩效考核指标体系包括绩效考核指标的确定、绩效考核指标权重的设定和绩效考核标准的确定。绩效考核指标一般有四个构成要素，即指标名称、指标定义、标志和标度。绩效考核指标权重设定方法主要有主观判断法和排序加权法。绩效考核标准有基本标准值和卓越标准值。

绩效考核的基本方法主要有比较法、简单清单法、关键事件法、行为评分法、绩效考核量表法、目标管理法、平衡计分卡绩效考核法和全方位绩效考核法。

医药企业的绩效考核有它的特殊性。研发人员绩效考核体系制订的基本原则有紧密结合企业战略、具有针对性和可操作性，有助于绩效提升等。销售人员绩效考核的基本原则主要有公开性原则、客观性原则、反馈原则、定期化与制度化原则、可行性与实用性原则等。

【推荐网站】

1.中国人力资源网 http://www.hr.com.cn

2.中国人力资源管理网 http://www.rlzygl.com

【思考题】

1.绩效管理的功能和意义有哪些？

2.绩效管理的基本流程有哪些？

3.绩效考核应遵循哪些原则？

4.绩效考核的常用方法有哪些？各有什么优点和缺点？

5.医药企业如何进行绩效考核？

【案例分析】

医院绩效考核之痛

某医院是一家大型现代化三级综合医院，拥有病床 850 张。F 是该医院创始人，在过去十几年里，F 管理的理念就是简单而人性，对于聘用的专家没有太多的规矩，给专家足够的空间和支持。但随着医疗科技的发展和市场竞争的加剧，该医院出现连年亏损，运营成本居高不下。如何提高效率和效益，如何在激烈的市场竞争中赢得一席之地，并获得长足发展，已经成为医院董事会和经营管理层亟待解决的大问题。

L 是北大 MBA 毕业生，读 MBA 之前是一家国有三甲医院的人事部门主任，有多年的医院人力资源管理经验，F 通过猎头公司将他引进来。L 加盟进来后，先用了两个月的时间深入医院基层，了解医院的整体运行情况；并利用 MBA 期间所学的一些人力资源工具，对医院员工进行了详细的访谈和问卷调查。通过分析，总结出以下问题：①岗位职责不清。②绩效考核目的不明确。③绩效指标确定不科学、不合理。④考评周期设置不合理。⑤考核缺乏动态性。⑥考评缺乏公平性、公正性。⑦绩效考核与薪酬体系结合不紧密。

经过一系列的调查与研究，L 对绩效考核体系进行了重新制订，并提出了解决方案。

1. 建立职责明确、有效放权的岗位责任制。

2. 针对部门和岗位特点设计不同的绩效考核指标和考评方法。

3. 明确考评主体，主要是上级领导、下属、同事和患者。

4. 医院考评硬性规定

（1）收取商业贿赂，发现即辞退；收取患者红包、礼品，发现即辞退；行政后勤部门裁员 10%；运营成本下降 10%。

（2）医疗事故及差错规定：如三级以上事故，扣除科主任 70 分；出现两次以上事故的直接责任人辞退，科室主任降职，承担 30% 的经济责任，严重的要承担刑事责任……

绩效改革 1 年后，安排某天上午 9：00 开总结大会。参加人员包括医院院长 F、副院长、人力资源部 L 和其他各个科室负责人。

会上，L 总结了绩效考核改革后医院的业绩。主要内容为：1 年来，共裁员医生 25 人、行政后勤保障人员 33 人，总体人力成本较前 1 年下降 20%；床位使用率从 86% 提升到 92%。患者满意度从 82% 提高到 95%，投诉率下降到 1%。

接下来由各科室主任发言。肾脏病治疗中心李主任说："我们中心有 9 位非常出色的医生，而去年仅因为一些投诉和发生一些医疗事故就砍掉我 3 位医生。虽然表面看我们节省了开支，保持了制度的严肃性，但是我们失去的是什么？这几位医生经验非常丰富，可以给我们培养多少新医生啊。还有行政人员确实减少了，但是很多时候本该行政后勤人员干的事我们医生也要跑来跑去，本身我们的工作压力就非常大，现在我们的压力更大了！"

住院部负责人孙主任说："患者就是我们的衣食父母，为了赢得患者的满意，我们怎么做都不为过；但是就拿那些调查表来说，调查表是发给我们了，我安排护士逐一找患者谈，让他们填写，有些患者看不懂，就让护士给填，有些患者瞎填，我真不敢保证这些数据准确性到底有多高。"

"在内部员工满意度上，每次考评都是你好、我好、大家好，实际上有谁知道考核过程中是否严格按照客观标准执行呢？谁又愿意无端得罪人呢？并且该项指标分数过高，就是白给的！"一位科室负责人如是说。

"最近刚刚推行新的医生薪酬体系，虽然规定当中说明了要根据工作岗位性质、技术含量和风险程度、服务数量与质量等工作业绩定我们的工资，同时还要考核我们的服务效率、服务质量、群众满意度。与原来相比，如果按照新的标准来计算，我们医生收入减少了，谁还愿意做更多？"一位副主任医师说。

之前，L一直盼望与大家分享这1年所带来的成绩，没想到这个成绩总结会成了"批判会"。他突然想到，是不是这1年来自己太缺乏与这些人的沟通，刚来不久下药太猛，导致所有人都反对？还是……L有一些茫然。

资料来源：http://mba.ce.cn/manager/szbg/200610/23/t20061023_9092880.shtml

【讨论】

　　1. 为什么L的管理改革遭到众人的反对？

　　2. 改革后的绩效管理存在哪些问题？

　　3. 针对存在的问题如何解决？

扫一扫，查阅本章数字资源，含PPT、音视频、图片等

学习目标

1. 掌握报酬、薪酬、薪酬管理的含义与构成；医药组织基本薪酬管理的流程；可变薪酬和福利的形式、特点和设计。

2. 熟悉薪酬管理的内容、原则和意义；医药企业薪酬管理的形式。

3. 了解薪酬管理的发展趋势；现代福利的发展新趋势。

【导入案例】

一则关于薪酬的小故事

一条猎狗在森林里追赶一只兔子，追了很久仍没有捉到，眼睁睁地看着兔子从自己的嘴边逃走了。牧羊犬正好看到了此情景，讥笑猎狗说："你比兔子大那么多，结果却跑不过一只兔子，太给你们狗族丢脸了。"猎狗回答说："你知道什么！我们两个完全为着不同的目的而奔跑。我仅仅为了一顿饭而跑，兔子却是为了性命而跑呀！"这话被猎人听到了，猎人想：猎狗说得对啊，如果我要想得到更多的猎物，看来得想个好法子。于是，猎人又买来几条猎狗。凡是能够在打猎中捉到兔子的，就可以得到几根骨头，捉不到的就没有饭吃。这一招果然管用。猎狗们每天都全力以赴地追着兔子，因为谁都不愿意看着别人有骨头吃，自己被冷落在一旁挨饿。

这样过了一段时间后，问题又出现了。大兔子非常难捉到，小兔子好捉。但捉到大兔子得到的骨头和捉到小兔子得到的骨头差不多，一些善于观察的猎狗发现这个漏洞后，便专门去捉小兔子。渐渐地大家都发现了这个漏洞，所有的猎狗都弃大兔子专捉小兔子。猎人眼看着猎物越来越小，便对猎狗说："最近你们捉的兔子越来越小了，为什么？"猎狗们说："反正捉到大兔子和小兔子得到的骨头是一样的，我们又何必费那么大的力气去捉那些大兔子呢？"猎人经过思考后，决定不将分得骨头的数量与是否捉到兔子挂钩，而是采用一种奖赏与兔子重量挂钩的新制度，即每过一段时间，就定期统计猎狗捉到兔子的总重量，猎狗所获得的奖赏与兔子的重量呈正比。新制度实施后，猎狗们的积极性非常高，捉到兔子的数量和重量都增加了。

然而，过了一段时间，猎狗们捉兔子的数量又少了，而且越有经验的猎狗，捉兔子的数量下降得就越明显。于是猎人又去问猎狗。猎狗说："我们把最好的时间都奉献给了您，主人，但是我们随着时间的推移会变老。当我们捉不到兔子的时候，您还会给我们骨头吃吗？"针对猎狗的担忧，猎人做出了论功行赏的决定，规定如果猎狗捉到的兔子超过了一定的数量后，即使捉不到兔子，每顿饭也可以得到一定数量的骨头。猎狗们都很高兴，大家都努力去达到猎人规定的数量。一段时间过后，终于有一些猎狗达到了猎人规定的数量。这时，其中一只猎狗说："我们这

么努力，只得到几根骨头，而我们捉的猎物远远超过了这几根骨头。我们为什么不能为自己捉兔子呢？"于是，有些猎狗离开了猎人，自己捉兔子去了。

猎人意识到猎狗正在流失，并且那些流失的猎狗像野狗一般跟自己的猎狗抢兔子。情况变得越来越糟，猎人不得已引诱了一条野狗，问他到底野狗比猎狗强在哪里。野狗说："猎狗吃的是骨头，吐出来的是肉啊！"接着又道："也不是所有的野狗都顿顿有肉吃，大部分最后骨头都没得舔！不然也不至于被你诱惑。"于是猎人又进行了改革，使得每条猎狗除基本骨头外，可获得其所猎兔肉总量的 n%，而且随着时间加长、贡献变大，该比例还可增加，并有权分享猎人总兔肉的 m%。就这样，猎狗们与猎人一起努力，将野狗们逼得叫苦连天，纷纷强烈要求重归猎狗队伍。

日子一天一天地过去，冬天到了，兔子越来越少，猎人们的收成也一天不如一天。那些时间长的老猎狗们虽然老得不能捉兔子了，但仍然无忧无虑地享受着它们自以为应得的大份食物。终于有一天猎人再也不能忍受这种状况，便把它们扫地出门，因为猎人更需要身强力壮的猎狗……

被扫地出门的老猎狗们得了一笔不菲的赔偿金，于是它们成立了 Micro-Bone 公司。它们采用连锁加盟的方式招募野狗，向野狗们传授猎兔的技巧，它们从猎得的兔子中抽取一部分作为管理费。当赔偿金几乎全部用于广告后，它们终于有了足够多的野狗加盟。公司开始盈利。1 年后，他们收购了猎人的全部家当……

Micro-Bone 公司许诺给加盟的野狗 n% 的公司股份，这实在太有诱惑力了。这些自认为怀才不遇的野狗们都以为找到了知音：终于做公司的主人了，不用再忍受猎人们呼来唤去，不用再为捉到足够多的兔子而累死累活，也不用眼巴巴地乞求猎人多给两根骨头而扮得楚楚可怜。这一切对这些野狗来说，比多吃两根骨头更加受用。于是野狗们拖家带口地加入了 Micro-Bone，一些在猎人门下的年轻猎狗也开始蠢蠢欲动，甚至很多自以为聪明实际愚蠢的猎人也想加入。好多同类型的公司像雨后春笋般地成立了，Bone-Ease，Bone.com，China-Bone……一时间，森林里热闹起来。

天下熙熙皆为利来，天下攘攘皆为利往。老板创办企业是为了获取利润，员工到企业就职是为了获取收入。总之，一个"利"字，决定了企业与员工之间的合作与利益此消彼长的关系。然而，利益分配并不是无章可循，企业可以从人性的角度出发，通过实施有效的薪酬管理实现企业与员工之间的利益双赢。

【思考】

1. 薪酬的作用有哪些？
2. 如何合理设计有效的薪酬制度？

第一节　薪酬管理概述

薪酬管理是人力资源管理一项十分重要的内容，它与组织吸引人、留住人、激励人等功能密切相关，直接关系到组织的运行效率和发展。因此，无论是组织高层决策者还是人力资源管理者对薪酬管理都十分重视。

一、薪酬管理的含义

在管理实践中人们对薪酬的认识还不统一，存在着多种理解，如报酬、工资、待遇、薪水等，其中争论最多的是薪酬与报酬。在研究薪酬管理之前，先要对薪酬和报酬做一个明确界定。

（一）报酬与薪酬

1. 报酬　报酬是一个广泛的概念，是指员工为组织付出了劳动而从组织那里获得的自己认为有价值或意义的各种回报。包括物质、金钱、地位，以及心理上、精神上的满足等，凡是员工认为组织能给自己带来效用的回报都可以称为报酬。报酬可以分为内在报酬和外在报酬。

（1）内在报酬　内在报酬是指员工由于工作本身所获得的心理及精神上的收益或满足，如决策的参与、工作的自主权、个人的发展、工作的多元化、工作的挑战性，以及成长机会等。内在报酬通常与工作本身有关，根据双因素理论，内在报酬得到满足会给员工带来极大的激励，从而产生极大的工作热情和创造力，因此组织应注重在员工内在报酬上下功夫。

（2）外在报酬　外在报酬是指员工因工作的付出，而从组织中所获得的所有货币及实物收益的总和，它包括财务报酬和非财务报酬。

财务报酬是纳入员工收入财务预算体系中，组织在入账时要记入员工人工成本的那部分报酬，财务报酬支付后，所有权转移给员工。财务报酬包括直接报酬（如工资、奖金、股权、利润分红等）和间接报酬（如保险、住房补贴、带薪休假等各种福利）两部分。

非财务报酬是为提高效率，组织为员工创设好的工作环境、工作条件等而花费在员工身上的各种支出。这些支出为员工所用，但员工对支出的结果没有所有权只有使用权，组织在入账时也不把这种支出列入人工成本，比如，宽敞的办公室、停车位、配备个人秘书等。报酬构成如表7-1所示。

表 7-1　报酬的构成

报酬	内在报酬	参与决策和管理		
		尊重和赞许		
		挑战性任务、多样化活动		
		工作自主权和成长机会		
		工作自主权和成长机会		
	外在报酬	财务报酬	直接报酬	基本薪酬
				可变薪酬（激励薪酬）
			间接报酬	带薪休假
				员工保险及服务
		非财务报酬	良好工作环境、配备秘书	
			雇佣保障等	

2. 薪酬　薪酬是指员工因工作而从组织那里得到的各种直接和间接的经济收益。简单地说，薪酬相当于报酬中的财务报酬。薪酬大体可分为基本薪酬、可变薪酬和间接薪酬三大部分。但在实际管理实践中，通常将薪酬细分为基本工资、津贴、奖金、福利、股权、期权、分红等几部分。

（1）基本薪酬　指组织根据员工所承担的工作或者所具备的技能而定期支付给他们较为稳定的经济报酬。通常，员工只要在组织中工作，就能够拿到一个数额相对固定的酬劳，这就是基本薪酬。基本薪酬多以日薪、月薪、年薪等形式出现。组织可以根据员工的职务或工作能力来确定基本薪酬，一旦确定即具有稳定性。

（2）可变薪酬　是组织基于员工良好工作业绩或额外贡献，而支付给员工基本薪酬以外具有变动性的酬劳。可变薪酬与员工良好绩效或额外贡献有关，随绩效或贡献的变化而上下浮动，因此对员工具有激励性。

基本薪酬和可变薪酬共同构成报酬体系中的直接报酬部分。

（3）间接薪酬　主要是指组织为员工提供的各种福利。它是组织为减轻员工的负担、方便员工的工作与生活、丰富员工的文化活动等而提供的一种补充性报酬。这种薪酬通常与员工个人的工作绩效没有直接联系，具有普遍性和平均性的特点。

（二）薪酬管理的含义

薪酬管理是指组织在发展战略和发展规划的指导下，根据不同时期组织的经营目标，综合考虑组织内外各种因素的影响，从而确定符合组织发展需求的薪酬政策、薪酬结构、薪酬水平、薪酬形式，并对薪酬运行状况进行评价、控制和调整的管理活动过程。薪酬管理的含义可从以下五个方面理解。

1.薪酬管理是在组织内部进行的，是组织内在管理活动的重要组成部分。

2.薪酬管理必须在组织的发展战略和发展规划的指导下进行。薪酬管理也必须服从和服务于组织的经营战略，要为组织战略目标的实现提供有力支持。

3.薪酬管理是一项复杂的系统工程。薪酬管理涉及一系列的调研、决策、规划等活动，如薪酬政策的确立、薪酬结构的选择、薪酬水平的制订、薪酬评价与调整等，是一项十分复杂、严谨的系统工程，而不只是薪酬管理日常活动。

4.薪酬管理的目的不仅仅是让组织中员工获得工作收入，使他们得以维持生计。更重要的是要通过良好的薪酬管理活动引导员工的工作行为，激发员工的工作、学习热情，提升他们的综合能力和素质，实现对组织整体的良好绩效，这是薪酬管理的深层次目标。

5.薪酬管理是一个动态的过程，其动态性表现为组织必须根据内外环境的变化随时对其薪酬结构、薪酬政策、薪酬水平等内容进行调整，以随时保证薪酬管理成本最小，效用最大，同时又具有竞争力。

二、薪酬管理的主要内容

薪酬管理的内容十分复杂，从整体上看，薪酬管理的内容包括四个方面。

1.确定薪酬战略　为了使薪酬管理有效地服务于组织战略，必须制订与组织战略相契合的薪酬管理战略。薪酬战略应以组织总战略为基础，根据人力资源发展战略制订，并为之服务。

2.确定适合组织发展的薪酬模式　薪酬模式是指组织管理者对薪酬管理运行的目标、任务、结构、构成等进行选择、组合和优化，是组织在薪酬方面所采取的恰当管理方式和方法。确定薪酬模式主要包括制订基本薪酬原则和薪酬制度、确定薪酬资本总额、确定构成比例和薪酬结构、确定薪酬支付水平等。

3.日常薪酬管理　日常薪酬管理是指组织对薪酬方面的常规事务管理，主要包括薪酬调查、制订薪酬计划、统计和计算员工薪酬水平，以及选择恰当的薪酬支付方式等。

4.薪酬评价与调整　对薪酬结构、薪酬水平，以及薪酬实施过程进行评估和分析，然后根据分析结果进行调整，使薪酬处于最佳状态，实现最大管理效用。

以上四个方面相互联系，相互影响，共同构成薪酬管理运行体系。

三、薪酬管理的意义

薪酬管理在人力资源管理中占有十分重要的地位，对组织发展具有十分重要的意义。

（一）有效的薪酬管理有助于吸引和保留优秀员工

吸引和保留优秀员工是薪酬管理最基本的作用。薪酬是员工的主要经济来源，是他们生存和发展的保障，员工到组织工作的直接目的就是获得好的薪酬，因此人才的去留与薪酬有着直接的关系，在组织之间的人才争夺战中，薪酬标准往往起着主要的作用。

在薪酬管理实践中，恰当的薪酬是留住员工的基础（保健因素必须得到满足）；公平、合理的工资结构能降低员工的不满，减少员工流动；而有激励性的薪酬又有利于吸引更多优秀员工，从而增强组织的竞争力。在全球化背景下，竞争变得越来越激烈，如何设计具有竞争力、吸引力的薪酬制度成了薪酬管理活动的关键。

（二）有效的薪酬有助于实现对员工的激励

激励职能是薪酬的核心职能之一。根据马斯洛的需要层次理论，人们存在五个层次的需要，低层次需要得到满足后高层次需要才会产生。有效的薪酬管理能够满足员工不同层次的需求，从而实现对他们的有效激励；而薪酬水平的高低又是一个员工业绩的反映，较高的薪酬往往代表员工具有较好的工作业绩，代表着组织对员工工作业绩的肯定，能在很大程度上满足员工的成就感和归属感，达到自我实现的需要，这是一种极具魅力的激励手段。先进的薪酬制度也利于激励员工的工作热情，如绩效工资、效益工资、分红、股权、期权等将使员工看到未来的期望，从而产生较大的工作热情，实现长期激励。

（三）有效的薪酬管理有利于实现资源的合理配置

资源的合理配置，是组织实现高效益的基础。组织实施有效的薪酬管理，通过健全的报酬机制、薪酬激励机制，可以将组织目标和管理者意图传递给员工，促使员工的个人行为与组织有机融合，从而实现资源的合理配置；组织也可以通过薪酬结构的变动、薪酬政策的调整等来调节各生产、流通环节的人力资源流动，从而实现内部各种资源的合理配置、科学整合和有效利用。

（四）有效的薪酬管理有利于实现组织的高效益

薪酬管理对效益的影响直接表现在人工成本控制方面。对于任何组织而言，薪酬都是一项重大的成本开支，通常情况下，薪酬总额一般占到组织总成本的40%～90%，而通过有效的薪酬管理，组织能够将人工总成本降到40%～60%。有效的薪酬管理将在保证薪酬各种功能有效发挥的前提下，把组织人工成本控制在较小的范围（比如建立合理薪酬结构、实现薪酬与绩效挂钩、对岗位价值进行科学评价、选择恰当的薪酬水平、控制奖金的发放、规范福利发放等都有助于节约人工成本），从而扩大产品和服务的利润空间，间接提升组织的经营效益。

更重要的是，薪酬又不仅仅是经营成本，还具有激励和人力资源投资的意义。薪酬管理的有效实施，能对员工产生较大激励，能够极大提升员工的工作热情，进而提升他们的工作绩效。在规模效应下，每个员工的业绩改善，都将推动组织整体绩效的快速提升。而作为对人力资本投资的薪酬，能培养出员工对组织的长期承诺，给组织带来长期的高额回报。

（五）有效的薪酬管理有助于塑造良好的组织文化

有效的薪酬管理对建立良好的组织文化有着极为重要的意义。一方面，薪酬是组织进行文化建设的基础，员工生活得不到保障，组织文化建设也就无从谈起；另一方面，薪酬对员工的行为起着导向作用，薪酬管理直接影响员工的思维方式和行为方式。而思维和行为方式是组织文化的重要内容和体现。薪酬管理是一种特殊的成本收益管理，直接涉及劳资关系和组织内部人员之间的利益关系。合理的薪酬管理有助于劳资协调和员工协作，对于建立协作、共赢的和谐组织文化有极大的推动作用。

四、影响薪酬管理的因素

薪酬管理活动会受到组织内外多种因素的影响。薪酬管理必须全面考虑组织内外的各种影响因素，并根据各种影响因素的变化及时对薪酬管理活动进行调整。影响薪酬管理因素主要有组织外部因素、组织内部因素和员工个人因素。

（一）组织外部因素

影响薪酬管理的外部因素主要包括国家法律、法规及相关政策、地区经济发展状况与劳动生产率状况、劳动力市场状况、物价及生活水平变化、行业整体薪酬状况等。

1. 国家的法律、法规及政策　薪酬问题不仅仅是组织管理问题，同时也是一个重要的社会问题。它既关系到组织的发展，也关系到社会的稳定。因此，无论哪个国家都会出台相应的法律、法规和政策对薪酬管理进行规范和指导。例如，国家实行的最低工资保障制度规定了组织支付薪酬的下限；社会保险法规定了组织必须为员工缴纳一定数额的社会保险费等。国家法律、法规，以及薪酬政策对于组织的行为具有明确的导向和强制的约束性。薪酬管理必须在法律、法规规定的范围内进行活动，符合政策的导向。

2. 地方经济发展状况　地方经济发展状况是影响组织薪酬管理的重要因素。不同地区的经济水平和消费水平各不相同，即使是同一行业，不同地区的薪酬水平也存在着差异。例如，在经济较发达地区，薪酬水平整体较高；在经济欠发达地区，相应的薪酬水平就较低。薪酬结构也会随地区经济水平不同而有所变化，如经济发达地区，收入较好，生活水平高，员工对基本薪酬关心较少，而对激励薪酬、福利、成就与归属、工作环境等关心较多，因此在薪酬结构设计时，福利和可变薪酬比例相应较高。相反，在经济水平欠发达地区，员工更注重保健因素，比较看重基本薪酬，在薪酬设计时应考虑把基本薪酬的比例加大。

组织在制订薪酬政策时，应当考虑地区性经济水平的差异，制订出适合本地区经济发展状况的薪酬政策。这样既可以降低薪酬成本，又可以稳定员工队伍，消除人才外流现象。

3. 劳动力市场的供需状况　薪酬首先是一种经济现象，它是劳动者劳动力价格的反映，受劳动力市场供求关系变化的影响。当劳动力市场供过于求时，市场整体薪酬水平会降低；反之，当劳动力市场供不应求时，各单位为了吸引优秀人才，会不断推出各种优惠政策，提高员工的生活和工作待遇，薪酬水平也会相应提高。有效的薪酬管理，必须根据劳动力市场供求关系的变化不断调整薪酬政策与策略，调整薪酬水平，使薪酬管理与劳动力市场动态相适应。

4. 地方物价水平的变动　薪酬最基本的功能是保障员工的生活，因此员工更为关心的是实际薪酬水平，即货币收入（或者叫名义薪酬）与物价水平的比率。在实际薪酬水平不变的情况下，当地方物价水平上涨时，为了保证员工的生活水平不变，组织支付给员工的名义薪酬也应相应地增加。

5. 行业薪酬状况　其对组织薪酬管理的影响是直接的，因为它是员工进行横向公平性薪酬比较时非常重要的一个参照系。当员工发现本单位的薪酬水平低于行业薪酬水平时，就会产生不公平感，从而影响到积极性。当其他组织尤其是竞争对手的薪酬水平提高时，为了保证外部的公平性，组织也要相应地提高自己的薪酬水平，否则就会引起员工的不满甚至流失。

（二）组织内部因素

影响薪酬管理的内部因素主要包括组织的性质、经营战略、薪酬政策、发展阶段和经营效益等。

1. 组织的性质　不同的组织由于工作性质、所有制性质、经营性质等不同，薪酬水平、薪酬结构、薪酬支付方式等往往有所差异。一般情况下，事业单位的薪酬结构以高稳定为主，经营类组织薪酬结构趋于弹性；外资企业在薪酬水平上往往较国内企业薪酬水平高。国有企业和私营企业在薪酬结构和水平、支付方式等方面也有许多不同。组织在薪酬管理活动中，必须考虑组织的性质，在薪酬管理方式、薪酬政策的选择、薪酬结构和水平的确立等方面都应与组织性质保持一致。

2. 组织的经营战略　组织经营战略是一切管理总的指导原则，薪酬管理必须服从和服务于组织战略，这是薪酬管理必须遵循的准则。在不同的战略指导下，组织的薪酬管理策略、方式、方法也应有所不同。

3. 组织的薪酬政策　一个单位的薪酬体系，往往直接体现出本单位的薪酬政策及价值导向。例如，如何看待管理人员与生产工人之间的报酬比例，对生产、销售、技术和管理部门在单位发展中的重要性认识，对利润积累和薪酬分配之间关系的认识，对不同职工在利润分配中所占份额大小的认识等，这些政策和观念都影响和决定着薪酬体系的结构、管理方式等。

4. 组织的发展阶段　组织处于不同的发展阶段，其竞争能力、经营的重点、面临的内外环境等都是不一样的。因此，在不同的发展阶段，薪酬的形式、构成、水平、支付方式等也是不同的。比如，在初创期和成长期，薪酬管理应注重培养竞争力，激励薪酬比例应较高，基本薪酬和间接薪酬可以略低；在稳定期，薪酬管理应注重维持组织员工的稳定性和工作热情，保持竞争力的持久性，所以基本薪酬和激励薪酬都应保持较高水平；在衰退期，薪酬管理应以稳定员工、逐步退出行业为指导，基本薪酬和间接薪酬应较高，激励薪酬应较低或者取消。

5. 组织的经营效益　经营效益的好坏对薪酬管理有直接的影响。如果组织经营效益好、负担能力强、财力充足，职工的薪酬水平可以采取高而稳定的策略；如果组织经营效益差、负担能力弱、财力不足，就应设计符合本组织经营效益状况的薪酬体系。在薪酬管理中，如果薪酬支付能力超过了组织的承受能力，就会导致组织严重亏损、停产，甚至破产。

（三）员工个人因素

薪酬管理的重要目标就是实现对人的激励。因此，薪酬管理要考虑员工个人的相关因素，最大限度地发挥薪酬功能。

1. 岗位性质　岗位性质决定了员工薪酬的水平和形式。不同性质的工作岗位，员工付出劳动的多少、劳动强度的大小、责任的高低，以及工作条件的好坏等均存在差别。这些因素决定了在不同工作岗位上的员工所获取的报酬也应当有差异。如在组织中，管理人员、技术人员、销售人员、生产人员之间往往会采取不同的薪酬形式；正式人员与临时人员之间的薪酬往往也存在很大差别。

2. 员工职务高低　职务的高低与员工权力和责任的大小紧密相连。职务越高，权力越大，所承担的责任也越大，因此获取的报酬相应较高。相反，职位越低，承担的责任也就小，薪酬也应相对较低。

3. 技能水平　员工的知识经验和技能水平对薪酬也有一定影响。员工的学历、工作经验、技能水平的差异一方面影响员工工作效率和效果，另一方面影响组织的整体效益。因此，在确定员工薪酬时，应考虑员工投入的人力资本、学历、技能等因素。

4. 员工的绩效表现　员工的绩效表现是决定其激励薪酬的重要基础。组织中，激励薪酬往往与员工的绩效联系在一起，具有正相关性。总的来说，员工绩效越好，其激励薪酬就越高。目前，许多组织倾向选择以绩效为导向的薪酬体系，将员工的薪酬与工作业绩挂钩，以便更好地调动员工的工作积极性。

5. 员工的工作年限　在薪酬管理中，必须把员工的工作年限作为一个重要因素加以考虑。工作年限主要有工龄和司龄两种表现形式。工龄指员工参加工作以来整个的工作时间，司龄指员工在本组织中的工作时间。工龄的影响主要基于人力资源管理中的"进化论"，即通过社会的"自然选择"，工作时间越长的人就越适合工作（不适合的人，由于优胜劣汰的作用会被淘汰）。司龄的影响主要源于组织社会化理论，即员工在组织中的时间越长，对组织和职位的了解就越深刻，在其他条件一定时，绩效就会越好。

工作年限会对员工的薪酬水平产生一定的影响。一般来说，工龄和司龄越长的员工，薪酬的水平相对也会高一些，在技能薪酬体系下，这种影响更加明显。

五、薪酬管理的原则

薪酬管理原则是组织在薪酬管理活动中必须遵循的基本行为准则。薪酬管理应遵循公平性原则、合法性原则、竞争性原则、激励性原则、经济性原则和及时性原则。

（一）公平性原则

公平性原则是薪酬管理最基本原则。公平性是薪酬制度设计首要考虑的因素，因为员工对薪酬的公平感将直接影响他们的工作积极性。薪酬的公平可以分为三个层次。

1. 外部公平　外部公平指同一行业、同一地区或同等规模的不同组织中类似职位的薪酬应基本相同。

2. 内部公平　内部公平指组织内相同职位（或者价值相当的职位）的员工所获得的薪酬应大体相当。

3. 个人公平　个人公平指组织中不同职务的员工所获得的薪酬与其对组织所做贡献的比值应大致相当。

公平性原则源于亚当斯的公平理论。公平是激励的基础，离开了公平会带来员工的不满。

（二）合法性原则

合法性原则是指组织薪酬管理必须符合国家法律法规和政策的相关规定，这是薪酬管理的前提。因为遵守国家的法律和政策是薪酬管理最基本的要求，特别是国家相关强制性的规定。比如，国家最低薪酬标准、职工加班的薪资支付的规定、社会保障的规定等，都是组织在薪酬管理中必须遵守的。

（三）竞争性原则

竞争性原则是指组织的薪酬标准不低于劳动力市场的平均水平，必须确保组织的薪酬水平与类似行业、类似组织的薪酬水平相比具有一定的竞争力。只有具有竞争力的薪酬，才能保证组织在人才市场上招聘到优秀的人才，以及留住现有的优秀员工。

（四）激励性原则

激发员工工作热情是薪酬管理的重要功能。激励性原则是指在薪酬结构的选择、薪酬水平、薪酬级差、增薪幅度的确立等方面必须要有激励性。也就是说，要根据员工能力和贡献的大小适度拉开收入差距，让能力强、贡献大者获得较高的薪酬，体现出薪酬的激励效果，从而充分调动员的工作热情。

（五）经济性原则

经济性原则是指组织支付薪酬时应当在组织可承受的范围内进行，虽然高水平的薪酬可以吸引和激励员工，但是薪酬是一项重大的成本，因此，薪酬管理必须要考虑组织的承受能力，避免超出承受能力的薪酬水平给组织带来过重的负担。有效的薪酬管理应在竞争性和经济性之间找到恰当的平衡。

（六）及时性原则

及时性原则一方面是指及时支付员工薪酬，因为薪酬是员工生存发展的基础，如果不能及时兑现员工薪酬必然会影响到员工的生活，进而影响到员工的工作热情；另一方面是指薪酬管理必须根据外界环境的变化及时做出动态调整，使薪酬管理始终保持动态的适应性。

案例链接

为何不断闹事

某制药公司由于发展受阻，员工积极性不高，于是决定对技术人员和中层管理人员实行额外津贴制度，以激励骨干人员。标准为：一定级别的管理干部享受一定的津贴，技术人员按照20%的比例享受一定的津贴。此政策宣布后，立刻在公司技术人员中掀起轩然大波。技术人员纷纷表示不满，并矛头直指公司领导，表示若不能享受津贴，就让获得津贴的人干活。经过一段时间后，公司不得不调整对技术人员的津贴政策：按助工、工程师和高级工程师三个档次发放津贴。于是，公司的津贴激励制度变成了人人有份的大锅饭制度。钱花了，却收不到预期效果，反而引发一连串的麻烦。

该公司的一线生产为连续性生产，有大量倒班工人。他们知道此事后，都认为干部和工程师都涨工资了，他们的工资不涨，这不公平。于是他们决定推选一些不上班的工人向公司某领导集中反映意见，连续几个上午，公司总部办公楼被工人团团围住，要求增加津贴。一段时间后，公司宣布增加倒班工人津贴。

此事才平，又起一事。公司经过政府有关部门批准，决定在市内购买数千套期房作为福利房分售给职工。此事办得极为迅速，约半个月就与房地产开发商签订了合同，并交了订金。然后按照公司拟订的条件，展开了分售房行动。数千户工龄较长、职务较高的员工获得了高值商品房。这时，一部分居住于市内的员工也要获得此优惠房，便联合起来闹房。又是采用与前一次相同的手段，同样的如愿以偿。一系列的事件使人们形成了印象：不管有理无理，只要找公司闹，终会得到满足。

资料来源：http://bbs.hr163.net viewthread.php？ tid=98697

【问题】

1. 本案例集中反映了人力资源管理中的哪一项管理活动？

2. 你认为公司所遇到的闹事麻烦的原因是什么？

3. 结合本案例，你认为薪酬体系至少应包括哪些部分？薪酬管理应坚持哪些原则？

第二节　薪酬制度与基本薪酬管理

薪酬制度是指组织所选择的薪酬模式及其实施的制度保障体系。薪酬制度是薪酬管理的基础和保障，在管理中具有十分重要的地位。不同的组织因具有不同的战略目标和不同的生产内容，面临不同的环境状况，所以具有不同的薪酬制度。

一、薪酬制度设计的基本要求

薪酬制度是影响员工积极性的关键因素，决定组织的成败，因此必须科学、合理设计薪酬制度，使其与组织发展战略相符，并产生最大激励作用。良好的薪酬制度应满足以下基本要求。

（一）体现保障、激励和调节职能

良好的薪酬制度必须具备保障、激励和调节三大职能。保障是指薪酬制度能够保障员工最基本的生活和发展需要，能够实现人力资源的再生产。激励是指薪酬制度能够激发员工的工作热情、积极性、主动性和创造性，使组织具有活力。调节是指薪酬制度能够有效调节人际关系，实现内在资源和谐与动态化的有效配置。

（二）体现劳动力的三种形态

马克思把劳动力分为潜在劳动、流动劳动和凝固劳动三种形态。潜在劳动是指劳动者劳动的可能性，具体表现为劳动者的劳动能力。由于劳动者的劳动能力影响劳动效率和劳动成果，所以尽管它不宜作为价值分配的依据，但必须考虑它的作用和影响。流动劳动是员工在工作岗位上已经付出的劳动，其作为价值分配的依据具有局限性，但是劳动付出是员工创造价值的基本途径和前提条件。凝固劳动是劳动后的成果，它是劳动价值衡量的最好方式。良好的薪酬制度必须让这三种劳动形态均有一定程度的体现。

（三）体现岗位的差别

不同的工作岗位，技能状况、责任大小、工作强度、工作条件，以及工作环境等均存在较大差异。因此，良好的薪酬制度必须因岗位的差别而有差异。薪酬结构、薪酬水平、支付形式等均应与岗位性质一致，反映出岗位特点。

（四）建立劳动力市场的决定机制

薪酬制度设计必须考虑劳动力市场状况，按照市场供需状况设计薪酬制度，使薪酬制度受市场机制的调节，从而实现人力资源的优化配置，并降低人力资源管理成本。

（五）确立合理的薪酬水平

薪酬水平的高低影响组织吸引人、留住人和激励人等各项功能的实现。从形式上看，薪酬水平越高，组织就越能吸引人、留住人和激励人，但是薪酬水平的提高又会增加组织的经营成本，所以合理的薪酬制度应是在考虑组织支付能力的基础上最有效地吸引员工和激励员工，在综合考虑内外因素的影响基础上合理确定薪资水平。

（六）确立科学、合理的薪酬结构

薪酬结构是指薪酬的各种构成及比例。薪酬结构影响员工的激励，因此必须根据组织发展战略的客观要求，结合经营内容和管理模式，优化整体薪酬结构，并且根据各岗位的特点，合理确定不同岗位的薪酬结构。

二、薪酬制度的评价

不同的组织有不同的薪酬制度，不同薪酬制度适应不同的组织。没有万能普适的薪酬制度，只有当薪酬制度符合组织发展需要、得到员工的认可和认同的时候，薪酬制度才能发挥最好的作用。评价薪酬制度的标准有员工感知度、员工认同度和员工满足度三个方面。

（一）员工感知度

员工感知度是指员工对本组织薪酬政策、薪酬结构、薪酬分配方式等薪酬制度的认知和了解程度，并能根据了解的内容合理选择自身的工作行为和模式，提高工作绩效。对薪酬制度的全面了解和感知是薪酬制度发挥作用的基本前提，感知度是衡量薪酬制度好坏的一个基本标准。

（二）员工认同度

员工认同度是指员工对组织薪酬制度的认可和支持程度。员工对本组织薪酬制度认同度越高，自觉遵守制度、按制度有效开展工作的主动性就越强，薪酬制度的执行力和有效性也就越高。员工认同度是衡量薪酬制度好坏的重要标准。

（三）员工满足度

员工满足度是指薪酬制度实施后给员工带来的满足程度。员工进入组织的直接目的是为了获取各种收益，满足自我需要。只有在满足员工基本需要的前提下，才可能对员工产生激励，从而提高员工的绩效水平。员工满足度是衡量薪酬制度的根本标准。

三、常见的薪酬制度

组织可选择的薪酬制度很多，常见的薪酬制度有以下五种。

（一）以绩效为导向的薪酬制度

以绩效为导向的薪酬制度的特点是员工的薪酬主要根据近期的工作绩效决定，薪酬随工作绩效的不同而不断变化，而不是处于同一职务（岗位）或同一技能等级的员工都能拿到相同的报酬。计件制工资、佣金制、效益工资等均属于这种薪酬制度。

以绩效为导向的薪酬制度的优点是激励效果好，能最大限度地激发员工的工作热情，提升绩效水平。但是这种薪酬制度也存在明显缺陷：首先，它会使员工只注重眼前利益，不注重长期发展，因而没有学习新知识、新技能的动力。在知识经济时代，这是制约组织持续发展的最大障碍。其次，以绩效为导向的薪酬制度往往会导致员工只重视个人绩效，而忽略团队的价值，不利于组织整体绩效的提升。

以绩效为导向的薪酬体系适用于任务饱满、有超额工作的必要；绩效能够自我控制，员工能够通过主观努力改变绩效状况；制度完善，制订有明确绩效标准，绩效便于测评等的组织。

（二）以能力为导向的薪酬制度

以能力为导向的薪酬制度的特点是员工薪酬主要根据员工所具备的技能、工作能力与潜能确定。在这种薪酬制度下，与技能、知识、经验相关的薪酬占主要部分，技能工资、知识工资、胜任力工资和基于任职资格的工资都属于这种薪酬制度。以能力为导向的薪酬制度的优点是能较好地激发员工的学习热情，主动提高自身的专业技术水平、提升工作能力，因而有利于员工的职业发展。其不足之处在于忽略了工作绩效与能力发挥程度的关系，有能力未必有好绩效；同时，以能力为导向的薪酬制度不是以绩效确定薪酬水平，因此薪酬成本通常较高。

以能力为导向的薪酬体系适用于范围较窄，主要是技术复杂程度高、劳动熟练程度差别大的组织；或者是处于艰难时期，急需提升核心竞争力的组织。

案例链接

应该选择怎样的工资制度

S是一家西部大型国有生物制药企业，人员规模1000余人。随着全球生物医药的快速发展，企业销售规模迅速增长，2013年该企业销售收入达30亿左右，成为行业内领先品牌。然而，在风光的销售业绩背后，企业内部的管理问题凸显，其中最突出的就是薪酬问题。该企业目前有几种适用于不同类型岗位的工资制度。

1. 职能部门采取的是以岗位工资为主导的工资制度，即每月发放的工资中，岗位工资约占80%，绩效工资占20%左右。

2. 技术部门实行的是组合工资制，由基本工资、岗位工资和项目奖金三部分构成。

3. 车间工人采用的是计件加奖金的工资制度。

随着企业的发展，高学历、高素质的员工越来越多；随着生物医药的快速发展和国际化进程的加快，企业对产品研发、市场销售人员，以及一线生产人员的操作技能和专业能力要求越来越高。于是分管人力资源管理工作的副总经理开始关注工资制度的改革问题，并考虑在企业推行技能工资制度的可能性，试图通过构建技能和能力工资制度，调动员工提升个人能力素质的主动性，从而促进学习型组织的建立。

【问题】

结合本案例，谈谈企业推行技能工资制应当注意哪些问题？

（三）以工作为导向的薪酬制度

以工作为导向的薪酬体系的特点是员工的薪酬主要根据其担任的职务（或岗位）的重要程度，以及任职要求的高低和工作环境对员工的影响决定，员工的薪酬随职务或岗位的变化而变化。岗位工资、职务工资等薪酬模式属于这种薪酬体系。以工作为导向的薪酬体系有利于激发员工的工作热情和责任心。缺点是无法反映在同一职务（或岗位）上的员工因技术、能力和责任心不同而引起的绩效差别。

以工作为导向的薪酬体系适用于岗位清晰、职责清楚、工作程序性较强的组织。

（四）组合薪酬制度

组合薪酬制度的特点是综合考虑了各种薪酬要素，根据员工绩效、技术、学历、资历、职务（岗位）、司龄、工龄等共同确定薪酬量。这种薪酬制度使员工在各个方面的劳动付出都能获得与之对应的报酬，员工只要在某一方面比别人出色都能在薪酬上反映出来。岗位效益工资、岗位技能工资、薪点工资等薪酬模式具有组合薪酬体系的特点。

组合薪酬制度的优点在于全面考虑了员工对组织的投入，体现了公平原则和激励原则。在实际的薪酬管理中，单纯采用以绩效为导向的薪酬体系，或者单纯采用以能力为导向，或者以工作为导向的薪酬体系的情况并不多见，组织总是把几种体系结合起来，以扬长避短。

组合薪酬体系可以运用于各种类型的组织。

（五）新型薪酬制度

以上四种薪酬体系属于传统型薪酬制度，随着管理科学和实践的发展，又出现了新的适合组织可持续发展的薪酬制度。现在越来越多的组织为了更好地激励高级管理人员和核心骨干人员，建立了短期激励与长期激励相结合的薪酬制度。这种薪酬制度除了有固定薪酬部分和效益工资、业绩工资、奖金等短期激励薪酬部分外，还有股票期权、股票增值权、虚拟股票、分红等长期激励薪酬。通常情况是高级管理人员和核心骨干人员的薪酬体系中的长期激励比重较大，中级管理人员、业务骨干的长期激励薪酬所占比例相对较小；普通员工的固定薪酬比例较高（图7-1）。

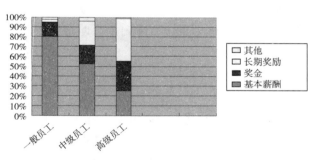

图7-1　新型薪酬制度下不同员工薪酬构成比例示意图

知识链接

整体薪酬制度

整体薪酬又称为自助餐式的薪酬方案，是在公司和雇员充分沟通的基础上确定雇员的薪酬形式。埃德·劳勒认为："整体薪酬不仅仅是指经营盈利分享，工资以技能为基础和雇员的参与，而是通过薪酬和福利（即现金和非现金手段），帮助建立一种公司与雇员之间的伙伴关系，将公司的经济效益与各位员工直接挂钩。"它主要的特点是多样性、定制化和动态性，最本质的理念是从雇主为核心转变为雇员为中心，雇员从一个薪水的接收人转变为薪水的客户。作为客户，有选择的权利。由于雇员的需求是多样的、动态的，所以雇员的报酬也应该突破单一的现金形式。特鲁普曼将薪酬细分为 5 大类 10 种成分，并以薪酬等式的形式表现出来。

$$TC＝（BP+AP+IP）+（WP+PP）+（OA+OG）+（PI+QL）+X$$

式中：

TC＝整体薪酬

BP＝基本工资

AP＝附加工资，定期的收入，如加班工资等一次性报酬

IP＝间接工资，福利

WP＝工作用品补贴，由企业补贴的资源，诸如工作服、办公用品等

PP＝额外津贴，购买企业产品的优惠折扣

OA＝晋升机会，企业内的提拔机会

OG＝发展机会，企业提供的所有与工作相关的学习和深造机会，包括在职在外培训和学费赞助

PI＝心理收入，雇员从工作本身和公司中得到的精神上的满足

QL＝生活质量，反映生活中其他方面的重要因素（如上下班便利措施、弹性的工作时间、孩子看护等）

X＝私人因素，个人的独特需求（如我能带狗一起来上班吗）

由于不同的雇员对薪酬体系有着不同的认识和需求，一刀切的激励机制不能产生最佳的效果，最好的方式是与顾客市场上的情形一样，实行雇员薪酬方案定制化，根据雇员不同的需求来安排以上 10 种薪酬成分的比重，一个员工对应一个薪酬组合（体系）。

整体薪酬体系定制化的薪酬方案不仅满足了员工的差异化需求，也降低了公司在员工身上的投资成本，提高了投资效率。

资料来源：http://www.chinahrd.net/zhi_sk/jt_page.asp？ articleid=104692

四、薪酬的基本决策

（一）薪酬体系决策

薪酬体系决策的主要任务是确定组织决定员工基本薪酬的基础是什么。当前，国际上通行的薪酬体系主要有三种，即职位薪酬体系、技能薪酬体系、能力薪酬体系，其中职位薪酬体系的运用最为广泛。所谓职位薪酬体系、技能薪酬体系以及能力薪酬体系，顾名思义，就是指组织在确定员工的基本薪酬水平时所依据的分别是员工从事的工作自身的价值、员工自身的技能水平以及员工所具备的胜任能力。其中，职位薪酬体系是以工作和职位为基础的薪酬体系，而技能和能力薪酬体系则是以人为基础的薪酬体系。

（二）薪酬水平决策

薪酬水平是指组织中各职位、各部门以及整个组织的平均薪酬水平，薪酬水平决定了组织薪酬的外部竞争性。医药企业的薪酬水平越高，其在劳动力市场上的竞争力就越强，但是相对来说成本也会越高。在传统的薪酬管理中，企业关注的是整体薪酬水平。目前医药企业关注整体薪酬水平的同时，也开始关心不同企业各职位薪酬水平的比较。医药企业在确定薪酬水平时，通常可

以采用四种策略：领先型策略、匹配型策略、拖后型策略、混合型策略，（表 7–2）。

表 7–2　薪酬水平策略的类型

类型	特点
领先型策略	薪酬水平高于市场平均水平；企业的薪酬相对而言比较有竞争力，成本较高
匹配型策略	薪酬水平与市场平均水平保持一致；企业的薪酬相对而言竞争力中等，成本也是中等
拖后型策略	薪酬水平低于市场平均水平；企业的薪酬竞争力弱，但成本比较低
混合型策略	对于企业核心与关键性人才和岗位采用市场领先薪酬策略，而对非核心、普通的岗位采用非领先的薪酬水平策略

（三）薪酬构成决策

薪酬构成是指在员工和医药企业总体的薪酬中，基本薪酬、可变薪酬与福利的组合方式。根据这三者所占比例的不同，可以分为三种模式，高弹性薪酬模式、高稳定薪酬模式和调和型薪酬模式。高弹性薪酬模式是一种激励性很强的薪酬模式，可变薪酬是薪酬的主要组成部分；高稳定薪酬模式是一种稳定性很强的薪酬模式，基本薪酬占主导地位，可变薪酬占较少比重；调和型薪酬模式兼具激励性和稳定性，基本薪酬和可变薪酬所占比例基本相当。

（四）薪酬结构决策

薪酬结构指医药企业内部的薪酬等级数量，每一等级的变动范围及不同薪酬等级之间的关系。当前，薪酬结构一般分为：窄带薪酬和宽带薪酬。窄带薪酬是指传统的有较多等级层次的垂直型薪酬结构，是将医药企业中的不同岗位按照序列分成不同的序列等级。宽带薪酬是指对多个薪酬等级以及薪酬变动范围进行重新组合，从而变成只有相对较少的薪酬等级以及相应较宽的薪酬变动范围。宽带薪酬最大的特点是压缩级别，将原来十几个、甚至二三十个级别压缩成几个级别，并将每个级别对应的薪酬范围扩大，从而形成一个新的薪酬管理系统及操作流程，以适应新的竞争环境和业务发展需要。

五、基本薪酬管理流程

基本薪酬是薪酬体系中最基础的部分，也是最重要的部分。对于大多数员工来说，这也是他们所获得的报酬中最主要的部分，是他们生存和发展必要保障。因此，基本薪酬管理在薪酬管理中占有相当重要的地位。基本薪酬管理通常要考虑四个因素：一是内部公平性；二是外部公平性；三是组织可支付性；四是激励性。

实践中，基本薪酬管理流程通常按照以下步骤实施：第一是制订薪酬政策，第二是岗位分析和工作评价，第三是进行薪酬调查，第四是确定薪酬结构、薪酬等级和薪酬幅度，最后是运行、控制和调整。具体程序见图 7–2。

（一）制订基本的薪酬政策

设计良好的基本薪酬，首先要明确组织薪酬管理目标，提出组织的薪酬策略和基本原则，制订恰当的薪酬政策，以指导薪酬管理的具体实践。薪酬政策作为组织基本薪酬设计的纲领性文件应明确规定以下三点。

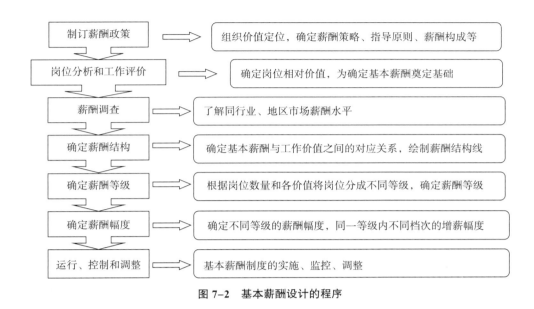

图 7-2 基本薪酬设计的程序

1. 对人性的认识，对员工总体价值的认识，对管理骨干及高级管理人才、专业技术人才和营销人才的价值进行正确估计。

2. 明确组织的基本薪酬制度和基本分配原则。

3. 明确薪酬分配的具体政策与策略，如基本薪酬拉开差距的尺度标准，工资、奖金、福利的分配依据，以及比例标准等。

（二）工作评价

工作评价是指借助一定的方法，确定组织内部各职位工作相对价值大小的活动过程。工作评价的目的是衡量组织内部每一职位工作的价值，并建立各职位间价值的相对关系。工作评价的目的是解决薪酬的内部公平性问题。工作评价的方法有：排序法、分类法、评分法、要素比较法等。

（三）薪酬调查

薪酬调查是指收集同地区或同行业其他组织的薪酬信息，从而确定市场平均薪酬水平的过程。工作评价的结果确定了组织内部各个岗位相对价值的大小，解决了内部公平性的问题，但是单凭这一结果还不能确保外部的公平性，不能确定各个岗位具体的薪酬水平，需要通过薪酬调查了解行业薪酬状况，然后结合工作评价和组织自身的薪酬策略，确定各岗位具体的薪酬水平。

薪酬调查的方法与一般的调查研究类似，主要是利用问卷调查和访谈等形式收集资料，然后进行分析研究。

（四）基本薪酬结构设计

基本薪酬结构设计是指在组织结构中，确定各岗位的相对价值及其支付基本薪酬之间某种对应关系过程。在薪酬管理实践中，通常用薪酬结构线（又称"薪酬曲线"）反映薪酬结构状况，即将组织内各个职务的相对价值与其对应的薪酬之间的关系用两维的直角坐标系直观地表现出来，形成薪酬结构线。薪酬结构线为分析和控制组织的基本薪酬结构提供了清晰、直观的工具。

薪酬结构设计是组织薪酬政策与管理者价值观的集中体现，也反映出职位对组织的重要程度，以及各职位人力资源的供应状况等。薪酬结构无所谓优劣，只能说某种结构是否适合于某种组织。在实践中，组织可以根据自身的薪酬政策、职务系列的性质、职位的价值、人力资源供求状况、组织环境等采用不同的基本薪酬结构，从而建立不同的薪酬结构线。

（五）确定薪酬等级和幅度

1. 确定薪酬等级　薪酬结构描绘了各岗位价值及其对应的基本薪酬关系，理论上讲，薪酬结构设计完毕，各项工作的基本薪酬水平也就确立，薪酬设计工作也就结束。但是这种做法很不现实，因为组织岗位一般较多，对每一个岗位都设计一个薪酬标准很难操作。所以在实际管理中，通常需要建立薪酬等级，即将相对价值相近的各工作合并成一组，统一规定一个职位，每个职位设立一个相应的薪酬范围，为一个薪酬等级。这样组织就可以组合成若干个薪酬等级，形成一个薪酬等级系列，并确定组织内各个等级的具体薪酬范围。

2. 确定薪酬幅度　由于每个等级都有不同的工作，同一等级上的员工能力、绩效、工作年限也有差异，为了管理方便，实现公平，确定等级后还必须对每一个等级确定一个明确范围，即薪酬幅度。薪酬幅度反映的是一个薪酬等级中最高薪酬水平与最低薪酬水平间的差距。薪酬幅度的确定，为同一薪酬等级中的不同岗位、不同员工基本薪酬的确定奠定了基础。

（六）薪酬体系的运行、控制和调整

基本薪酬的调整主要从两个层面进行：一是整体性的调整；二是员工个体性的调整。整体性的调整是指组织按照统一的政策方针对内部所有员工的基本薪酬都进行调整，即所谓的"普调"。基于整体层面的基本薪酬调整与员工个人没有直接关系，其原因多由外在环境或组织政策的改变而引起，如物价水平、市场的平均薪酬水平、组织的经济效益发生变化、组织薪酬策略的调整等。个体性的基本薪酬调整是指针对某个具体员工进行的基本薪酬调整，调整的原因大多由员工个人引起。如员工职位等级或技能等级的变化、工作绩效的变化、工作的年限增加等都会引起员工基本薪酬的变化。

基本薪酬的调整是薪酬管理中一项常规工作。作为人力资源管理者，应该经常注意外部环境，以及员工的各种变化，随时对基本薪酬进行调整，保证薪酬的动态适应性。

第三节　可变薪酬管理

可变薪酬是指以员工、团队额外贡献或组织的绩效、效益为依据而支付给员工个人的变动性薪酬。与基本薪酬相比，可变薪酬具有较大的变动性，同时又与绩效紧密相连，因此，它比基本薪酬更具有激励性。可变薪酬可分为个体可变薪酬和群体可变薪酬两大类。

一、个体可变薪酬

个体可变薪酬是指以员工个人的工作表现、工作业绩或其他额外贡献为基础而支付的变动性报酬，这种支付方式有助于员工不断提高自己工作热情，改进方法，提高效率，进而提升自己的绩效水平。个体可变薪酬对员工会产生很大的激励作用，但是由于它支付的基础是个人，因此不利于团队的相互合作。个体可变薪酬主要有以下几种形式。

（一）计件制

计件制是根据员工产出的多少来确定其报酬的薪酬管理方式，这是最常见的一种传统型激励薪酬形式。常用计件制包括简单计件制、梅里克多级计件制和泰罗的差别计件制。

1. 简单计件制　简单计件制是根据员工生产合格产品数量的多少和事先确定的工资率支付相应薪酬的报酬确定方式。其计算公式为：

应得薪酬 = 完成合格产品件数 × 每件产品工资率

简单计件制最大的优势在于容易为员工理解和接受，直接将报酬与工作效率相结合，可激励员工勤奋工作。

2. 梅里克多级计件制　这种计件制将员工按效率分为三个以上的等级，随着等级变化，工资率递增，效率中等和低等的员工获得合理的报酬，高效率的员工则会得到额外的奖励。

其计算公式为：

$$EL = N \times RL \qquad 在标准 85\% 以下时$$
$$EM = N \times RM \qquad 在标准 85\% \sim 100\% 时$$
$$EH = N \times RH \qquad 在标准 100\% 以上时$$

其中 RL、RM、RH 表示低、中、高三个等级的工资率，依次递增 10%；N 代表完成的工作件数或数量；EH、EM、EL 分别表示高、中、低三个等级员工的收入。

3. 泰罗的差别计件制　差别计件制是在事先制订标准产量的基础上，根据员工完成标准的情况差别地给予计件工资。其公式为：

$$E = N \times RL \qquad\qquad\qquad\qquad 当完成量在标准产量的 100\% 以下时$$
$$E = N \times RH \qquad RH = 1.5RL \qquad 当完成量在标准产量的 100\% 以上时$$

其中，E 代表收入，N 代表完成的工作件数或数量，RL 代表低工资率，RH 代表高工资率，高工资率通常为低工资率的 1.5 倍。

梅里克和泰勒的计件制的特点在于用科学方法对工作加以衡量，高工资率要高于单纯计件制中的标准工资率，对高效率的员工有奖励作用，对低效率员工改进工作也有一定的刺激作用。

（二）绩效制

绩效制又称工时制，它是以时间尺度来计算员工可变薪酬的一种方式。主要方式有标准工时制、哈尔西五五奖金制和罗恩制。

1. 标准工时制　这种制度以节省工作时间的多少计算应得的可变薪酬，当员工的生产标准要求确定后，按照节约时间的百分比给予不同比例的可变薪酬。

2. 哈尔西五五奖金制　此方法的特点是员工和公司共同分享成本节约额，通常实行五五分账。若员工在低于标准时间内完成工作，可以获得的奖金是其节约工时工资的一半。

$$E = 1/2 (S - T) R$$

其中，E 代表可变薪酬，R 代表标准工资率，S 代表标准工作时间，T 代表实际完成时间。

3. 罗恩制　罗恩制的可变薪酬水平不固定，根据节约时间占标准工作时间的百分比而定。计算公式是：

$$E = T \times R + \frac{S - T}{S} \times R$$

其中，E 代表收入，R 代表标准工资率，S 代表标准工作时间，T 代表实际完成时间。根据这种方法所计算出的可变薪酬，比例可以随着节约时间的增多而提高，但平均每超额完成一个标准工时的资金额会递减，即节省工时越多。员工的奖金水平低于工作超额的幅度，不仅避免了过度高额奖金的发出，而且也使低效率员工能支取计时的薪金。

（三）佣金制

佣金常用于销售部门，销售人员的薪酬相当部分是其销售产品赚得的佣金。佣金制的具体形式有以下三种。

1. 单纯佣金制　计算公式如下：

薪酬 = 每件产品单价 × 提成比率 × 销售件数

对销售人员而言，单纯佣金制是一种风险较大而且挑战性极强的制度。

2. 混合佣金制　这种可变薪酬是在保证员工最低工资的基础上，根据员工销售业绩给予相应的可变薪酬。这种方式使销售人员具有安全感，同时又有激励性。计算公式为：

薪酬 = 底薪 + 销出产品数 × 单价 × 提成比率

总体薪酬中除去底薪部分即为可变薪酬。

3. 超额佣金制　这种薪酬制度规定了销售人员的最低工作任务，在完成最低任务量后才可以获得佣金。计算公式为：

激励薪酬 = 销出产品数 × 单价 × 提成比率－定额产品数 × 单价 × 提成比率

= （销售产品数－定额产品数） × 单价 × 提成比率

在佣金制中提成比率可以是固定的，也可以是累进的，即销量越大，提成比率越高；比率也可以递减，即销量越大，比率越低。提成比例的确定应顾及产品性质、顾客、地区特性、计单大小、毛利量、业务状况的变动等情况。

佣金制的优点：富有激励作用，容易控制销售成本等。缺点：有市场波动的情况下销售人员的收入欠稳定，会增加管理难度。

（四）绩效薪酬

绩效薪酬是指根据员工的绩效考核结果来支付相应的可变薪酬，由于有的工作（如管理、服务职位等）结果很难量化，不太适合上述的几种方法，因此就要借助绩效考核的结果来支付可变薪酬。绩效薪酬有绩效调薪和绩效奖金两种主要形式。

1. 绩效调薪　绩效调薪是指根据员工的绩效考核结果对其薪酬进行调整，调薪的周期一般按年来进行，而且调薪的比例根据绩效考核结果的不同也应当有所区别，绩效考核结果越好，调薪的比例相应地就越高（表 7-3）。

表 7-3　绩效调薪举例（%）

绩效考核等级	A	B	C	D	E	F
等级说明	非常优秀	优秀	良好	合格	未达标	有很大差距
绩效调薪幅度	8	4	2	0	−1	−3

进行绩效调薪时要注意两个问题：一是调薪不仅包括增加薪酬，而且包括减少薪酬，这样才会更有激励性；二是调薪要在该职位或该员工所处的薪酬等级所对应的薪酬幅度内进行。也就是说，员工基本薪酬增长或减少不能超出该薪酬等级的最大值或最小值。

2. 绩效奖金 绩效奖金是指根据员工的绩效考核结果而给予的一次性现金奖励的方式。与绩效调薪不同的是：对于绩效不良者一般不进行罚款，且奖金的数量也不受基本薪酬的限制。

我国机关单位和事业单位目前实施的岗位绩效工资制度将工作人员的岗位绩效工资分为岗位工资、薪级工资、绩效工资和津贴补贴四个部分，其中岗位工资和薪级工资为基本工资，绩效工资（绩效奖金）分为基础性绩效工资和奖励性绩效工资两部分。基础性绩效工资主要与当地经济社会发展水平、物价高低、职权职责大小等因素挂钩，占总绩效奖金的70%左右，多数地区按月发放。而奖励性绩效工资主要体现工作量、出勤率、对单位或地区贡献、年度考核结果、获奖情况等因素，根据考核结果发放，占总绩效奖金的30%左右。这种可变薪酬管理方法的操作性和实用性很强，许多企业进行借鉴，将绩效奖金分期分类发放。

个体可变薪酬在现代组织被广泛应用，并发挥了很大的激励作用，但这种常见的可变薪酬制度也可能产生消极影响，表7-4概括了个体可变薪酬的优点与不足。在选择可变薪酬方式时可做参考。

表7-4 个体可变薪酬的优点与不足

优点	不足
1. 在提高生产率、降低生产成本和增加员工工资报酬方面能有实际作用	1. 可能会在追求产出最大化的员工和关注日渐下滑的产品质量的管理人员之间出现更大的冲突
2. 与一般的群体付酬相比，要求员工维持一个合理的产量水平只需较少的直接监督	2. 引进新技术的尝试可能会受到部分员工的抵制，因为他们很在意新技术对产量标准的影响
3. 在大多数情况下，如果能科学制订工作标准，就能更加精确地估算劳动成本，从而有助于成本与预算的控制	3. 对于提高产品标准的优虑会削弱员工提出生产方法革新建议的积极性，不利于整体绩效的提升
4. 便于管理，直接有效，能产生较大激励作用	4. 可能会加剧员工之间、员工与管理人员之间互不信任、互不合作的态势

案例链接

一个民营医药企业的困惑

A企业是一个民营医药企业，七年前企业处于初创期，老板在员工工作取得一定成效的时候，就会给员工发放一笔上千元的奖金（大部分企业通用的激励方式）。那时候，奖金对员工产生了较大激励，大大地调动了员工的积极性，企业蒸蒸日上，很快就发展成为在国内有一定影响力的上市公司。公司因此认为高激励薪酬就可以充分调动员工的积极性了，于是，随着公司绩效的不断提高，公司给员工的奖励也逐步提升。但是近年来公司却发现，这样的激励方式正逐渐失去作用，员工在领取奖金的时候反应非常平淡，就像领自己的薪水一样自然，并且在随后的工作中也没人会为这上千元的奖金表现得特别努力。同时，公司还发现员工的抱怨也比以前有所增加，员工们认为公司不重视他们的需求，给不了他们想要的东西。

于是员工离职，尤其是优秀人才的跳槽现象开始增多，这给企业造成了巨大的损失。

资料来源：http://www.chinahrd.net/zhi_sk/jt_page.asp？articleid=104692

二、群体可变薪酬

群体可变薪酬是指以团队或组织的整体绩效为依据来支付的激励薪酬。群体可变薪酬的优势在于它可以使员工更加关心团队和组织的整体绩效，增进团队的合作，从而更有利于整体绩效的提高。在知识经济时代，竞争日趋激烈，团队工作方式日益重要，群体激励也越来越受到重视。

（一）收益分享计划

收益分享计划是企业提供的一种员工分享因生产率提高、成本节约和质量提高等而带来收益的绩效奖励模式，主要有斯坎伦计划和拉克计划两种形式。

1. 斯坎伦计划　斯坎伦计划是 20 世纪 20 年代中期由美国约瑟夫·斯坎伦提出的一个劳资合作计划，是将节约成本的一定比例作为奖金发放给员工，鼓励员工共同努力以降低成本，使劳资双方均可以获得利益。其计算公式为：

$$可变薪酬 = 节约成本 \times 75\%$$
$$= （标准工资成本 - 实际工资成本）\times 75\%$$
$$= （商品产值 \times 工资成本占商品产值百分比 - 实际工资成本）\times 75\%$$

其中，工资成本占商品产值的百分比由过去的统计资料得出。

2. 拉克计划　拉克计划由经济学家艾伦·拉克（Allen Rucker）于 1933 年提出。拉克计划与斯坎伦计划相似，区别在于它所关注的不仅仅是劳动成本的节约，而是整个生产成本的节约。拉克计划采用价值增值方式计算企业的劳动生产率。企业的价值增值等于企业的销售额减去购买原材料和其他各种供给、服务的成本。企业可以用价值增值与雇佣成本的比例衡量企业的劳动生产率，这一比率被称为拉克比率。企业利用当期的拉克比率与基期或者预期的拉克比率进行比较，如果当期的拉克比率高于基期或预期的拉克比率，就代表该企业的劳动生产率获得提高，企业会将生产率提高部分带来的收益在企业和生产团队的员工之间进行分享。

收益分享部分计算公式：

$$收益分享总额 = （当期的拉克比率 - 基期的拉克比率或者预期的拉克比率）\times 当期的雇佣成本$$
$$拉克比率 = [销售额 - （购买原材料成本 + 供给成本 + 服务成本）] / 雇佣成本$$

（二）利润分享计划

利润分享计划是指对代表组织绩效的某种指标（通常是利润指标）进行衡量，并以衡量的结果为依据对员工支付薪酬。利润分享计划有两个潜在的优势：一是将员工的薪酬与组织的绩效联系在一起，以促使员工从组织角度思考问题，增强了员工的责任感；二是利润分享计划所支付的报酬不计入基本薪酬，这样有助于灵活调整薪酬水平，组织可在经营良好时支付较高的薪酬，在经营困难时支付较低的薪酬。

利润分享计划一般有三种实现形式。

（1）现金现付制　现金现付制通常将所实现的利润按预定部分分给员工，将可变薪酬与工作表现直接挂钩，即时支付，即时奖励。

（2）递延滚存制　递延滚存制是将利润中发给员工应得的部分转入该员工的账户，留待将来支付。这种形式通常与组织的养老金计划结合在一起使用。有些组织为了减少员工的流动率，还规定如果员工的服务期限没有达到规定的年限将无权得到或不能全部得到这部分薪酬。

（3）现付与递延结合制　即以现金即时支付一部分应得的可变薪酬，余下部分转入员工账户，留待将来支付，这既保证了对员工有现实的激励作用，又为员工日后，尤其是退休以后的生活提供了一定的保障。

（三）股权、期权激励

股权、期权激励多用于对公司高级管理者或核心人员的长期激励，出发点是使受激励的人和组织形成一个利益共同体，减少股份公司的代理成本，并聚集一批优秀人才，实现组织的持续、快速、稳定发展。有的组织对全体员工实行股权激励，但根据员工职位高低不同给予的股权激励程度有所差异。

在实践中，股权激励通常有五种形式。

1. 限制性股票　限制性股票是专门为了某一特定计划而设计的激励机制。如公司为了激励高管人员将更多的时间精力投入到某个或某些长期战略目标中，会预期该战略目标实现后公司的股票价格应当上涨到某一目标价位，然后将限制性股票无偿赠予高管人员。只有当股票市价达到或超过目标价格时，他们才可以出售限制性股票并从中受益，但在限制期内不得随意出售。如果这期间内辞职或被开除，股票会被没收。

2. 股票期权　股票期权是指公司给被授予者，即股票期权受权人按约定价格（行权价）和数量在授权以后的约定时间购买股票的权利。股票期权通常不能在授予后立即行权，公司高管须在一定时期以后，一次性全部或逐步获得执行的权利，这段等待的时期就是"获权期"，也叫"等待期"。

按期权的行权价与授予日市场价格的关系，股票期权可分为平价期权（行权价等于股票市场价）、折价期权（行权价低于股票市场价）和溢价期权（行权价高于股票市场价）3 种。股票期权不可转让但可继承。

3. 虚拟股票或股票增值权　公司给予高管一定数量的虚拟股票，对于这些股票，高管没有所有权，但是与普通股东一样享受股票价格升值带来的收益，以及享有分红的权利。

股票增值权是指公司给予高管的一种权利。公司高管可以获得规定时间内规定数额股票股价上升所带来的收益，但是对这些股票没有所有权。

虚拟股票和股票增值权都是在不授予公司高管股票的情况下，将公司高管的部分收益与公司股价上升联系起来，两者的区别在于虚拟股票可以享受分红而股票增值权不能。

4. 业绩股票　业绩股票是指股票的授予数量与个人绩效挂钩，其运作机理相当于限制性股票。公司通常确定一个股票授予的目标数额，最终得到的数额随公司或个人达到、超出或未能达到的业绩目标而变。最终得到的收益取决于挣得的股票数额和股票价格。

业绩股票通常与延期支付计划联系得较为紧密，很多公司采用两种方式相结合实现对员工的激励。例如，根据业绩确定高管的货币或股票激励数量，这些货币或股票又同时纳入延期计划，在既定的期限后予以支付，保证了激励的持久性。

5. 员工持股计划　为了激励全体员工或者业务骨干，很多组织推出了涉及面广的员工持股计划，即公司内部员工出资认购部分股权，或者根据员工的绩效、工作年限授予员工一定的股权，委托给员工持股管理委员会作为社团法人托管运作，集中管理，员工按股分红。员工持股计划作为一种现代的组织管理手段，对于提升组织的凝聚力、提升员工的劳动积极性等有着重要意义，因此，受到越来越多的现代组织的青睐。

由于团队工作方式的兴起，基于集体的激励方式也日趋流行，并得以不断地创新。群体可变薪酬的目的在于鼓励合作，实现组织的持续发展，这一点上比基于个人层面的可变薪酬更为成功，但群体可变薪酬也有一些不足（表 7-5）。

表 7-5　群体可变薪酬的优点与不足

优点	不足
1. 比个人计划更易于进行绩效的综合测评 2. 能促进团队成员的合作行为 3. 能够增加成员对决策过程的参与，提高决策的有效性和执行力 4. 方法选择得当，可实现持久激励 5. 有利于增强组织整体效益	1. 难以在团队内部进行二次分配 2. 视线变得模糊，即员工更加难以发现他们的绩效最终如何影响他们的报酬 3. 可能会出现"搭便车"的现象，从而挫伤高贡献率员工的工作积极性 4. 有些方式的稳定性较低，会增加员工的薪酬风险

三、可变薪酬设计的程序

可变薪酬制度的设计与实施可遵循以下步骤。

1. 了解组织薪酬策略，制订可变薪酬政策。

2. 确定可变薪酬总额。可变薪酬总额一般根据组织的年利润确定，通常从利润中提留出一定比例。

3. 在可变薪酬总额确定后，要制订可变薪酬计划，对总额进行合理分配。

4. 选择可变薪酬的实施方式。进行分配之前先明确可变薪酬是以整个组织为基础，还是以一个业务为单元（如一个部门或子公司）或工作团队，或是以个人绩效为基础；同时还要明确可变薪酬的运行方式，如使用股权、期权激励，还是绩效激励或是多种方式的混合使用。

5. 试行可变薪酬计划。

6. 进行有效沟通。可变薪酬计划实施后，要注意与员工进行沟通，了解员工态度，减少不满情绪，增强激励效果。

7. 可变薪酬的调整。

四、可变薪酬设计的艺术

可变薪酬是激励工作热情、提升业绩的重要手段，如果可变薪酬设计不当，常常会达不到好的激励效果，有时甚至会使员工不满，因此必须对之加以科学的设计。可变薪酬设计应考虑以下五个方面。

1. 可变薪酬必须体现激励性　在设计可变薪酬时，相对于基本薪酬数量不能太少，否则会失去激励意义。激励层次要拉开一定的差距，以达到鼓励先进、鞭策后进的目的。可变薪酬要与员工绩效和贡献等相联系，重点是激励那些对组织做出较大贡献的员工，而不是根据职位的高低设计可变薪酬，否则会导致员工不满而影响工作热情。

2. 注意杜绝可变薪酬的平均主义　即人人皆有、人人相同的状况，同时也要杜绝可变薪酬福利化、工资化，即月月有、月月相同的状况。

3. 注意有效运用群体可变薪酬　群体可变薪酬在鼓励合作、加强团队协作、提升组织整体绩效方面比基于个体的可变薪酬更为有效。在全球化的大背景下，组织面临的竞争越来越激烈，且所处的环境也变得复杂多变。因此，团队对组织的发展具有越来越重要的意义。加强团队激励会更好地提升组织整体绩效，推动组织快速发展。

4. 注意长期可变薪酬、中期可变薪酬和短期可变薪酬合理配置　组织的可持续发展源于员工持久的工作热情和持久的创造力，因此对员工的激励也是一个持久的过程。在设计可变薪酬时，应充分考虑长期、中期和短期可变薪酬的合理配置，实现激励功能的持续性。

5. 合理选择可变薪酬的方式　可变薪酬的方式有多种，组织在选择激励方式时应该考虑组织的性质、经营特点，以及激励对象（员工）的个性特征和需求等，尽可能采用最有效的激励方式，实现以最小的可变薪酬投入达到最大的激励效果。

知识链接

隐性激励——润物于无声

　　通常情况下，企业会将物质激励考虑得较为周全，基本薪酬、奖金、福利、旅游、休假等一应俱全，但是对员工的精神激励却重视不够。不少企业工资高、福利好，但员工仍对企业抱怨连连。究其原因，还是缺少精神激励。企业没有精神激励，员工就会感觉缺乏情感寄托，工作没有前途，无法产生归属感。

　　精神激励属于内在的附加报酬，它是基于工作任务本身但不能直接获得的报酬，属于隐性酬劳。精神激励可分为职业性奖励和社会性奖励。职业性奖励又可以细分为职业安全、自我发展、和谐工作环境和人际关系、晋升机会等。社会性奖励由地位象征、表扬肯定、荣誉、成就感等构成。物质激励虽然能显著提高效果，但持续时间不长，处理不好还可能适得其反。内在的精神激励虽然过程较长，但一经使用，不仅可以提高效果，更主要的是能够持久。精神激励作为一种内在、无形的激励，通过向员工授权、对他们工作绩效的认可，提供学习和培训机会，替员工制订职业生涯规划等多种形式，不但可以避免上述弊端，还能在调动员工积极性、主动性和创造性方面产生远比物质奖励更积极、深远、广泛的影响。

　　美国俄亥俄州有一家钢铁和民用蒸馏公司的子公司一度经营不善。总公司派丹尼尔担任子公司的总经理后，企业面貌发生了巨大转变。原来，丹尼尔在工厂里到处贴上标语："请把你的笑容分给周围的每一个人。"他还把工厂的厂徽改成一张笑脸。平时，丹尼尔总是春风满面，笑着跟工人打招呼，笑着向工人征求意见。全厂 2000 名工人，他都能叫出名字来。在他的笑容感染下，员工的工作热情大大提高。仅仅三年，工厂没有增加任何投资，生产效率却提高了 30%。实践证明，企业只有不断增加员工精神上的"满意度"，才能更有效地激发员工的潜能，提高员工对企业的忠诚度。企业既要重视员工薪酬这种有形的物质激励，更要重视精神激励这种"隐形薪酬"，注重员工的成长、组织认同等精神层面的需求。尤其是高素质的员工，他们更重视精神层面的职业认同。因此，精神激励在其职业生涯中不可或缺。

　　资料来源：http://www.bosshr.com/shownews 45123.html 有删节

第四节　福利管理

一、福利的概念与特点

（一）福利的概念

　　福利又称小额优惠，是薪酬系统的重要组成部分。福利的概念有广义和狭义之分。广义的福利是指由政府和单位为员工所提供的工资收入以外的文化、教育、卫生、社会保障等方面的物质利益和精神服务。狭义的福利是指员工的生活福利或劳动福利，主要是单位为了满足劳动者的生活需要，或丰富员工精神生活等在基本薪酬之外向员工本人及家庭所提供的物质和精神上的利益和服务。它通常被认为是组织支付给员工的间接薪酬，是员工基本薪酬的补充和延续。薪酬管理所研究的福利主要指狭义福利。

（二）福利的特点

与基本薪酬相比，福利具有五个方面的特点。

1. 福利的目的主要是方便和丰富组织员工的物质、文化生活，解决员工的后顾之忧，提升员工的生活质量。

2. 福利具有平均主义色彩。福利的分配通常与绩效、职位等无关，多采用平均分配的方式，人人有份。

3. 福利发放通常以实物或相关形式出现，时间上多采用延期支付。这与基本薪酬的发放方式相反。

4. 福利具有高稳定性。也就是说，福利一旦确立，很难取消。

5. 福利具有高刚性。很多福利项目是国家法律、法规和政策明确规定的，组织必须为员工提供。

二、福利的作用

随着社会经济水平的不断发展，福利在薪酬体系中所占的比例越来越大。以美国为例，20世纪中后期，组织用于职工福利的花费不到直接薪酬的5%。目前，很多组织用于职工福利的开支已超出了直接薪酬花费的44%。组织之所以加大职工薪酬体系中福利的比重，是因为福利对组织的发展起着间接的推动作用。福利的作用主要表现在五个方面。

（一）吸引和留住优秀人才

福利具有典型的保健性质。组织以福利的形式，解决了员工的后顾之忧，员工就能安心本职工作。在现实中，组织为了更好地吸引人才，一项重要的措施就是提高员工的福利待遇。因为组织为每个员工所发的基本薪酬毕竟是有限的，员工的基本薪酬也受市场条件和薪酬等级的限制，因此，为了更好地吸引和留住优秀人才，各单位最好的方式就是通过各种福利形式提高员工的生活待遇，以使单位更具有凝聚力，从而吸引并留住优秀人才。

（二）激发员工的工作热情

福利的形式灵活多样，能够满足员工不同的需要，同时还能丰富员工的物质文化生活，激发职工的主人翁精神，使其自觉为本单位的发展尽心尽职。

（三）树立良好的社会形象

良好的福利可以为组织赢得好的声誉，比如关心人、社会责任感强、效益优等，从而对外树立起良好的社会形象，为组织的发展创造一个好的环境。

（四）使薪酬支出更为合理

组织为员工提供的福利条件，不仅能为员工带来实惠，而且也使单位的薪酬支付更为合理。例如，单位整体为职工购买保险的费用，就比职工个人购买保险的费用要少。此外，由单位提供的某些福利在税收上也享有优惠政策，职工不必增加额外的税费，就能达到合理避税的目的。

（五）促进公平

福利倾向于平均主义，可以缩小高层与员工的差距，给员工以公平感。

这些作用整合起来的现实意义就是增强了组织的凝聚力和竞争力，从而间接地推动了组织的发展。

三、福利的种类

在不同的组织中，福利的内容各不相同，存在着非常大的差异。一般来说，组织的福利项目大致可分为两大类：一是国家法定福利；二是组织的自主福利。

（一）国家法定福利

这是由国家相关的法律和法规规定必须为员工提供的福利，这种福利具有强制性，任何组织都必须执行。法定福利主要包括以下四个内容。

1. 法定的社会保障费用 法定的社会保障费用包括基本养老保险、基本医疗保险、工伤保险、失业保险、生育保险、住房公积金等，组织必须依法按照员工工资的一定比例为员工缴纳保险费和住房公积金。例如，《失业保险条例》第六条规定："城镇企业事业单位按照本单位工资总额的2%缴纳失业保险费。"

2. 公休假日 目前实行的是每周休息两天的制度。

3. 法定休假日 法定休假日是指员工在法定的节日要享受休假。我国目前的法定节日包括元旦、春节、清明节、劳动节、端午节、国庆节、中秋节，以及法律、法规规定的其他休假节日。

4. 带薪休假 员工工作满规定的时间后，可以带薪休假一定的时间。如《职工带薪年休假条例》规定："职工累计工作已满1年不满10年的，年休假5天；已满10年不满20年的，年休假10天；已满20年的，年休假15天。"

（二）组织自主福利

自主福利是组织为了方便或丰富员工生活而自主向员工提供的福利。自主福利不具有任何强制性，具体的项目也没有一定的标准，组织可以根据自身的情况灵活决定。目前，组织的自主福利种类繁多，概括起来大致有六类。

1. 货币类福利 包括各种津贴、补贴，如加班津贴、作业津贴、住房补贴、物价补贴、交通补贴、教育培训费补贴等。

2. 实物类福利 即组织为方便或丰富员工生活而为员工提供的各种日常生活用品、赠品等，如节日礼物，发给员工保健品、劳保设施，以及其他生活物资。

3. 服务类福利 即组织为员工及其家属提供的各种服务，如各种咨询、健康体检、通勤车、工作餐、优化生活、工作环境等。

4. 文化娱乐类福利 即组织为了丰富员工精神文化生活而提供的各种福利，如旅行、举办各种娱乐活动等。

5. 能力提升类福利 这是一种新型福利，主要包括对员工职业生涯进行规划、有计划培训员工、开设讲座等。

6. 保险类福利 即组织为员工购买的各种商业保险。组织除了给员工提供各种法定保险外，通常为调动员工积极性、解决员工后顾之忧等，还要为员工提供一些必要的商业保险，如财产保险、意外伤害险等。

四、影响福利管理的因素

随着社会的发展，员工的需求呈现出多样化，组织为员工提供的福利也趋向于多样化，如何有效实施福利管理是值得人力资源管理者认真研究的问题。组织有效的福利管理必须要考虑到影响福利的因素。

（一）外在因素

1. 劳动力市场的标准　与基本薪酬制度一样，组织在制订福利制度时，应参考劳动力市场调查的资料，从而决定组织的福利水平是超过、等于或低于竞争对手的水平。常用的参考资料包括行业内组织提供的福利范围、成本和受惠员工的比例等；常用的比较指标包括福利费用总成本、平均员工福利成本和福利费用在整个薪酬中百分比等。

2. 政府法规　组织在制订福利计划时，必须遵守组织所在地的政府规定，如政府关于劳动保险、法定假期、产假、反歧视条例等，以免触犯法律、法规，引起法律诉讼。

3. 社会发展趋势　组织在为员工提供福利时必须考虑社会发展趋势，给员工提供的服务和实物应符合时代发展，否则就达不到应有的效果。

（二）内在因素

1. 组织的竞争策略　不同的竞争策略，需要有不同的福利制度相配合。如组织在成长初期致力于开创，应尽量降低固定的员工福利，应该以直接的方法，如组织股票认购计划、奖励出色员工等鼓励员工投身创业。

2. 组织文化　不同的文化背景会产生不同的福利管理方式。组织如果注重关怀和照顾员工，就会为员工提供优厚的福利。相反，组织如注重业务，便会为了绩效而调整福利制度。事实上，大多数组织会在关怀员工与业务发展间取一个平衡点，并采用合适的福利制度。

3. 员工的需要　应因人而异，因年龄、学历、收入和家庭状况而有所不同。一般来说，收入低的员工喜欢薪酬多于福利，收入高的员工更关心福利；年轻的员工比较喜欢带薪休假、旅游等，年长的员工则较关心退休福利。因此，福利制度的设计应考虑组织员工需要，做到有针对性。

五、福利管理的程序

为了保证福利管理顺利进行并收到良好效果，在实践中通常按以下的步骤实施福利管理（图7-3）。

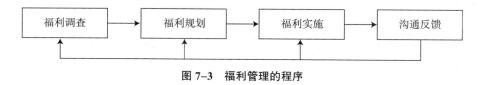

图7-3　福利管理的程序

（一）福利调查

福利调查是福利管理的第一阶段。为了使提供的福利能够真正满足员工的需要，必须先进行福利需求调查。过去我国大多数组织都忽视了这一点，盲目地向员工提供各种福利。虽然也支出了大笔费用，但是效果并不理想。进行福利调查时，既可以由组织提供一个备选"菜单"，员工从中进行选择，也可以直接收集员工的意见。

福利调查分为内部调查和外部调查两部分。内部福利调查是了解员工的需求问题，外部福利调查是了解市场总体的福利水平。

（二）福利规划

福利调查结束后，就要进行福利的规划。组织先根据内外部调查的结果和组织自身的情况，确定需要提供的福利项目。然后，对福利成本做出预算，包括福利的总费用、各个福利的成本，以及每个员工的福利成本等。最后，制订详细的福利实施计划，如福利产品购买时间、购买程序、保管措施、发放等。

（三）福利实施

这一阶段是按照制订好的福利实施计划，向员工提供具体的福利。在实施中要兼顾原则性和灵活性，如果没有特殊情况，一定要严格按照制订的计划实施，以控制好福利成本的开支。如果遇到特殊情况，要根据情况灵活处理，并对计划做出适当的调整，以保证福利提供的效果。

（四）沟通反馈

实施阶段结束以后，要进行追踪调查，与员工进行有效沟通，以发现调查、规划和实施阶段存在的问题，从而不断完善福利管理，提高福利管理质量。

六、有效的福利管理

有效的福利管理需注意以下问题。

（一）严格控制成本，提高福利的服务效率

随着健康医疗、养老金和其他福利成本的迅速增加，福利开支已成为组织一项重要的人工成本，一些单位的福利支出已增加到直接薪酬部分的40%以上，所以组织必须对用于福利中的成本进行控制。通过完善服务、改变流程、健全制度、减少浪费、提高效率等方式，在保证质量的前提下尽可能地降低福利成本。

（二）根据员工需要和组织特点提供多样化的福利项目

处在不同年龄和生活情境的职工具有不同的需要，所以福利设计时应当根据组织特点，尽可能考虑不同职工的需求，通过多样化的福利项目为职工的生活和工作提供解决方案，尽可能为职工提供各种方便，解决不同职工的后顾之忧，满足不同员工的需求。这样可以在不增加薪酬总成本的情况下，提高员工对福利的满意度和对组织的满意度。

（三）注意发挥福利的激励作用

福利倾向于平均主义，对个人的激励较弱，这是福利的不足之处。在福利设计时，要有意识地将福利与部分绩效挂钩，以保证福利功能发挥的同时，增加对员工的激励，进一步提升员工的归属感和工作热情。

（四）进行福利的沟通

员工之间，以及上下级之间的沟通对成功的福利管理很重要。在制订和推行福利计划时，必须与员工进行有效交流，向员工说明其享有的福利包括什么、各项福利的现实价值与意义等，同时告诉员工如何使用这些福利，以保证这些福利有效发挥作用，实现组织目标。在福利实施后也应进行有效沟通，以便发现问题，改进措施。福利沟通不仅仅是针对员工，也针对福利的其他享有者，如员工的配偶和家属等。

七、福利管理的发展趋势

从 20 世纪 90 年代开始，福利管理出现了新趋势，主要表现为弹性福利的兴起，以及福利货币化和福利管理社会化趋势。

（一）弹性福利

弹性福利也叫自助式福利，是由员工自行选择福利项目的福利管理模式。弹性并不意味着员工可以完全自由地进行选择，有一些项目还是必选项，如法定的社会保险。从目前的实践来看，发达国家的组织实行的弹性福利主要有五种类型。

1. 选择型弹性福利　选择型弹性福利是在原有固定福利的基础上，提供几种项目不等、程度不同的福利组合供员工选择。这些福利组合的价值，有些比原有固定福利高，有些比原有固定福利低。如果员工选择了比原有固定福利价值低的组合，就会得到其中的差额，但必须对所得的差额纳税；如果员工选择了价值较高的福利组合，就要扣除一部分基本薪酬作为补偿。

2. 核心加选择型弹性福利　核心加选择型弹性福利是由核心福利项目和选择福利项目组成的福利计划。核心福利是所有员工都享有的基本福利，不能随意选择；选择福利包括所有可以自由选择的项目，并附有购买价格。每个员工都有一个福利限额，如果总值超过了所拥有的限额，差额就要折为现金由员工支付。福利限额一般是未实施弹性福利时所享有的福利水平。

3. 附加型弹性福利　附加型弹性福利是在已有的福利计划之外，再提供一些福利项目或提高已有的福利水平，由员工选择。例如，原来的福利计划包括住房津贴、交通补助、免费午餐等，实行附加型弹性福利后，可以在执行上述福利的基础上，额外提供附加福利，如补充的养老保险等。

4. 弹性支用账户　弹性支用账户是员工每年可以从其税前收入中拨出一定数额的款项作为自己的"支用账户"，并以此账户选购各种福利项目的福利计划。由于拨入该账户的金额不必缴纳所得税，因此对员工具有吸引力。为了保证"专款专用"，一般都规定账户中的金额如果本年度没有用完，不能在来年使用，也不能以现金形式发放，而且已经确定的认购福利款项不得挪作他用。

5. 福利"套餐"　福利"套餐"是由组织提供的多种固定的福利项目组合，员工只能自由地选择其中某种福利组合，而不能自己进行组合。

弹性福利模式的发展，解决了传统的固定福利模式所存在的问题，可以更好地满足员工的不同需要，从而提高了福利的激励效果。此外，这种模式也减轻了人力资源管理人员的工作量。但是弹性福利模式也存在一定的问题，例如，员工可能只顾眼前利益或者考虑不周，从而选择了不实用的福利项目；由于福利项目不统一，减少了购买的规模效应，相应又增加了管理的成本。

（二）福利管理社会化

福利管理社会化是指组织将福利委托给社会的一些专门机构进行管理。这种福利管理的优点是：有利于组织的人力资源管理部门从福利管理的琐碎事务中摆脱出来，能够集中精力进行附加值较高的活动。其次，可以使福利管理更加专业化，有利于节约成本（因为受委托机构是专门从事这项工作的）。福利管理社会化存在的不足是：由于外部机构对组织的状况可能不太了解，因此组织需要与其进行大量的沟通，否则提供的福利就会失去针对性。

（三）福利管理货币化

福利管理货币化是指组织将本应提供给员工的福利折合成货币，以货币的形式发放给员工。这种方式的优点是可以大大降低福利管理的复杂程度，减轻组织的管理负担；不足在于以货币形式发放福利改变了福利原有的性质，从而会削弱福利应有的作用。

第五节　医药薪酬福利管理

医药薪酬管理主要包括医药企业薪酬管理和医院薪酬管理两大体系。医药企业和医院在人员构成、运行机制、管理目标、制度体系、价值标准等方面均存在较大差距，因此在薪酬管理方面也存在一定差别。我国医院多属于事业单位，薪酬管理具有较强的政策性，且各医院薪酬管理模式大同小异。本教材主要针对医药企业的薪酬管理。

一、医药企业薪酬管理的形式

医药企业是自主经营、自负盈亏的独立法人，在薪酬管理方面具有较强的自主性和灵活性。不同的医药企业根据自身生产经营的特点采用不同的薪酬模式，具有较大差异性。

（一）医药企业高层管理人员的薪酬管理

高层管理人员主要是指医药企业董事会主要成员、职业经理人、财务总监、市场总监、公共事务总监等管理人员，他们是决策者、领导者、指挥者，是医药企业发展的带头人。高层管理者的能力及其发挥状况直接决定着医药企业经营成败。因此，医药企业应高度重视高层管理者的薪酬设计。医药企业高层管理者薪酬的主要构成为：

总收入 = 基本工资 + 风险收入 + 股权、期权收入 + 职位消费 + 附加福利 + 特别待遇

1. 基本工资　基本工资可以为医药企业高层管理人员提供一个稳定的收入来源。一般来说，高层管理者的基本工资由企业基本薪酬制度加以确定，与职位等级呈正相关。基本工资相对稳定，并随工作年限增长，但增长幅度不大。

2. 风险收入　风险收入是与医药企业经营业绩直接挂钩的变动收入，它使得医药企业经营者及其高层管理人员的切身利益与投资者的近期利益联系更加紧密，同时也克服了经营管理者吃大锅饭的问题。

风险收入 = 净利润 ×（X%）× 考核指标实得分 /100，式中 X% 表示利润的分成比例。

3. 股权、期权收入　对上市医药公司而言，主要靠股票期权计划来实施，即给付高层管理人员一定的股票作为报酬。对于非上市医药公司，则通过设计类似的诸如虚拟股权计划或综合福利基金等激励高层管理者。

4. 职位消费　职位消费包括经营管理者与职位有关的各种福利、办公费、交通费、招待费、培训费、信息费、带薪度假和经营者以公干名义进行的其他消费等费用。

5. 附加福利　医药高层管理者可以享受除一般员工都享有的诸如医疗福利之外的福利。如获得低息或免息贷款、额外商业人寿保险、定期体检等。

6. 特别待遇　为了体现医药高层管理者的地位，医药企业会提供给高层管理人员一些"特权"性质的福利，如弹性工作、俱乐部会员、经理部会员、经理餐厅、头等舱旅行等。

医药企业高层管理人员的薪酬构成具有较大的灵活性。不同医药企业高管的薪酬构成会根据自身情况有所增减。

医药企业高层管理薪酬的另一种形式是年薪制，它是以年度为单位支付给医药经营管理者报酬的一种分配制度。医药企业经营管理者年薪通常由基本年薪和风险年薪两部分组成。基本年薪由经营管理者能力和责任状况确定，风险年薪与绩效目标及其完成情况有关。年薪制的具体过程是：先确定年薪标准，通常根据工作任务和相关绩效定额确定；然后约定每月支付标准。在年薪制中，医药企业管理人员每月只获取部分薪酬（基本年薪）作为生活等日常开支，其余薪酬作为风险年薪在年终根据完成绩效或实现目标状况一次性支付。

（二）医药企业专业技术人员的薪酬管理

专业技术人员是指医药企业中具有专门知识或有专业技术职称，并在相关岗位上从事产品研发、市场策划、财务分析、经济活动研究、人力资源开发、法律咨询工作的专业人员。他们主要从事脑力工作，在医药企业发展中起着支柱作用。这部分人员包括工程师、经济师、会计师、人力资源师、法律顾问、研发人员等。医药企业专业技术人员的薪酬多实行以能力为导向的薪酬制度，薪酬构成主要以能力为基础。为了更好地激励专业技术人员的工作积极性，现代医药企业建立了更为完善的薪酬体系，专业技术人员薪酬包含了更为广泛的内容。医药企业专业技术人员薪酬主要构成为：

总收入 = 基本薪酬 + 岗位津贴 + 项目工资 + 特殊贡献奖励 + 技术股份 + 业绩奖金 + 福利与补贴

1. 基本薪酬　根据医药技术人员的受教育程度、职称、岗位、科研能力等确定，它不是专业技术人员收入的主要来源，只是用于保障其日常生活。基本薪酬包括基本工资和岗位工资，基本工资因不同专业技术等级而异，岗位工资与工作岗位等级相对应。

2. 岗位津贴　岗位津贴是按照岗位等级设计的一种基本薪酬外的补充报酬，各企业均按照自身运行状况设计岗位津贴标准，按岗位等级发放，各个岗位的津贴有一定的浮动范围。

3. 项目工资　项目工资主要根据专业技术人员参与项目开发难度、进度等，由企业和研发人员共同商议决定。医药企业对专业技术人员实施项目进行考核，根据完成情况确定计提比例，项目完成情况不同计提比例也不同，项目工资也因此存在差异。项目工资等于项目总收益乘以计提比例。

4. 特别贡献奖励　特别贡献奖励是医药企业为做出突出贡献的技术人员所设计的专门报酬，主要是针对专业技术人员形成重大研究成果等而给予的一种一次性激励报酬。

5. 技术股份　医药企业将技术人员研发成果折合成一定股份，所有权归研发人员，研发人员以技术参股企业，并获得分红。技术股份不同于普通股份，不可转让，研究开发人员在非正常情况下离开企业时，他所拥有的这部分股权将自动转给企业。

6. 业绩奖金　业绩奖金不同于特别贡献奖励，而是针对专业技术人员绩效完成状况，或者医药企业经营整体效益而给予员工的一种绩效性或效益性奖励。

7. 福利与补贴　福利与补贴是医药企业根据专业技术人员工作特点而支付的一种补充报酬，包括各种生活福利、科研津贴、各种特殊津贴等。

（三）医药企业营销人员的薪酬管理

医药一般销售人员的薪酬基本上实行的是基本工资加提成的管理模式。基本工资根据工作岗位等级确定，但是差距不大；提成工资主要根据销售人员的年、季度或月销售总收入，按一定比例提成并以此作为销售人员的绩效薪酬。通常一般销售人员的基本薪酬都较少，只能基本满足日常生活开支，而提成部分占较大比例。医药销售人员的薪酬以结果为导向，具有较大的激励性。

医药企业销售部经理及销售高管通常实行年薪加提成的薪酬方式。年薪以管理销售片区责任大小和需要完成年销售任务确定；提成以超额完成年销售任务为基础，按一定比例进行提成。医药销售管理人员所得到的提成收入不能只作为个人的额外收益，往往与自身所管理的销售团队共享，这样可以激发团队的力量。

由于销售人员具有较大的流动性，监督管理困难，为了防止医药销售人员搭便车、搞兼职，同时又能有效留住并激励医药销售人员，一些企业设计了指标工资制，其主要构成为：

总工资＝指标工资＋奖金＋福利＋业务费用

1. 指标工资　指标工资是根据销售预期制订的工资标准。医药企业根据企业总体目标，结合销售人员的能力状况，与销售人员共同制订预期工作目标，并根据目标确定指标工资基数。指标工资只有在完成预期目标任务后才能全额获取，预期目标未完成，年终按约定标准扣回。

2. 奖金　奖金是指对完成规定的任务或销售额度以后，超额完成销售任务部分的提成奖励。奖金上不封顶，能最大限度地激发医药销售人员的潜力，为企业创造利润。

3. 福利　医药销售人员的福利更多地考虑其工作性质，具有多样性。

4. 业务费用　业务费用是用于支持医药销售人员进行市场调查、争取客户、打开市场、开展公关和营销活动等方面的费用。业务费用通常控制在一个合理的范围，其数量多少与医药销售人员的业务量、市场范围、产品营销方式、销售额等直接关联。

（四）医药企业生产员工的薪酬管理

传统的医药企业生产员工薪酬主要包括岗位工资、技能工资和奖金三大部分。只要是同一级别员工，岗位工资和奖金系数基本相同，并且奖金所占比例较低。技能工资基本由员工工龄的长短决定。这实际上成了另一种形式的大锅饭，不利于充分调动员工的积极性，尤其是不利于调动重要生产岗位上有知识、有技能人员的工作积极性。一些医药企业对生产员工实行计件制。但是由于医药企业现代化程度越来越高，分工变得模糊，特别是知识型和技术型生产人员越来越多，所以计件制的应用范围越来越窄。

目前，很多医药企业进行了工资改革，建立了岗位绩效工资制度。生产员工薪酬由基础工资（固定部分约占40%）和绩效工资（浮动部分约占60%）两部分构成。基础工资由员工工作岗位决定，企业内岗位划分为多个档次，最高岗位的工资可以是最低岗位的3～5倍，全员实行竞争上岗。绩效工资是岗位工资×30%×（效益系数＋管理考核系数）构成。新的绩效薪酬更有利于调动生产员工的主动性，有利于管理，也有利于医药企业整体绩效的提高。

（五）医药企业职能人员的薪酬管理

医药企业职能人员主要包括不负主要责任的管理人员、一般行政人员和各类服务人员。这部分人员的工作量不易量化，也不需要太多的创造性，只要能按时完成岗位内的责任就不会对企业的生产经营活动和盈利水平产生太大影响，所以医药企业对这部分员工多采用稳定的薪酬管理模式。其构成为：

总收入 = 基本工资 + 奖金 + 福利

二、医药薪酬管理的发展趋势

随着全球化进程加剧，医药企业竞争越来越激烈。毫无疑问，建立全面的、科学的薪酬管理体系，对于医药企业在知识经济时代培育核心竞争能力和竞争优势、获得企业的可持续发展具有重要意义。不断调整和完善薪酬制度，是当前医药企业面临的一项紧迫任务。与传统薪酬管理相比，医药薪酬管理出现了新的发展趋势。

（一）完全薪酬制度

员工获取的报酬不仅仅是指纯粹货币形式的报酬，还包括非货币性的内在报酬，也就是精神方面的激励。比如，优越的工作条件、良好的工作氛围、培训机会、晋升机会等。传统薪酬管理更多地注重外在报酬，强调金钱和物资的激励作用。随着社会的发展，医药企业中知识型员工越来越多，这些员工有较好的自我成就感和归属感，工作中除了对物质的追求外，还渴望获得地位、荣誉和尊重。医药企业为了有效激励员工，将更多的内在报酬要素融入薪酬体系，实现内在报酬与外在报酬的有机组合，称之为"完全薪酬"。随着社会的发展，完全薪酬制度在医药企业中得到广泛重视，特别是在知识型员工中应用尤为广泛。

（二）宽带型薪酬制度

宽带型薪酬是对传统等级制度的垂直型薪酬结构的一种改进或替代。它是指对多个薪酬等级，以及薪酬变动范围进行重新组合，从而变成只有相对较少的薪酬等级和相应较宽的薪酬变动范围。与传统薪酬结构设计相比，宽带薪酬具有其优点。

1.减少了工作之间的等级差别，打破了传统薪酬结构的等级制，有利于医药企业提高效率，以及创造学习型的企业文化，有助于医药企业保持自身组织结构的灵活性和提高适应外部环境的能力。

2.有利于增强员工的创造性，促进其全面发展，抑制一些员工仅为获取高一等级的工资而努力工作的倾向，引导员工将注意力从职位晋升或薪酬等级晋升转移到个人发展和能力的提升。

3.有利于提高工作绩效。宽带型薪酬结构能将薪酬与员工的能力和绩效紧密结合，更为灵活地对员工进行激励，使管理者对有稳定突出业绩表现的员工拥有较大的加薪影响力，从而给予绩效优秀者以较大的薪酬上升空间。

4.有利于职位轮换，培育组织的跨职能成长和开发。

（三）薪酬设计差异化

为了使薪酬管理针对性更强和更为有效，同时考虑到激励和成本，医药企业薪酬设计差异化越来越明显。医药企业薪酬设计差异化表现在两个方面。

1. 薪酬构成差异化 传统管理模式下单一的、僵化的薪酬构成已不再适应现代医药企业的发展需要，取而代之的是多元化、多层次、灵活的薪酬构成。

2. 特定员工薪酬设计专门化 即针对特定员工进行单独薪酬设计。例如，营销人员在企业中作用大、专业人员的排他性比较强、临时工身份特殊，在设计这些人员的薪酬时不宜采取与其他部门人员相同的薪酬体系。医药企业在统一的薪酬体系外，还要制订这些人员特定的薪酬制度。

薪酬设计差异化既有利于降低医药企业薪酬总成本，也有利于激发特定岗位员工的工作积极性，实行差异化薪酬设计显得十分必要。

（四）员工激励长期化，薪酬股权化

长期的员工激励计划日益受到关注。长期激励的薪酬计划是相对短期激励计划而言的，它是指医药企业通过一些政策和措施引导员工在一个比较长的时期内自觉地关心企业的利益，而不是只关心一时一事，目的是为了留住关键的人才和技术，稳定员工队伍。其主要方式有员工持股计划、股票增值权、虚拟股票计划、股票转让价格等。薪酬股权化是激励长期化的有效形式，是医药企业薪酬管理的一个明显趋势。

（五）重视团队薪酬

以团队为基础开展项目，强调团队内协作的工作方式正越来越流行。与之相适应，针对团队设计专门的激励方案和薪酬计划，其激励效果比简单的个体激励效果更好。团队激励计划尤其适合人数较少、强调协作的医药研发企业。

三、医药员工的福利管理

医药员工福利管理呈现多元化、丰富化的趋势。对医药企业而言，福利内容越来越多，管理日趋灵活，福利形式也表现出多样化，很多医药企业还以货币的形式出现。目前，医药企业提供的福利主要有生活保障及各类补贴、素质拓展与职业培训、额外保险及保障、旅游等。在福利形式上既有固定福利，也有套餐式福利；既有自主选择福利，也有货币化的福利等。随着竞争的加剧，福利在医药企业管理中的地位和作用日益凸显，未来的医药企业提供给员工的福利将更加丰富，形式也会更加多样化。

本章小结

薪酬包括基本薪酬、间接薪酬和激励薪酬。薪酬管理包括确定薪酬战略、确定适合组织发展的薪酬模式、日常薪酬管理、薪酬评价与调整等。有效的薪酬管理对吸引和保留优秀员工、实现对员工的激励、实现资源的合理配置、实现组织的高效益、塑造组织良好文化等都有重要作用。薪酬管理必须考虑企业内部、外部，以及员工个人方面的影响因素，同时遵循公平性、合法性、竞争性、及时性、激励性、经济性等原则。

薪酬制度设计的基本要求是体现保障、激励和调节职能，体现劳动力的三种形态，体现岗位的差别，建立劳动力市场的决定机制，合理的薪资水平，确立科学、合理的薪酬结构。员工感知度、员工认同度、员工满足度是衡量薪酬制度的三个标准。常见的薪酬制度包括以绩效为导向的薪酬制度、以能力为导向的薪酬制度、以工作为导向的薪酬制度和组合薪酬制度四种。基本薪酬的设计程序是制定薪酬策略、岗位分析和工作评价、进行薪酬调查、确定薪酬结构、确定薪酬等

级、确定薪酬幅度，最后是运行、控制和调整。

组织可以选择的可变薪酬形式一般分为个体可变薪酬和群体可变薪酬两大类。组织在选择可变薪酬形式时，应首先考虑以何种方式进行，同时要考虑其他因素。如可变薪酬应体现出激励力度、可变薪酬必须杜绝平均主义、激励薪酬的设计应以绩效为基础、注重长中短期激励相结合、个体激励与群体激励相结合等。

福利是基本薪酬的补充和延续，它在薪酬体系中占有重要地位，对组织的发展有着间接的推动作用。福利可分为国家法定福利和企业自主福利。福利管理包括福利调查、福利规划、福利实施和沟通反馈四个阶段。目前福利管理出现了一些新趋势，如弹性福利、福利管理社会化、福利货币化等。

医药薪酬管理主要包括医药企业薪酬管理和医院薪酬管理两大体系。医药企业薪酬管理包括医药企业高层管理人员的薪酬管理、医药企业专业技术人员的薪酬管理、医药企业营销人员的薪酬管理、企业一般员工的薪酬管理和医药企业职能人员的薪酬管理。

【推荐网站或资料】

1. 乔治·米尔科维奇，杰里·纽曼，巴里·格哈特著·成得礼译·薪酬管理［M］.11 版.北京：中国人民大学出版社，2014.

2. 闫轶卿. 薪酬管理从入门到精通. 北京：清华大学出版社，2015.

3. 薪酬网.https：//www.xinchou.com

【思考】

1. 薪酬管理应遵循哪些基本原则？

2. 简述影响薪酬管理的因素。

3. 简述基本薪酬管理的流程和内容。

4. 如何认识激励薪酬的设计艺术？

5. 如何实施有效的福利管理？

6. 医药企业薪酬管理有何新趋势？

7. 薪酬制度设计的基本要求有哪些？

8. 评价薪酬制度的标准有哪些？

9. 如何理解报酬与薪酬？

【案例分析】

A 公司薪酬管理存在的问题

通过一番努力，小张终于应聘上向往已久的保健品 A 公司。小张觉得这个工作来之不易，其销售才能也能得到充分发挥，因此工作得特别努力，每天都拜访好几家新客户，甚至每天回家以后都要花大量时间在报纸上收集客户信息。一个月过去了，小张的工作状态越来越差，做事越来越打不起精神，在 A 公司工作了近两个月之后，小张向公司提出了辞职申请。由于公司人才流失严重，严重影响了公司的业绩。为了招聘到优秀的人才，公司花费了大量的精力和金钱。小张是本次招聘的新员工中的佼佼者，在公司的表现也很突出，为什么刚刚开始上手就要提出辞职呢？人力资源部经理一改以往的习惯做法，决心尽最大努力留住小张。在与小张的深谈中，经理了解到了小张辞职的原因，同时，也意识到了公司管理中所存在的严重问题。

原来，小张在进公司之前了解到，在 A 公司，无论是新业务员，还是老业务员，底薪和提成都一视同仁，提成比率均为销售额的 5%。与其他几家公司相比，A 公司的薪酬制度还是比较有竞争优势的，并且比较公平。小张的销售能力出类拔萃，A 公司的品牌颇有影响，因此，小张相信自己能够干得很开心，获得高报酬。但慢慢地小张发现，尽管自己每天不停地打电话、跑客户，但是销售业绩在公司的业绩公告栏上还是远远地落在两位老业务员后面。第一个月工资发下来，老员工比小张多出十几倍，小张很难受，也很苦恼。本来，新员工的业绩低一些纯属正常，没什么大惊小怪，可是仔细观察下来发现，原来公司的两部客户咨询电话都放在两位老员工的办公桌上，有客户咨询电话都被两位老员工据为己有。由于 A 公司自身有许多广告，因此客户咨询电话非常多。老员工只要坐在办公室，守住电话，便可以掌握大量的新的优质客户，而像小张这一批新进员工则只有自己开发新客户。小张愤愤地说：客户资源是公司的，现在都被两位老员工据为己有，我们新员工即使再努力，业绩与每天坐在办公室的老员工们相比，还是相去甚远，只有另谋生路了。公司也知道这样做不公平，曾经计划过采取措施改变这种状况，但是由于两位老员工掌握了公司的主要客户，公司的销售主要靠他们，并且公司的几个大客户也都是他们以前开发的，与他们的私人关系很好，如果公司调整销售制度，担心两名老员工会跳槽。对此公司也很头疼。但是这种状况不改变，公司就不可能留住新人。

资料来源：http://space.goiee.com/html/86/40086–24594.html

【讨论】

1. A 公司的薪酬管理存在什么问题？

2. 应该如何改进？

学习目标

1. 掌握职业生涯规划与管理的概念、特点及意义。
2. 熟悉职业生涯规划与管理的内容、影响因素。
3. 了解职业生涯规划与管理理论的代表人物、主要观点，以及职业生涯规划与管理内容。

【导入案例】

PX 生物制药有限公司于 1995 年成立，属国家重点高新技术企业，现有员工千余人，其中专业研发人员有两百余名。公司主要治疗领域包括肿瘤科、骨科、妇科、肝脏科、神经科、消化科，产品以专利药或有特别保护的新药为主、以医院处方药为主，业务遍布全国各地。十多年来，公司秉承"专业技术服务于人类健康"的经营理念，专注于天然药物和药物新型制剂的研究、开发、生产和销售，公司的研发中心拥有一支具有开拓精神及高学术背景的研究团队，积极开展产品技术的国际合作，在肿瘤科、骨科等领域拥有多项研发专利。

PX 生物制药有限公司发展至今，期间经历过多次人员更替，其中行政管理部、业务部、人力资源部均有人员变动。但对于公司来说，关系到公司业绩的主要是研发部门，而研发部门的人员更替却是最严重的，公司研发部包括化学业务板块和生物业务板块，目前两大业务板块都面临人员不足的困境。

经过多次部门经理会议后，吴焕总经理承认需要制定合理的与绩效挂钩的员工个人职业生涯发展计划，以便弥补物质激励的不足。在经过长时间的考虑后吴焕总经理决定先为公司研发人员制定职业发展计划，他找到了公司人力资源部的赵欣佳部长，简单地说明了公司面临的问题，并提出要为公司研发人员制定职业生涯发展计划，接下来的担子就落在了人力资源部部长赵欣佳肩上。

首先，从已有的工作分析和组织结构着手，发现管理层越往上能够提供的岗位越有限，甚至是有的岗位已超员，这样就使得靠以"晋升"为主的职业生涯规划来激励员工变得不切实际。更头痛的是公司并没有清晰的岗位说明书，各个岗位的职责没有清楚的界定，尤其是研发型的岗位只是规定了员工平时上班的基本工作要求，从事研发的人员只是机械地接受公司受理的项目。

其次，制定员工职业生涯规划，需要了解各个研发人员的以往工作业绩，可是在分析以往的绩效考核管理时，更是问题百出。对研发人员的绩效考核办法，不能与这项工作的特点相吻合，也就难以反应员工的绩效水平，现有绩效考核的制度只能粗略的反应出某员工参与了哪几个项目的研发及平时工作表现，而不能反应最重要的所从事的项目级别和取得的效果等。

最后，制定员工职业生涯规划还只是员工职业生涯管理的第一步，公司将面临更多问题，如针对不同员工的发展计划是否合适，有的研发人员可以走向管理岗位，而有的研发人员更适合在技术性岗位上发展；一些必要的培训应该如何实施，员工能否适时的达到岗位对其的要求；员工职业生涯计划是否与公司的未来规划相一致；如果情况有变公司应如何采取措施积极应对等。

虽然，面临着许多问题，但是迫于研发人员流失的压力，公司还是要尽快制定针对几个关键部门员工的职业生涯发展计划，比如研发部门。人力资源部结合公司情况，为研发部门的员工制定了"H"型职业生涯发展路径。在公司内部为研发人员建立两条平行和平等的职业发展通道，一条是专业发展通道，走专业技术路线，通过研发人员在专业技术岗位上的经验和技能的提升，走专家道路；一条是管理发展通道，研发人员通过从事管理岗位，承担更多管理责任来实现职位晋升。

【思考】

1. 职业生涯规划与管理的内涵是什么？
2. 公司制定研发人员的职业生涯发展计划应如何开展工作？

每一位员工都想在未来的职业生涯中获得成功，要获得成功的第一步，就应当制定符合自身实际情况的职业生涯规划，并在以后人生的进程中不断重新认识自我，调整自己的职业生涯规划，积极做好知识、技能、思想、心理诸方面的准备，努力实现人生的理想。

第一节 职业生涯规划与管理概述

一、职业生涯规划与管理的概念

（一）职业生涯的概念

职业生涯概念的发展源于工作环境的变化和员工的变化。世界在经济、政治、技术和文化方面正迅速地变化，这些变化对工作领域有着深远的影响。同时，带来了相当大的不确定性，使一个人很难再终其一生地服务于某个组织或者坚守某一职业。职业生涯发生变化的另外一个原因来自员工本身的变化，员工的自主性和独立性越强，与组织的依附关系就越淡化；工作也不再仅仅是谋求生存和满足生理需求的一种手段，个人感受、兴趣、追求、价值观、自我实现等因素越来越影响人们的职业选择。

总体来说，职业生涯概念经历了一个由狭义到广义的发展过程。

1. 职业生涯是员工在某一组织内部的发展通道，是在该组织中所担任的一系列职位构成的总体。这种观点将职业生涯局限于某个组织。

2. 职业生涯是一种专业。这种观点认为，一个人只要从事的是一系列密切相关的工作（教师、咨询顾问等），就被认为是在演绎一个职业生涯，而在一系列显然不相关的工作（小说家、政客、广告撰稿人）之间不存在工作内容的一致性，就不能构成一个职业生涯。这种观点将职业生涯局限于某种专业或者职业。

3. 职业生涯是个人长期从事一系列工作的经历。这种观点将职业生涯定义为一个人从首次参加工作开始到结束职业劳动为止，所担任的一连串工作职务的集合。

4. 职业生涯是指与工作或职业相关的整个人生历程。包括从职业兴趣的培养、职业能力的获得、职业的选择，职业的调整，直至最后完全退出职业劳动这样一个完整的职业发展过程。

如果基于员工个人的角度，第四种概念无疑是最值得借鉴的，但由于本教材是从组织的立场出发探讨人力资源管理，所以对员工的职业生涯管理更多的是局限于本组织内部的发展通道，这种通道可以是纵向的，也可以是横向的。

（二）职业生涯规划的概念

职业生涯规划是指对个人职业选择的主观和客观因素进行分析和测定，确定个人的奋斗目标并努力实现这一目标的过程。换句话说，职业生涯规划要求根据自身的兴趣、特点，将自己定位在一个最能发挥自己长处的位置，选择最适合自己能力的事业。

（三）职业生涯管理的概念

职业生涯管理就是建立一套能够识别员工发展需要和职业潜力的系统，并借助该系统引导员工的个人发展目标和组织的目标保持一致，在达成组织目标的同时，帮助员工实现个人职业目标的活动。

二、职业生涯规划与管理的内容

职业生涯规划与管理是人力资源管理的重要内容和方向，其核心是组织发展与员工个人成长的相互统一，包括组织职业生涯规划与管理和员工个人职业生涯规划与管理两部分。

（一）个人职业生涯规划与管理的内容

个人职业生涯规划与管理是由个人在组织环境下主动实施的，用于提升个人竞争力的一系列方法和措施，其目的是为了促进个人职业生涯发展。它包含两个重要因素：认知思考与行动。前者是指个人对自我职业生涯进行洞察，确定职业目标；后者是指个人为了达成相应职业目标而进行的职业生涯规划与管理的具体行为。由于行动与结果联系更加紧密，学者们往往侧重考察个人职业生涯规划与管理的具体行为。

个人职业生涯规划与管理主要包括两种不同的行为：一种是以发展组织内部职业生涯为目标的个人职业生涯规划与管理行为，包括个人与组织中具有权力和影响力的个人建立联系，寻求导师或上司的职业建议，自我展现，建立当前工作的信誉等；另外一种是以发展组织之外的职业生涯为目标的个人职业生涯规划与管理行为，包括进行组织外的工作搜寻及发展等，当个人具备职业流动所需的技能和经验时，常常会离开组织等。

（二）组织职业生涯规划与管理的内容

组织职业生涯规划与管理，是由组织主动实施的，用于促进组织内的雇员实现其职业发展目标的一系列行为过程，包括为雇员提供职业生涯设计和咨询、职业指导、职业信息、绩效反馈、职业培训与开发以及提供各种职业发展机会等。组织职业生涯规划与管理的措施只有被个体感知到，才能对个体产生作用。具体包含以下四步。

1. 做好工作分析，建立组织的职位结构　做好组织性职业生涯设计的前提是根据企业的战略目标，设定组织结构，并做好工作分析，建立一个清晰的职位结构体系，每个职位的职责、业绩的衡量标准、职位价值、上下左右沟通关系等都要明晰，这是做好组织性职业生涯设计的基础工作。建立组织的职位体系，既要与组织结构一致，也要与职位要求一致，还需要对职位做合理的分层，高、中、基层职位的名称、数量都要明晰化，这样可为后面的组织性职业生涯规划提供真实的职位信息基础。一些职位空缺，需要什么样的人，可以从什么职位晋升上来；有人升职了，相应岗位的空缺替补计划如何做出等。一系列岗位的变动的背后，对员工来说，就是职业发展的机会。

2. 建立员工职业发展通道　目前，大多数企业推行双轨制员工职业发展通道。一是走管理岗位，承担更多责任来实现职位晋升；二是走专业技术路线，员工可以不通过走管理岗位，而是通过走专业技术路径获得高报酬。这种由低到高的层级设计，实际上为员工提供了职业发展通道。

3. 建立评估体系　一方面，对企业现状进行合乎实际的理性评估，以确定企业发展的阶段和组织方向，规划职位的变动，并结合经营状况，控制职位的薪酬总量。另一方面，需要对员工的业绩、素质、技能等进行评价。业绩的评价，有利于整个组织的绩效管理，也有利于保持员工职业生涯设计时的组织绩效导向；对员工的素质和技能的评价，有利于明确现有人力资源的状况，并在此基础上，分配合适的人力资源到合适的岗位上。

4. 建立职位替补（晋升或降免）计划　职位的替补（晋升或降免）原因：一是组织结构的变动会导致职位的增删并合；二是员工离职、辞退、事故等都可能带来职位的变动。建立职位替补（晋升或降免）计划，就是在年度规划或季度计划时，考虑到现有业务和人力资源状况，做出职位替补（晋升或降免）计划。同时，这也是一个系统的设计过程，如人力资源总监岗位的空缺，组织将市场部门的总监调任后，市场总监职位又发生空缺，业务部经理提升到这个位置后，业务部经理位置又空缺，以此类推。而整个变化向好的方向还是不利的方向演变，就需要企业能够熟悉每个职位的任职资格要求，熟悉企业人员的特点。

三、职业生涯规划与管理的特点

（一）个人和组织都必须承担一定的责任

在职业生涯规划与管理中，个人和组织必须按照职业生涯规划与管理工作的具体要求做好各项工作。无论是个人或组织都不能过分依赖对方，因为有些工作是对方不能代替的。从个人角度看，职业生涯规划必须由个人确定，要结合自己的性格、兴趣和特长进行设计；而组织进行职业生涯管理时，所考虑的因素主要是组织的整体目标，以及所有成员的整体职业生涯发展，其目的在于通过对所有员工的职业生涯规划与管理，充分发挥组织成员的集体潜力和效能，最终实现经营目标。

（二）必须有完善的信息管理系统

只有做好信息管理工作，才可能有效地进行职业生涯规划与管理。在职业生涯管理中，员工个人需要了解和掌握有关组织各方面的信息，例如：组织的发展战略、经营理念、人力资源的供求情况、职位的空缺和晋升情况等。组织也需要全面掌握组织成员的情况，例如：员工个人性格、兴趣、特长、智能、潜能、情绪以及价值观等。此外，职业生涯信息总是处于变化之中的，组织的发展在变、经营重点在变、员工的能力在变、员工的需求在变、员工的生涯目标在变，这就要求必须对管理信息进行不断地维护和更新，才能保证信息的有效性。

（三）职业生涯规划与管理是全过程的动态管理

每一个组织成员在职业生涯发展的不同阶段，其发展特征、发展任务及应注意的问题都是不同的。每一个阶段都有各自的特点、各自的目标和各自的发展重点，所以对每一个发展阶段的管理也应有所不同。由于决定职业生涯的主客观条件的变化，组织成员的职业生涯规划也会发生变化，职业生涯管理的侧重点也应有所不同，以适应环境的变化。

四、职业生涯规划与管理的意义

对于个人来说，决定一个人的职业生涯的因素中有着客观的、随机性的成分，但人们的主观因素也会起很大的作用。多数人对自己的未来发展有一定的设想、预计与准备，还为实现个人抱负设置了目标。然而，在当今急剧变化的时代，只有那些理解他们自身，知道在这个环境中怎样应对变化，并为自己创造机会，懂得从失误中吸取教训的个人，才最有可能谋求到满意的职业并取得职业生涯上的成功。因此，对自己的职业生涯进行规划和管理是必要的，也是意义重大的。

对于组织来说，组织不可能忽略甚至反对员工对职业发展道路有自己的设想，而应该鼓励并帮助他们完善和实现自己的个人目标，同时设法引导这种个人目标与组织的需要相匹配。这一过程需要组织设法识别员工特别是骨干员工的职业设想和职业潜力，并通过培养、开发、引导等手段使个人的目标和组织的目标相一致。以组织为中心的职业生涯规划与管理注重职务本身，侧重于铺设，使员工可以在组织各职务间循序渐进地发展自己的各种路径。这些路径提供了多层次多方向的阶梯，员工可以在这些阶梯进行"攀登"。

第二节　职业生涯规划与管理理论

职业生涯规划与管理的实践和研究，起源于欧美等国家工业化过程中的人们对于择业求职等的现实需要。20 世纪初，一些心理学者针对社会职业者的需要纷纷开展"职业咨询"或"职业指导"活动。职业生涯规划与管理专家从不同角度进行探索，形成了各自的理论流派。

一、职业选择理论

（一）帕森斯的特质因素理论

帕森斯的特质因素理论又称帕森斯的人职匹配理论。特质因素理论是最早的职业辅导理论，1909 年美国波士顿大学教授弗兰克·帕森斯（Frank Parsons）在《选择一个职业》中提出了人与职业相匹配是职业选择的焦点的观点。他认为，个人都有自己独特的人格模式，每种人格模式的个人都有其相适应的职业类型。所谓"特质"是指个人的人格特征，包括能力倾向、兴趣、价值观和人格等，这些都可以通过心理测量工具加以评价。所谓"因素"，是指在工作上要取得成功所必须具备的条件或资格，可以通过对工作的分析而了解。

（二）霍兰德的职业性向理论

美国约翰·霍普金斯大学心理学教授约翰·L·霍兰德（John L Holland）1971 年提出了具有广泛社会影响的职业性向理论。霍兰德提出，兴趣是一种描述人格特质的方法，在职业选择过程中起着非常重要的作用。然而就职业选择来说，兴趣是人格中重要的部分，是匹配人与职业的依据。

霍兰德认为，人格可分为六种类型：实用型、研究型、艺术型、社会型、企业型和传统型。工作环境也有这六种类型，人们寻求与自己兴趣和能力相匹配的工作环境，兴趣与职业的匹配程度决定了个体的职业满意度、稳定性和成就感。

（三）沙因的职业锚理论

职业锚理论是由美国著名职业指导专家埃德加·H·沙因（Edgar.H.Schein）教授领导的研究小组，对该学院毕业生的职业生涯进行研究后演绎而成的。职业锚实际是人们选择和发展自己的职业时所围绕的中心，是指当一个人不得不做出选择的时候，无论如何都不会放弃职业中那种至关重要的东西或价值观，是自我意向的一个重要部分。

1978 年，沙因教授提出，职业锚有五种类型：自主 / 独立型职业锚、创造 / 创业型职业锚、管理型职业锚、技术 / 职能型职业锚、安全 / 稳定型职业锚。后续研究又提出了八种职业锚，即又丰富了三种类型的职业锚：挑战型职业锚、生活型职业锚、服务 / 奉献型职业锚。个人在职业生涯进程中，不断地认识到自己的能力、潜能、需要、动机、态度和价值观所在，从而发展出清晰的职业锚，能指导、限制和整合一个人的职业生涯，这对个人职业选择和发展、职业幸福感有重要作用。

二、职业发展阶段理论

（一）萨伯的职业生涯发展阶段理论

萨伯把职业生涯的发展看成是一个持续渐进的过程，一直伴随个人的一生。其主要理论观点是：一个人的职业生涯发展与个人在发展历程的各个阶段中所扮演的各种角色，如儿童、学生、休闲者、公民、工作者、夫妻、家长、父母和退休者密切相关。人在某一阶段对某角色投入的多，会导致这一角色的成功，同时也可能导致另一角色的失败。他称发展的各个阶段为生活广度，称个人扮演的角色为生活空间。生活广度和生活空间交汇成为生涯彩虹图，它描绘出了生涯发展阶段与角色彼此间交互影响，多重角色生涯发展的状况。1976 ～ 1979 年，萨伯除了原有的发展阶段理论外，又加入了角色理论，从而提出一个生活广度和生活空间的生涯发展观，并以生涯彩虹图表示此理论。

（二）格林豪斯的职业生涯发展理论

美国心理学博士格林豪斯（Greenhouse）的研究侧重于不同年龄段职业生涯所面临的主要任务，并以此为依据将职业生涯划分为职业准备阶段、进入组织阶段、职业生涯初期、职业生涯中期和职业生涯后期五个阶段。

1. 职业准备阶段　典型年龄段为 0 ～ 18 岁。主要任务是发展职业想象力，对职业进行评估和选择，接受必需的职业教育。

2. 进入组织阶段　18 ～ 25 岁为进入组织阶段。主要任务是在一个理想的组织中获得一份工作，在获取足量信息的基础上，尽量选择一种合适的、较为满意的职业。

3. 职业生涯初期　处于此期的典型年龄段为 25 ～ 40 岁。主要任务是学习职业技术，提高工作能力；了解和学习组织纪律和规范，逐步适应职业工作，适应和融入组织，为未来的职业成功做好准备。

4. 职业生涯中期　40 ～ 55 岁是职业生涯中期阶段。主要任务是对早期职业生涯重新评估、强化或改变自己的职业理想；选定职业，努力工作，有所成就。

5. 职业生涯后期　从 55 岁直至退休为职业生涯的后期。继续保持已有职业成就，维护尊严，准备退休是这一阶段的主要任务。

三、职业生涯管理理论

（一）克拉克工作－家庭边界理论的内涵

克拉克认为：人们每天忙碌在工作和家庭两个范围之内，工作主要是因为提供了收入和成就感而使个体满足，家庭主要是因为亲密关系和个人快乐而使个体满足。成就的需要在工作中得到满足，爱的需要在家庭中得到满足。工作－家庭边界理论塑造了两个范围和它们的边界，指出当边界范围相似时，弱边界会促进工作－家庭间的平衡。当范围不同时，强边界会促进工作－家庭间的平衡。克拉克解释了频繁在工作和家庭中转移的边界跨越者和他们的工作与家庭之间的复杂作用，指出边界跨越者所在的范围内成员对其有较高的义务，比那些范围内对其义务较低的成员具有更高的工作－家庭平衡。

（二）克拉克工作－家庭边界理论中的两大因素及其作用

在边界跨越者与其工作－家庭平衡的关系上，克拉克指出，影响和认证是两个最主要的因素。影响主要指范围文化和价值内化，其中范围内主导者对员工的影响与员工的工作－家庭平衡有很大的相关性。有研究表明，在可以自治和有选择能力的工作上，工作的人表现出更多的满意和对家庭的调节能力。也就是说，个体在工作和家庭范围内拥有更多选择权时，工作和家庭之间的平衡更容易达到。认证是指个体能否在其工作和家庭的范围中找到其责任的意义，找到与其责任相联系的自我概念。当边界跨越者被一个范围认证之后，就会把范围责任内化为自我责任并努力工作，以求做出自己的贡献。工作－家庭边界理论构建了工作－家庭平衡的理论框架，既描述了工作－家庭冲突的原因，又基于原因提出了维持工作－家庭平衡的措施。

第三节　职业生涯规划

职业生涯规划包括职业定位、职业目标、职业选择、职业生涯规划调整四个部分。

一、职业定位

（一）概念及内容

职业定位是清晰地明确一个人在职业上的发展方向，是人在整个生涯发展历程中的根本性问题。具体而言，从长远上看是找准一个人的职业类别，就阶段性而言是明确所处阶段的对应的行业和职能，就是说在职场中自己应该处于什么样的位置。

职业定位包括以下三个内容。

1. 定位方向——找准职业定位和发展方向

要先行挖掘自己的职业气质、职业兴趣、职业能力结构等方面的因素，找到自己的职业潜力集中在哪个领域，只有找准方向才能最大限度地发掘自己的潜力。

2. 定位行业——看清目标行业的发展趋势

主动、全方位地了解目标行业现状和前景，毕竟朝阳行业才更有前途，也能给新人更多的机会。俗话说隔行如隔山，不能仅仅靠报纸或者杂志介绍，比较理想的做法是向当下已在该行业供职的朋友打听，以便获得可靠消息，打听的内容包括升迁制度、薪资状况等各个方面，多多益善。

3. 剖析自我——认清自己的优势和不足

假如不能准确地为自己定位，不清楚自己强项弱项，只是盲目跟风是绝对不行的。要明确自己的优势在哪里？这些优势是否足以帮助自己在新的行业站稳脚跟？自己的弱点在哪里？有什么方法可以尽快提升？

（二）职业定位分类

1. 技术型 持有这种职业定位思想的人出于自身个性与爱好的考虑，往往并不愿意从事管理工作，而是愿意在自己的专业技术领域发展。以前不培养职业经理的时候，经常将技术拔尖的员工提拔到领导岗位，但他们本人往往并不喜欢这样，更希望能继续研究自己的专业。

2. 管理型 这类人有愿意做管理人员，同时经验也告诉他们自己有能力获得高层领导岗位，因此，他们将职业目标定为有相当大职责的管理岗位。

3. 创造型 这类人需要建立完全属于自己的东西，或是以自己名字命名的产品或工艺，或是自己的公司，或是能反映个人价值的财产。他们认为只有这些实实在在的事物才能体现自己的才干和成功。

4. 自由独立型 这类人喜欢独来独往，不愿在大公司里那样彼此依赖，很多有这种职业定位的人同时也有相当高的技术型职业定位。但是他们不同于那些简单技术型人才，他们不愿意在组织中发展，而是宁愿做一名咨询人员，或是独立从业，或是与他们合伙创业。

5. 全面型 有相当一部分人最关心的是职业的长期稳定性。他们为了安定的工作、稳定的收入、优越的福利与养老制度等付出努力，目前职场上很多人都属于这种职业定位。

（三）职业定位方法

职业定位是自我定位和社会定位两者的统一，一个人只有在了解自己和了解职业的基础上才能够给自己做准确定位。

1. 要了解自己 主要是核心价值观念、动力系统、个性特点、天赋能力、缺陷等。方法：可以自我探索，可以请他人做评价，可以借助心理测验——充分地了解自己。

2. 要了解职业 包括职业的工作内容、知识要求、技能要求、经验要求、性格要求、工作环境、工作角色等。方法：询问业内的专家达 10 名以上，参照业内成功人士。

3. 要了解自己和职业要求的差距，需要仔细地比较各个方面要求的差距 你可能会有多种职业目标，但是每个目标带给你的好处和弊端不同，你需要根据自己的特点仔细地权衡选择不同目标的利弊得失，还要根据自己的现实条件确定达到目标的方案。

4. 要了解如何把自己的定位展示给面试官和上司 确定了自己的职业取向和发展方向之后，你需要采用适合的方式传达给面试官或者上司，以此获得入门和发展的机会。

二、职业目标

职业的目标有：人生目标、长期目标、中期目标与短期目标，它们分别与人生规划、长期规划、中期规划和短期规划相对应。一般，我们首先要根据个人的专业、性格、气质和价值观以及社会的发展趋势确定自己的人生目标和长期目标。然后再把人生目标和长期目标进行分化，根据个人的经历和所处的组织环境制定相应的中期目标和短期目标。

人生规划：整个职业生涯的规划，时间长至 40 年左右，设定整个人生的发展目标。如规划成为一个有数亿资产的公司董事等。

长期规划：5 ～ 10 年的规划，主要设定较长远的目标。如规划 30 岁时成为一家中型公司的部门经理，规划 40 岁时成为一家大型公司副总经理等。

中期规划：一般为 2 ～ 5 年内的目标与任务。如规划到不同业务部门做经理，规划从大型公司部门经理到小公司做总经理等。

短期规划：2 年以内的规划，2 年内掌握哪些业务知识等。

在确定以上各种类型的职业生涯目标后，就要制定相应的行动方案来实现它们，把目标转化成具体的方案和措施。这一过程中比较重要的行动方案有职业生涯发展路线的选择、职业的选择、相应的教育和培训计划的制定。

三、职业选择

（一）概念与基本因素

职业选择是指个人对于自己就业的种类、方向的挑选和确定。它是人们真正进入社会生活领域的重要行为，是人生的关键环节。通过职业选择，有利于人和劳动岗位的较好结合，有利于社会化的顺利进行与实现，有利于取得经济利益、社会效益等多方面共赢，促进人的全面发展。职业选择没有高低贵贱之分，所以我们要树立正确的职业观。

（二）职业选择的步骤

1. 探索 即根据自己的常识、经验和能力，来收集各种感兴趣的有关职业信息。

2. 成形 就是在上述基础上进行具体的定向，主要考虑所确定的职业生涯方向的价值、目的和能够获得的报偿等因素。

3. 选择 就是分析、考虑并初步选择确定具体的职业目标。

4. 澄清 就是在初步选择的基础上，从多方面自我质疑，最终确定好具体的职业目标。

5. 就职 即按照既定职业目标计划实施，走上工作岗位。

6. 坚定或矫正 这是包含着两个层面的意思：一是如果所选择的职业目标是正确的，那就坚定地走下去，努力做出成绩；二是如果所选择的职业目标是部分不正确或完全错误的，那就适时部分地更正，重新选择更合适的正确职业目标。

7. 总结提高 对也好，错也好，都得不断地自我总结，积累职场智慧，丰富精彩人生。

四、职业生涯规划调整

（一）概念及作用

职业生涯规划调整是指员工为适应环境的变化，满足规划具备的可行性，对职业生涯规划进行适时改变的过程。职业生涯规划做得过细、过于严格，会束缚自己的手脚，丧失随时到来的种种机会。在影响职业生涯的许多因素难以预料的情况下，要使职业生涯行之有效，就必须使职业生涯规划具有足够的弹性，在实践中不断进行评估和调整，这就需要我们在实践中定时定期的去检验目标完成的情况和评估环境的变化，从而做出正确的调整。

（二）调整的原则

1. 清晰性原则　考虑目标措施是否清晰明确，实现目标的步骤是否直截了当。

2. 变动性原则　目标措施是否有弹性或缓冲性，是否能依据环境的变化而调整。

3. 一致性原则　主要目标与分目标是否一致，目标与措施是否一致，个人目标与组织发展目标是否一致。

4. 挑战性原则　目标与措施是否具有挑战性，还是仅保持其原来状况而已。

5. 激励性原则　目标是否符合自己的性格、兴趣和特长，是否对自己产生内在激励作用。

6. 合作性原则　个人目标与他人目标是否具有合作性与协调性。

7. 全程原则　拟定生涯规划时，必须考虑到生涯发展的整个历程，作全程考虑。

8. 具体原则　生涯规划各阶段的路线划分与安排，必须具体可行。

（三）职业生涯规划的调整定位

在职业生涯发展的初期，就应该给自己制定出合理的职业生涯规划以及相应的职业定位，并不断地加以调整。成功的职业生涯需要不断地调整定位，而一个合理的职业生涯定位则基于对自己有一个清晰的认识、准确的判断和合理的把握。只有讲求实际，合理准确的评估自己，并不断地加以调整，才能合理定位职业生涯方向，才能每天朝着这个方向努力前进。

随着社会生产力的进步和社会分工的高速发展，职场需要也在发生着迅速的变化。员工必须随时关注职场发展，调整职业方向，弄清职场供求变化规律，补充达到目标所需措施，修正职业生涯发展规划，为自己今后的职业生涯开拓出宽广而又通畅的发展道路，将职业生涯发展机遇牢牢掌握在自己手中。

第四节　职业生涯管理与开发

最新意义的职业生涯管理与开发已经包含人生规划的概念，即工作、学习、休闲、家庭四大块。职业生涯管理与开发分个人职业生涯管理与开发和组织职业生涯管理与开发两个方面。

一、个人职业生涯管理与开发

（一）个人职业生涯管理

个人职业生涯管理的过程包括树立正确的生涯发展信念、自我评估、生涯机会评估、职业方向定位、设定发展目标、制定行动方案与实施计划、生涯评估与反馈七个基本步骤。

1. 树立正确的生涯发展信念　生涯发展的信念是事业成功的基本前提。俗话说"志不定，天下无可成之事"。立志是人生的起跑点，能反映出一个人的理想、胸怀、情趣和价值观，能影响一个人的奋斗目标及成就的大小。所以，个人职业生涯管理，首先要确立人生志向，期望人生取得更大发展，这是职业生涯管理的关键。

2. 自我评估　自我评估的目的是认识了解自己。只有认识了自己，才能对自己的职业做出正确的选择。一般来说，自我评估包括自己的兴趣、特长、性格、学识、技能、智商，以及组织管理、协调、活动能力等。

3. 生涯机会的评估　主要评估各种环境对自己生涯发展的影响。每一个人都处在一定的环境之中，离开了这个环境，便无法生存与成长。所以，个人职业生涯管理，要分析环境条件的特点、环境的发展变化情况、自己与环境的关系、自己在这个环境中的地位、环境对自己提出的要求，以及环境对自己的有利条件与不利条件等。

4. 职业方向定位　通过自我评估及生涯机会评估，结合生涯发展愿望，初步确立个人的职业发展方向，如具体的行业、领域、职业、职位、希望发展的高度等。

5. 设定发展目标　生涯目标的设定是职业生涯管理的核心。一个人事业的成败，很大程度上取决于有无正确适当的目标。职业生涯目标的设定，是以自己的最佳才能、最优性格、最大兴趣、最有利的环境等信息为依据，通常包括人生目标、长期目标、中期目标与短期目标的确定，它们分别与人生规划、长期规划、中期规划和短期规划相对应。

6. 制定行动方案与实施计划　在确定了生涯目标后，行动变成了关键的环节。没有达成目标的行动，就不能达成目标，也就谈不上事业的成功。这里的行动是指落实目标的具体措施，主要包括工作、训练、教育、轮岗等方面的措施。

7. 生涯评估与反馈　事物总是发展变化的，要使职业生涯管理行之有效，就必须不断地对其进行评估与修订。其修订的内容包括职业的重新选择、生涯路线的选择、人生目标的修正、实施措施与计划的变更等。

（二）个人职业生涯开发

个人职业生涯开发是指为了获得或改进个人与工作有关的知识、技能、动机、态度、行为等因素，以利于提高其工作绩效、实现其职业生涯目标的各种有计划、有系统的努力。

1. 自我要素开发

（1）能力的开发

1）增强实力尽可能提高自己的学历。进入组织之后，千万不要停止对学历的追求，尤其是低等或较低文化水平者更是如此。采取多种形式，不断加强专业知识和职业技能的学习，丰富工作经验，不要拒绝一切提高自己、丰富发展自己实力的机会，特别是不要拒绝一些复杂的工作任务或委以的重任。

2）获取新能力，抓住关键性的事业变动转折点。人的职业生涯中有以下主要的转折点：中学至大学（教育程度）；大学至工作（投入的领域）；工作至精通专业（专门化过程）；精通专业至权力（高位）；权力至最高限度（停止增长）；最高限度至退休（生活形态的选择及衰退）。每一个转折点都代表个人发展的一次挑战，不可忽视或回避。

3）适应职业需要发展个人能力，做杰出的突出人物。必须清楚当前职业必需的能力，并且力争表现出自己非凡的能力。

（2）态度的开发

良好的思维方式可以让个人拥有正确的处事态度，而这种态度是个人职业生涯成功的关键。态度其实是个人每天对生活所作的回应，良好的态度是一种责任的体现。每个人都会经历各种艰难，然而乐观的积极态度会让他们重新崛起。

（3）职业资本的开发

职业资本是一个人选择职业、发展自我、创造财富等能力的总和，它是在与生俱来的先天基础上，通过后天的社会生活和教育改造而逐步形成的。

3. 社会资本开发

社会资本是指个人通过与内部、外部对象的长期交往、合作、互利形成的一系列认同关系，以及由此而积淀下来的历史传统、价值理念、信仰和行为范式。人力资本的无限性、稳定性与普惠性使其成为现代社会经济发展中的真正资本与首要财富。因此，在个人的职业生涯发展中，积极开发与利用社会资本，注重个人形象传播和个人公关等社会资本，对促进个人职业生涯发展具有重要意义。

二、组织职业生涯管理与开发

（一）组织职业生涯管理

分阶段的组织职业生涯管理，组织根据员工职业生涯不同阶段的特点。采取有针对性的方法、措施进行的管理。具体做法是：

1. 初进组织阶段 指员工新加入一个组织，在各方面都处在不适应阶段，此时组织的管理策略应该是帮助他们准确认识自己，提供系统的入职培训及职业咨询等。

2. 职业生涯初期阶段 指员工处于关注自己在组织中的成长、发展和晋升的阶段。此时组织的管理策略应该是提供培训机会，帮助员工制定和实施职业生涯规划，建立沟通和申报制度等。

3. 职业生涯中期阶段 指员工开始走向职业生涯顶峰，但也有员工处在面临职业危机的阶段。此时组织的管理策略应该是满足员工心理成就感，进行工作轮换，扩大工作内容，提供学习深造的机会等。

4. 职业生涯后期阶段 指员工对成就和发展的期望减弱，希望维持自己已有的地位的阶段。此时组织的管理策略应该是提供心理辅导，进行沟通交流，让他们培育新员工，做好退休后的计划和安排等。

（二）组织职业生涯开发

1. 正规教育 正规教育项目包括员工脱产和在职培训的专项计划。为使员工获得更好的职业生涯开发，在许多情况下，组织根据自身战略目标发展，让部分人力资源离开原来的工作岗位进入高等学校及专门的培训部门，通过长期与短期课程的培训，接受正规系统的教育与培训，从而达到提高文化素质和专项技术技能的目的。这些专项计划一般通过专家讲座、影视材料、人员测评、工作实践、商业游戏、工作模拟、敏感性训练等培训方法来实施。

2. 人员测评 人员测评是在收集关于员工的行为、沟通方式以及技能等方面信息的基础上，为其提供反馈的过程。在这一过程中，员工本人、同事、上级以及顾客都可以提供反馈信息。人员测评通常用来衡量员工管理潜能及评价现任管理人员的优缺点，也可用于确认向高级管理者晋升的管理者潜质，还可与团队方式结合使用，来衡量团队成员的优势、不足和团队效率。当前比较流行的人员测评工具主要有梅耶斯——布里格斯人格类型测试、评价中心、基准评价法、绩效评价与360度反馈系统等。

3. 工作实践 在实际工作中，许多组织职业生涯开发是通过工作实践来实现的，为了有效开展工作，员工必须拓展自己的技能，以新的方式来应用其技能和知识，并积累新的经验。利用工作实践进行员工开发有多种方式，它包括工作扩大化、工作轮换、工作调动、晋升、降级，以及其他的临时性工作安排等。

4. 开发性人际关系的建立

员工通过与组织中更富有经验的员工之间的互动来开发自身的技能，增强与组织和客户有关的知识。导师指导和教练辅导是两种建立开发性人际关系的方式。

（1）导师指导　导师是指组织中富有经验的、生产效率高的资深员工，他们负有帮助经验不足员工的责任。大多数导师关系是基于导师和受助者的共同兴趣或共同的价值观而形成的，组织将成功的高级员工和缺乏工作经验的员工安排在一起工作，形成导师关系。

（2）教练辅导　指受训者以一对一的方式向经验丰富的员工进行学习的一种在职管理人才开发方法。教练就是同员工一起工作的同事或经理，教练可鼓励员工，帮助其开发技能，并能提供激励和工作反馈。教练一般可扮演三种角色：第一种是员工提供一对一的训练（提供反馈）；第二种是帮助员工自我学习，包括帮助员工找到能解决他们所关心问题的专家，以及教导员工如何从他人那里获得信息反馈；第三种是向员工提供通过导师指导、培训课程或工作实践等途径无法获得的其他资源。

本章小结

职业生涯规划与管理是现代企业人力资源管理的重要内容之一，是企业帮助员工制定职业生涯规划和帮助其职业发展的重要活动，是满足企业、管理者、员工三者需要的一个动态过程。通过本章的学习，重点介绍了职业生涯规划与管理的概念、内容、特点、意义；同时详细介绍了职业生涯规划与管理理论的代表人物、主要观点以及职业生涯规划、管理及开发的内容。

职业生涯规划是指对个人职业选择的主观和客观因素进行分析和测定，确定个人的奋斗目标并努力实现这一目标的过程。职业生涯管理就是建立一套能够识别员工发展需要和职业潜力的系统，并借助该系统引导员工的个人发展目标和组织的目标保持一致，在达成组织目标的同时，帮助员工实现个人职业目标的活动。

职业生涯规划包括职业定位、职业目标、职业选择、职业生涯规划调整四个部分。

职业生涯管理是人力资源管理的重要内容，包括组织职业生涯管理与开发和员工个人职业生涯管理与开发两部分。

【推荐网站】

http://www.chinahrd.net

【思考题】

1. 职业生涯规划与管理的概念和意义是什么？

2. 职业生涯规划与管理的内容和特点是什么？

3. 职业生涯规划与管理理论的代表人物和主要观点是什么？

4. 职业生涯规划包含哪些方面的内容？

5. 请以医药代表为例，从个人和组织层面，简述其职业生涯规划与管理。

【案例分析】

B 医药公司北京药厂核心员工职业发展规划的思考

B 公司是世界最为知名的世界 500 强企业之一。公司的总部位于德国的勒沃库森，在六大洲的 200 个地点建有 750 家生产厂；拥有 120000 名员工及 350 家分支机构，几乎遍布世界各国。高分子、医药保健、化工，以及农业是公司的四大支柱产业。公司的产品种类超过 10000 种，是德国最大的产业集团。B 医药公司北京药厂是从事医药制造的跨国集团在北京的药品生产基地之一，药厂随公司业务的扩大而不断扩建，人员也增长近两倍。根据 B 公司全球战略的需要，中国市场作为新兴和战略市场，发展的速度和态势迅猛。重点项目的投资和新产品的不断引入使得 B 公司的市场占有率不断提升，总销售额在国内排名，保持前四名的领先地位。

近几年，由于 B 医药公司北京药厂对核心员工职业生涯管理不够重视，导致了企业核心员工在遇到职业瓶颈时难以突破。

1. 价值观"我的发展我做主"并未真正形成

企业为员工营造的人力资源个人发展的价值观是"我的发展我做主"。经过调查问卷结果显示，B 医药公司北京药厂对核心员工职业生涯管理没有真正形成"我的发展我做主"的管理理念。这主要是因为近几年医药行业的竞争加强了，药品价格又持续的走低，药厂只有提高自己的产量才能达到和支撑市场销售的增长，所以药厂大多数的时间都是花在如何提高劳动生产率，如何降低生产物料的成本和如何扩大再生产规模。公司改组后，由原来保持 7 年的 12 个部门的扁平式组织，演变为只有 8 个职能部门的垂直型管理结构，层级增加，不免使有些核心员工的层级发生了变化。另外，公司在改组之前，人力资源作为药厂的职能部门之一，可以为药厂的员工量身定做更加符合药厂员工发展的计划，尤其对于核心员工的培养上，可以做到关注他们的成长需求，监督计划的实施等，人力资源的职能是业务合作伙伴（HRBP），提供相应的服务支持。但在改组后，人力资源作为整合的平台进行了集中化的管理，与员工的距离加大了，员工的心理诉求和发展愿望的关注程度降低，速度减缓，这对于趋于年轻化和知识化的核心员工而言，无疑提高了员工的离职率。离职率提高后，HRBP 又不得不忙于应对招聘和面试新员工，为新员工进行岗位培训，使人力资源部门陷入一系列不良循环当中。

2. 职业生涯规划管理制度缺乏规划

①由于药厂的组织架构由原来的扁平式组织改为现在的垂直式组织结构，使得层级加多，管理复杂性加大，原本职业发展的时间趋于漫长，企业制度等诸方面都还没有适应这个垂直的新的组织管理结构，尤其是在人力资源制度上，没有将原有适用于扁平式结构的激励、评估和管理加以更新，使之适用于现在的新的组织结构。组织的变革先于制度的变革，只会使得大量员工要强迫自己适应新的变化，在新的组织中自我定位，并重新开始。企业在改组后也不能及时帮助个人定制长期发展计划或改变原来的规划来适应新的变化。这对于有些核心员工来说，无法明确发展的方向。

②绩效评估体系普遍存在大众化和形式化，缺乏针对性与目标性，不能很好的服务于核心员工的职业生涯发展需要。通过研究发现，本企业的绩效考核机制不完善，对于员工的绩效考核更多的来源于本部门的经理的一方直接评价，并没有具体的考核数据和明确的指标。绩效评估中人的主观判断的因素很高，缺乏科学性和公正性。做得好的员工没有得到激励，做得欠佳的员工也没有得到及时的指导。绩效评估没有真正体现药厂员工的绩效和能力的提高，未能把目标落到实处，也就不能够切实地帮助药厂的员工明确努力的方向和得到切实地改进。绩效考评不能只是限于一个结论，更要进行反馈的跟踪，使员工真正明确新的目标和正确的方向。

③核心员工的发展目标缺乏长期性。培养是个过程，尤其是对核心员工的培养应是有目的和有步骤的持续进行，需要经历过程和时间的检验。如果只有短期的发展，只能是半途而废，走过场而已，对于培养对象也得不到应有的作用。所以核心员工的发展目标应是个循序渐进的、持续的、不断更新和完善的过程。

3. 职业发展规划的执行力度不够

虽然意识到了核心员工职业发展和职业规划的重要性，但是企业在具体的职业通道设计和岗位设计时，没有真正深入药厂的管理层级或相关的部门，没有真实的结合员工的具体需求，所以职业生涯规划往往流于形式或是过于理想化，执行的力度大打折扣。如对于每年的核心员工个人的职业发展计划双向访谈，其中对于个人发展计划（IDP）的制定，因为每年都要做，每年都是双方将去年的结果重新打印后签字即可，并没有利用这次机会回顾、总结和展望。所以，对核心员工职业发展非常重要的 IDP 每次只是走过场而已。

资料来源：李洋《B 医药公司北京药厂核心员工职业发展规划的研究》硕士学位论文

【思考】

如何完善 B 医药公司北京药厂核心员工职业生涯发展规划？具体措施有哪些？

扫一扫，查阅本章数字资源，含PPT、音视频、图片等

学习目标

1. 掌握劳动关系、劳动争议的概念，劳动关系表现形式和基本内容；劳动合同的种类、法定条款、订立的原则及程序；劳动争议的范围及处理程序；离职面谈的技巧。

2. 熟悉劳动合同、集体合同的概念与特征；劳动关系的性质与类型；劳动争议处理的原则；员工离职的流程。

3. 了解集体合同的基本内容、订立原则及程序；劳动合同变更、解除及终止的概念及条件；劳动争议调解、仲裁及诉讼。

【导入案例】

怀孕女工悔约解除劳动关系案

结婚在后怀孕在先的女青年丽丽（化名），因反悔与公司解除劳动关系，申请劳动仲裁获得裁决恢复劳动关系，由上海某医药设备检测公司（以下简称医药检测公司）支付她各类经济损失一万余元。不服该仲裁的医药检测公司则向法院起诉，要求不恢复与丽丽的劳动关系，不支付其工资及社保费用。近日，上海静安法院判决：对丽丽要求与医药检测公司恢复劳动关系请求、支付拖欠工资及同期社保费均不予支持。

2007年12月，从外地来沪打工的丽丽被该医药检测公司录用，双方签订为期3年的劳动合同，月工资2300元，每月8日发放上月工资。2008年8月27日，丽丽填写了员工移交单，移交单注明离职形式为结构调整，进公司日期为2007年12月10日，离职日期为2008年8月27日。当日，医药检测公司发放了丽丽2008年8月工资及补偿金3200元。次日，公司又开具退工单。同年11月上旬，28岁丽丽向静安区劳动仲裁委申请仲裁。该仲裁委于12月15日裁决：撤销医药检测公司退工决定，由该公司支付丽丽2008年9～11月的工资和社会保险费一万余元。

2009年1月16日，医药检测公司因不服裁决向法院起诉称，公司与丽丽在2008年8月27日协商解除劳动关系，同日双方结清了工资及补偿金，次日又为丽丽办妥了退工手续。公司认为，事后获悉丽丽怀孕时未办理结婚手续，该行为"有伤风化"，且丽丽在工作期间有旷工、迟到行为，声称未婚先孕虽然不违反《劳动法》，但违反国家计划生育的规定，况且双方解约时公司并未预料到未婚的丽丽已怀孕。

法庭上，丽丽辩称公司是在知道自己怀孕后，解除双方间劳动合同的，属非法。自己怀孕后就及时与男友办理了结婚登记，怀孕生育行为属在法律许可的范围内，请求法院按仲裁委的裁决判决。

　　经法院审理查明，丽丽是在 2008 年 8 月 16 日确诊为怀孕的，又在同年 10 月 18 日登记结婚。但在 2008 年 8 月 27 日，医药检测公司与丽丽办理了工作移交，丽丽填写的移交单清楚反映了双方劳动关系解除情况和方式。公司还在非发薪日支付丽丽当月工资，丽丽亦领取了补偿金并工作至该日，次日公司又开具了退工证明。

　　资料来源：法桥·互动.法制文萃报.2009-08-05（14）.

【思考】
　　1. 法院会支持丽丽的诉讼请求吗？为什么？
　　2. 如何处理劳动关系管理的具体内容。

第一节　劳动关系管理概述

一、劳动关系的概念

　　劳动关系是一个内涵十分丰富的概念，有广义和狭义之分。广义的劳动关系是指人们在社会劳动过程中发生的一切关系，包括劳动力的使用关系、劳动管理关系、劳动服务关系等。狭义的劳动关系是指劳动者与用人单位之间在劳动过程中发生的关系，如工作条件、工作任务、工作时间、工作期限、劳动报酬、社会保险、劳动纪律、生活福利及其他权利和义务等。

　　劳动关系是社会生产劳动过程中生产资料与劳动者结合的具体表现形式。我国从 1995 年 1 月 1 日开始实施的《中华人民共和国劳动法》（以下简称《劳动法》）对劳动关系作了明确的界定。

　　《劳动法》中的劳动关系不是泛指一切在社会劳动中形成的所有劳动关系，而仅指劳动者与用人单位之间在劳动过程中发生的关系。

　　劳动关系在国外的人力资源管理研究中讨论很多，由于各国社会制度和历史文化传统等差异，对劳动关系的称谓不尽相同，分别表述为劳资关系、劳工关系、雇佣关系、劳使关系、产业关系、员工关系等。

二、劳资合作的主要模式

　　当前，劳资双方关系总体趋势是合作取代对抗，劳资合作的模式呈现出多种形式。劳资合作的主要目标是提高企业整体营运绩效，常见的劳资合作模式有员工分红入股计划、利润分享计划和劳资协商会议。

（一）员工分红入股计划

　　该模式包括分红、入股和分红入股。分红亦称利润分享，即分配红利的简称，是指企业提出一定比例的盈利，分配给该企业一般员工作为报酬或奖励。入股是股份制企业给予员工优惠的部分股权，使其成为股东。分红入股是将分红和入股制度结合起来，将一部红利以股票形式给予员工，使员工既得红利又得股票。

（二）利润分享计划

　　利润分享计划（方案）是指企业为了鼓励员工参与企业管理，体现员工企业主人翁精神而依据员工所在的岗位价值、潜在贡献及历史贡献、工作业绩等而额外给予员工一部分公司利润的企业整体激励计划。其形式主要有现金分享和延期利润分享两种，它对生产效率的提升有显著的促进作用。

（三）劳资协商会议

劳资协商会议是企业中劳动方和资本方各自选派代表在平等的地位上就企业生产和分配进行协商的机构，是民主管理和参与式管理的重要形式。按照现代管理理论，民主管理和参与式管理可以使员工产生责任感，增加劳资双方的相互信任、理解和合作，有利于缓和劳资矛盾。

此外，还有全面质量管理、提高工作生活质量，以及员工福利组织等形式，都有利于促进劳资双方的良性合作。

三、劳动关系的性质

劳动关系的性质是指劳动关系双方当事人之间相互关系的实质或核心内容。在现代市场经济条件下，劳动关系具有下述性质和特征。

（一）平等性

这种平等性突出体现在双方权利、义务形式上的对等。一方面用人单位管理方与劳动者都是市场的主体，双方遵循自愿、平等、协商的原则订立劳动合同；另一方面，双方法律地位平等。

（二）隶属性

劳动者与用人单位缔结劳动关系后，劳动者虽然有权获得劳动报酬，但又必须履行自己的义务，接受用人单位的管理和监督，遵守用人单位的规章制度，在用人单位的管理下付出劳动，双方形成管理与被管理的隶属关系。

（三）经济利益性

劳动关系双方通过劳动者的劳动都可获得各自的利益。一方面，劳动者向用人单位让渡自己的劳动，获得劳动报酬和福利；另一方面用人单位获得财富的增值。这种经济利益是导致双方合作和冲突的根源。

四、劳动关系的表现形式

劳动关系的表现形式是冲突和合作，其基本表现形式是合作。

（一）冲突

冲突是劳动关系双方的目标、利益和期望出现很大分歧，甚至背道而驰时的表现形式。冲突发生以后，劳动者一方的表现往往有罢工、怠工、抵制等。

（二）合作

合作是指在就业组织中，双方共同生产产品或服务，并在很大程度上遵守一套规章制度的行为。这些制度与规则既包括广义的国家法律，也包括双方共同订立的集体协议或劳动合同，甚至还包括一种非正式的心理契约形式规定的双方权利和义务。企业劳动关系合作的形式，主要包括工人参与管理、双方协议制度和集体谈判制度。其中，双方协议制度尤其是工人参与管理是合作的理想形式，集体谈判制度是合作的普遍形式。劳动关系合作可以给双方主体带来有益的后果，对于维护社会稳定和社会进步是非常重要的。

五、劳动关系的基本内容

劳动关系的内容是指主体双方依法享有的权利和承担的义务，即劳动者与用人单位之间在劳动时间、劳动报酬、安全卫生、劳动纪律、福利保险、教育培训、劳动环境等方面形成的关系。

（一）劳动者的权利和义务

我国《劳动法》规定，劳动者依法享有的权利包括劳动就业权、职业选择权、劳动报酬权、劳动保护权、休息休假权、社会保险权、职业培训权、劳动争议提请处理权等。其主要承担的义务有完成劳动任务、提高业务技能、执行劳动安全卫生规程、遵守劳动纪律、遵守职业道德、保守国家机密和商业秘密等。

（二）用人单位的权利和义务

1. 用人单位的主要权利　依法录用、调动和辞退员工；决定组织结构设置；任免组织的管理人员；制订工资、报酬和福利方案；依法奖惩员工。

2. 用人单位的主要义务　依法录用、分配、安排职工的工作；保障工会和职代会行使其职权；按职工的劳动质量、数量支付劳动报酬；加强对职工思想、文化和业务的教育、培训；改善劳动条件，搞好劳动保护和环境保护。

六、劳动关系管理制度

1. 劳动关系管理的含义　劳动关系管理是指以促进企业经营活动的正常开展为前提，以缓和及调整劳动关系的冲突为基础，以实现企业劳动关系的合作为目的的一系列组织性和综合性的措施和手段。劳动关系管理主要体现在两个方面：一是限于促进企业劳动关系的合作；二是限于缓和解决劳动关系的冲突。

2. 劳动关系管理的基本原则　基本原则主要有兼顾各方利益的原则、协商解决争议的原则、以法律为准绳的原则、劳动争议以预防为主的原则。

3. 劳动关系管理制度　在建立和完善社会主义市场经济体制的过程中，中国的劳动关系日趋复杂多样，目前初步形成了以《劳动法》为主体的调整劳动关系的法律法规体系，初步构建了劳动合同和集体合同制度、三方协调机制、劳动标准体系、劳动争议处理制度和劳动保障监察制度。

第二节　劳动合同管理

劳动合同制度是市场经济条件下确认及形成劳动关系的基本制度。为了完善劳动合同制度，明确劳动合同双方的权利和义务，保护劳动者的合法权益，构建和谐、稳定的劳动关系，我国在2008年1月1日颁发了《劳动合同法》，2012年12月28日全国人大又颁发了《劳动合同法》（修正案，2013年7月1日施行），经修正后的《劳动合同法》也称为新《劳动合同法》。新《劳动合同法》对劳动合同的订立、执行、变更与解除的基本程序都做了相应规定。

一、劳动合同管理概述

（一）劳动合同的含义

劳动合同是指劳动者与用人单位确立劳动关系、明确双方权利和义务的书面协议。劳动合同又称劳动协议或劳动契约，西方国家又称雇佣合同、雇佣协议或雇佣契约。劳动合同是确立劳动关系的凭证，是建立劳动关系的法律形式，是维护双方合法权益的法律保障。理解劳动合同的含义必须把握以下三点。

1. 劳动合同是劳动关系双方主体的劳动协议　劳动合同是以用人单位和劳动者两方为主体建立的劳动关系。其中劳动者不受年龄（未成年人除外）、性别、文化程度、民族、种族和宗教信仰等的限制，只要其具备劳动能力和人身自由，同时为用人单位所雇用，就可以成为劳动合同的一方当事人或签订人；用人单位无论其性质和生产经营方向是什么，只要依法具备雇用劳动者的资格，就可以成为与劳动者相对应的劳动合同的另一方当事人或签订人。劳动合同签订是用人单位和劳动者双方在自愿协商、达成一致的基础上完成的。

2. 劳动合同是双方当事人之间关于劳动权利和义务的约定　劳动者参加企业的劳动，要服从用人单位的劳动管理和分配，要遵守企业的劳动规则和其他规章制度等；用人单位负责安排、组织和管理劳动者的劳动，要按照劳动者的劳动成果和效率支付劳动报酬和其他福利，要给劳动者提供相应的劳动条件和环境等。劳动合同是用人单位和劳动者之间就各自的权利和义务进行的约定，是用人单位和劳动者履行义务和实现权利的依据。

3. 劳动合同一经签订，便具有法律效力　劳动合同是双方当事人之间的劳动协议，也是双方当事人之间的一种法律行为。劳动合同一经签订，便具有特定的法律属性，具有法律效力，双方当事人必须严格履行，不得违反，否则，要受到法律的制裁。

（二）劳动合同的法律特征

劳动合同是发生在用人单位与劳动者之间的一种法律事实或法律文件，具有以下法律特征。

1. 劳动合同主体的特定性　劳动合同主体一方为雇员，另一方为雇主，具体范围由国家法律规定。根据《劳动法》规定，中国境内的各类企业、个体经济组织和与之形成劳动关系的劳动者，国家机关、事业单位、社会团体和与之建立劳动合同关系的劳动者，是签订劳动合同的主体。劳动关系是在拥有生产条件的用人单位与具有劳动权利能力、劳动行为能力的劳动者之间形成的。

2. 劳动合同当事人法律地位的平等性　劳动合同是双方当事人之间平等自愿、协商一致达成的协议，是双方当事人意愿表示一致的产物。劳动合同的订立，能够充分体现企业的用人自主权和劳动者的择业自主权。劳动合同尽管体现了双方的"合意"，但劳动合同的条款已经相当多地受到国家法律和集体协议的约束。劳动合同主体双方的自由协商，要在国家法律规定的范围之内。

3. 劳动合同履行中的隶属性　劳动合同签订后，劳动者成为用人单位的一员，用人单位根据劳动法律、法规和劳动合同，有权组织和管理本单位的员工。劳动者要遵守用人单位的劳动纪律和内部劳动规则，双方在管理上存在着依从、隶属关系。这种责任上的隶属关系，是由社会化生产过程中的分工要求所形成的。

4. 劳动合同目的的过程性　劳动过程是相当复杂的，并不是所有的劳动都能直接创造出劳动成果。有些劳动直接创造或实现价值，有些劳动间接创造或实现价值；有些劳动有独立的成果，有些劳动则物化在集体劳动成果中。订立劳动合同，是为了确立劳动关系，实现一定的劳动过程。劳动合同作为确立劳动关系的凭证，它只要求劳动过程的实现，只要求劳动者按照用人单位的要求从事劳动，即有权享有获取相应的权利。

（三）劳动合同的种类

根据不同的标准，劳动合同分为不同的类型。

1. 根据劳动合同的期限分类　劳动合同期限是指劳动合同起始至终止之间的时间，或者说是劳动合同具有法律约束力的时段。我国《劳动合同法》第十二条规定："劳动合同分为固定期限劳动合同、无固定期限劳动合同和以完成一定工作任务为期限的劳动合同。"

（1）固定期限劳动合同　是指用人单位与劳动者约定合同终止时间的劳动合同。

（2）无固定期限劳动合同　是指用人单位与劳动者约定无确定终止时间的劳动合同。用人单位与劳动者协商一致，可以订立无固定期限劳动合同。有下列情形之一，劳动者提出或者同意续订劳动合同的，除劳动者提出订立固定期限劳动合同外，应当订立无固定期限劳动合同。

①劳动者在该用人单位连续工作满十年的。

②用人单位初次实行劳动合同制度或者国有企业改制重新订立劳动合同时，劳动者在该用人单位连续工作满十年且距法定退休年龄不足十年的。

③连续订立两次固定期限劳动合同，且劳动者没有《劳动合同法》第三十九条和第四十条第一项、第二项规定的情形，续订劳动合同的。

用人单位自用工之日起满一年不与劳动者订立书面劳动合同的，视为用人单位与劳动者已订立无固定期限劳动合同。

（3）以完成一定工作任务为期限的劳动合同　是指用人单位与劳动者约定以某项工作的完成为合同期限的劳动合同。这类合同多适用于建筑业、铁路交通和水利电力工程等。

2. 根据合同产生的方式分类　可分为录用合同、聘用合同和借调合同。

3. 根据用工形式分类　可分为全日制劳动合同和非全日制劳动合同、兼职劳动合同和非兼职劳动合同、农民工劳动合同和学徒劳动合同。

（四）劳动合同的法律约束力

劳动合同是调整具体劳动关系的法律手段，一经依法订立即具有法律约束力，当事人必须履行劳动合同所规定的义务。劳动合同所具有的法律约束力主要表现在以下六个方面。

1. 劳动合同一经依法订立，用人单位与劳动者之间的劳动关系得以确立，即当事人之间产生了法律意义上的劳动权利和义务关系。如果当事人一方不履行劳动合同就要承担法律责任，其中主要是赔偿对方经济损失的责任，必要时还应承担法律规定的其他责任。

2. 当事人必须严格履行劳动合同所规定的义务，一方当事人也有权要求对方当事人全面履行劳动合同所确定的义务。一方违反合同，不履行义务，对方有权要求赔偿由此而造成的经济损失。必要时，可以请求调解、仲裁或诉诸人民法院保护自己的合法权益。

3. 未经协商，当事人不得任意变更、增减合同内容或终止合同，否则视为违反劳动合同而需承担法律责任。

4. 用人单位法人代表的更换，不影响劳动合同的法律约束力。法人代表所签订的劳动合同，并不是以个人名义签订的，劳动合同所确定的权利、义务应由法人直接承担。因此，无论出于何种原因，只要劳动合同是依法签订的，就不能因法人代表的更换而影响劳动合同的法律效力，后任法人代表必须履行原订劳动合同所确定的义务。

5.任何单位和个人不得非法干预当事人履行劳动合同所确定的义务。由于第三者的非法干预造成一方违约而使另一方遭受经济损失的，违约一方应先承担赔偿责任，然后由违约方向第三者追偿。

6.双方当事人因劳动合同的订立、履行、变更、解除和终止发生争议，经协商不能解决的，均可向当地劳动争议仲裁机构申请仲裁，对仲裁裁决不服，还可以在规定期限内向人民法院提起诉讼。

二、劳动合同的内容

劳动合同的内容是指劳动者与用人单位依照法律规定和双方协商约定的关于劳动权利、义务的条款，它是双方"合意"的对象和结果，是劳动关系的具体体现。根据《劳动合同法》第十七条规定，劳动合同的条款包括必备条款和约定条款。

（一）必备条款

1.用人单位的名称、住所和法定代表人或者主要负责人。
2.劳动者的姓名、住址和居民身份证或者其他有效身份证件号码。
3.劳动合同期限。
4.工作内容和工作地点。
5.工作时间和休息休假。
6.劳动报酬。
7.社会保险。
8.劳动保护、劳动条件和职业危害防护。
9.法律、法规规定应当纳入劳动合同的其他事项。

（二）约定条款

劳动合同除前款规定的必备条款外，用人单位与劳动者可以约定试用期、培训、保守秘密、补充保险和福利待遇等其他事项。

讨论案例

张某自愿申请以工资形式发放社会保险

张某家庭条件较差，2012年入职浙江某高新技术企业，从事生产线普工工作。签订劳动合同时，张某提出因为家庭条件差，主动放弃缴纳社保，与公司无关。希望公司不扣发个人社保缴纳部分，并将公司承担部分直接以工资形式发放。在签订劳动合同后，公司按张某的要求发放工资（含社保部分）。2013年张某离职，要求公司补发社保，如果公司不同意，申请劳动仲裁。

讨论问题：请问劳动部门是否会对张某的请求给与支持？

三、劳动合同的订立

劳动合同的订立是指劳动者与用人单位之间为建立劳动关系，依法就双方的权利、义务协商一致，设立劳动合同关系的法律行为。

（一）劳动合同订立的原则

《劳动合同法》第三条规定："订立劳动合同，应当遵循合法、公平、平等自愿、协商一致、诚实信用的原则。"它明确了订立劳动合同必须遵循的基本原则。

1. 合法性原则　合法是劳动合同有效的前提条件。所谓的合法就是劳动合同的主体、目的、内容、程序、行为、形式等方面都必须符合法律、法规的规定。

2. 公平原则　公平原则是指用人单位在与劳动者订立劳动合同时，应该给予全体劳动者公平的劳动待遇，不得因民族、种族、年龄、性别等不同而区别对待，包括提供公平、公正的劳动条件，双方当事人的权利义务要对等。公平原则既符合现代法律理念，也符合国际通行的做法，是社会公德的体现，有利于建立和谐稳定的劳动关系。

3. 平等自愿原则　平等自愿原则包括两层含义，一是平等原则，二是自愿原则。

平等原则是指订立劳动合同的双方当事人在法律上处于平等的地位，平等地决定是否缔约、平等地决定合同的内容。在订立劳动合同的过程中，双方当事人都以平等的身份出现，不存在任何依附关系，都有权选择对方并就合同内容表达各自独立的意志。自愿是指订立劳动合同完全出自双方当事人自己的意志，是从平等原则引申的。

劳动合同当事人在主张自己的权益时，任何一方不得将自己的意志强加给对方，也不允许第三者进行非法干预。凡采取欺诈、胁迫等手段，把自己的意愿强加给对方的均不符合自愿原则。

4. 协商一致原则　协商一致原则是指劳动合同双方当事人在充分表达自己意愿的基础上，经过平等协商，达成意见一致，再签订劳动合同。在订立合同的过程中，劳动者与用人单位双方如果不能就劳动合同的期限、内容、劳动条件等条款在进行充分协商的基础上达成一致，劳动合同就不能成立。协商一致的原则是维护劳动关系主体双方合法权益的基础。

5. 诚实信用原则　诚实信用原则是指双方当事人在订立劳动合同时，应诚实、守信，如实告知各自的实际情况，以善意的方式履行义务，不得滥用权力和规避法律义务。《劳动合同法》第八条规定："用人单位招用劳动者时，应当如实告知劳动者工作内容、工作条件、工作地点、职业危害、安全生产状况、劳动报酬，以及劳动者要求了解的其他情况；用人单位有权了解劳动者与劳动合同直接相关的基本情况，劳动者应如实说明。"将诚信规定为一种法定义务，实际上是将道德准则法律化，使其具有法律约束力，从而更好地约束双方当事人。

案例链接

7万元：学历造假劳动合同无效

2008年5月，上海市一中院就一起学历造假案做出终审判决：徐女士返还公司补偿金及部分多得的工资，并赔偿经济损失，合计7万余元。

案件经过：几年前，徐女士持伪造的复旦大学双学士学历，与张江高科技园区内的一家公司签订劳动合同，约定月薪9000元，后增加到1.3万元。去年2月，公司提出解除劳动合同，约定支付徐女士相当于4个月工资的经济补偿金和1个月的代通金，共计6.5万元。去年8月，徐女士提请劳动争议仲裁，要求公司支付竞业限制补偿金22万余元。9月，公司得知徐女士的学历纯属伪造，遂向劳动争议仲裁委提起反诉，要求徐女士向公司返还经济补偿金和多得的工资，并赔偿公司经济损失。

《劳动合同法》适用条款和意义：《劳动合同法》首次明确劳动合同订立中的知情权问题。第八条规定，当用人单位行使知情权时，劳动者有如实告知义务。

因此，此案中徐女士伪造假学历，属于《劳动合同法》第二十六条规定的采取欺诈手段订立的劳动合同，劳动合同自始无效。

资料来源：http://bbs.vsharing.com/Article.aspx？aid=751918

（二）劳动合同的订立程序

劳动合同的订立程序是指劳动者和用人单位在订立劳动合同的过程中应履行的手续和必须遵循的步骤。根据《劳动法》的有关规定和劳动合同订立实践，签订劳动合同需采用以下程序。

1. 提议　在签订劳动合同前，劳动者和用人方提出签订劳动合同的建议。一般由用人方提出劳动合同草案。用人单位向劳动者提出拟订的劳动合同草案后，必须给予劳动者一定的时间考虑，劳动者有权对劳动合同草案的条款进行修改，并提出自己的意见。

2. 协商　双方对将要签订的劳动合同内容进行充分的讨论、磋商，也可就需要补充的条款进行协商，最后达成一致意见。

3. 签约　在确认合同内容准确无误的基础上，双方当事人分别签字、盖章。若合同不需要签证，则直接具有法律效力。用人单位需要由法定代表人（负责人）或者其书面委托的代理人签字，并加盖用人单位印章；劳动者一方不得由他人代签。劳动合同书未经劳动者签字不具有法律效力。

（三）无效劳动合同的确认与处理

1. 确认　劳动合同有效应具备四个条件：劳动合同签订的主体、内容、形式和程序合法。劳动合同的无效或者部分无效是指劳动合同不具备或不完全具备劳动合同的法定有效条件，不能产生当事人预期的法律后果。

根据《劳动合同法》第二十六的规定，无效劳动合同主要是：

（1）以欺诈、胁迫的手段或者乘人之危，使对方在违背真实意思的情况下订立或者变更的劳动合同。

（2）用人单位免除自己的法定责任、排除劳动者权利订立的劳动合同。

（3）违反法律、行政法规强制性规定的劳动合同。

2. 处理　无效的劳动合同自订立之日起就没有法律约束力。《劳动合同法》规定，劳动合同部分无效，不影响其他部分效力的，其他部分仍然有效。对劳动合同的无效或者部分无效有争议的，经劳动争议仲裁机构或者人民法院确认。劳动合同被确认为无效或部分无效后，若劳动者已付出劳动，用人单位应支付相应的劳动报酬。劳动合同双方当事人，对劳动合同法律效力发生争议时，应向劳动争议仲裁委员会申请仲裁或向人民法院起诉确认。

四、劳动合同的履行与变更

（一）劳动合同的履行

劳动合同的履行是指劳动合同当事人双方按照劳动合同规定的条件，履行自己所应承担的义务的行为。劳动合同的履行，并不是当事人一方所能完成的，必须由当事人双方共同完成。只有当事人双方各自履行自己所应承担的义务，才能保证劳动合同的履行。

1. 履行劳动合同应遵循的原则

（1）全面履行原则　当事人双方必须按合同约定的时间、地点和方式，全面履行劳动合同规定的各项义务。只有当事人双方按约定履行自己的义务，才能保证劳动合同得以全面履行。

（2）实际履行原则　实际履行原则是指劳动合同双方当事人要按照合同规定的标的履行自己的义务和实现自己的权利，不得以其他标的或方式来代替。

（3）亲自履行原则　合同双方当事人都必须以自己的行为履行各自所承担的义务和实现规定的权利，而不得由他人代理。其权利必须亲自享受，不得转让；义务必须亲自履行，不得代行或转移。

（4）协作履行原则　劳动合同双方当事人的权利和义务是相对的，一方的义务同时也是另一方的权利。因此，当事人应当帮助另一方履行义务，这实质上也是为了自己权利的实现。因此，当事人应当为对方履行义务提供条件，双方相互关心帮助，以便双方尽可能地全面履行劳动合同。

2. 履行劳动合同容易出现纠纷的问题

（1）劳动报酬　劳动报酬是劳动合同履行中容易出现纠纷的重要内容。劳动报酬是用人单位支付给劳动者的全部报酬，包括货币工资、实物报酬和社会保险。用人单位应当按照劳动合同约定和国家规定，向劳动者及时、足额地支付劳动报酬。劳动合同中劳动报酬的条款必须符合国家的有关法律、法规和政策的规定，工资的约定标准不得低于最低工资标准，也不得低于本单位集体合同中规定的最低工资标准。用人单位拖欠或者未足额支付劳动报酬的，劳动者可依法向当地人民法院申请支付令，人民法院应当依法发出支付令。

（2）加班　加班是企业生产经营中的常见现象。用人单位应当严格执行劳动定额标准，不得强迫或者变相强迫劳动者加班。用人单位安排加班的，应当按照国家有关规定向劳动者支付加班费。我国《劳动法》规定了企业依法安排劳动者加班支付加班费的标准：在标准工作日内安排延长工作时间的，支付不低于工资150%的工资报酬；休息日安排劳动者工作又不能安排补休的，支付不低于工资200%的工资报酬；法定节假日安排劳动者工作的，支付不低于工资300%的工资报酬。

（3）劳动保护　劳动者拒绝用人单位管理人员违章指挥、强令冒险作业的，不视为违反劳动合同。劳动者对危害生命安全和身体健康的劳动条件，有权对用人单位提出批评、检举和控告。

（二）劳动合同的变更

劳动合同的变更是指劳动合同依法订立后，在合同尚未履行或尚未履行完毕之前，经用人单位和劳动者双方当事人协商同意，对劳动合同内容做部分修改、补充或删除的法律行为。

劳动合同的变更，其实质是双方的权利、义务发生改变。合同变更的前提是双方原已存在着合法的合同关系，变更的原因主要是客观情况发生变化，变更的目的是为了继续履行合同。劳动合同的变更一般限于内容的变更，不包括主体的变更。

劳动合同的变更同样要遵循平等自愿、协商一致的原则，任何一方不得将自己的意志强加给对方。

1. 劳动合同变更的条件

（1）订立劳动合同时所依据的法律、法规、规章发生变化的，应当依法变更劳动合同的相关内容。

（2）订立劳动合同时所依据的客观情况发生重大变化，致使劳动合同无法履行，当事人一方要求变更其相关内容的，如企业转产、调整生产任务，劳动者部分丧失劳动能力或身体健康情况发生变化而引起的合同变更等。

（3）用人单位发生合并或者分立等情况，原劳动合同继续有效，劳动合同由承继其权利和义务的用人单位继续履行。用人单位变更名称、法定代表人、主要负责人或者投资人等事项，不影响劳动合同的履行。

2. 劳动合同变更的程序　劳动合同的变更必须遵守一定的程序，一般要经过提议、答复、协商、备案或鉴证四个阶段。

（1）提议　提议是指一方当事人向另一方当事人提出变更合同的请求，说明变更合同的理由、内容、条件等。

（2）答复　答复是指被请求方按期向请求方作出答复。被请求方在接到请求方变更合同的要求后，要在请求方给出的期限内给予答复，不得对对方的请求置之不理。

（3）协商　协商是指双方达成书面协议。双方当事人就要求变更的合同内容和条款进行协商，在取得一致意见的基础上，达成变更劳动合同的书面协议。书面协议应指明对哪些条款做出变更，并说明变更后的合同生效日期。变更的书面协议要经双方当事人签名、盖章后才有效。

（4）备案或鉴证　凡在订立时经过备案或鉴证的劳动合同，变更合同的书面协议还需要送交用人单位主管部门备案，或到鉴证机构办理鉴证手续。需要鉴证的变更协议，只有鉴证后才能生效。

五、劳动合同的解除与终止

（一）劳动合同的解除

劳动合同的解除是指劳动合同签订后，尚未履行完毕之前，劳动合同一方或双方当事人依法提前终止劳动合同的履行，解除双方劳动权利和劳动义务关系的法律行为。劳动合同解除分为法定解除和协商解除。法定解除是指因发生法律、法规或劳动合同规定的情况，提前终止劳动合同的法律效力。协商解除是指当事人双方经协商一致，提前终止劳动合同的法律效力。

用人单位解除与劳动者的劳动合同应具备法律规定的条件，若违反法律的规定将承担相应法律责任。法律规定的解除劳动合同的条件，因解除的原因不同而有所不同。

1. 双方协商解除　《劳动合同法》第三十六条规定："用人单位与劳动者协商一致，可以解除劳动合同。"双方协商解除劳动合同，必须坚持平等自愿、协商一致的原则。

2. 用人单位单方解除劳动合同

（1）过失性解除劳动合同　《劳动合同法》第三十九条规定，劳动者有下列情形之一的，用人单位可以解除劳动合同。①在试用期间被证明不符合录用条件的。②严重违反用人单位规章制度的。③严重失职，营私舞弊，给用人单位造成重大损害的。④劳动者同时与其他用人单位建立劳动关系，对完成本单位的工作任务造成严重影响，或者经用人单位提出，拒不改正的。⑤因以欺诈、胁迫的手段或者乘人之危，使对方在违背真实意思的情况下订立或者变更劳动合同，致使劳动合同无效的。⑥被依法追究刑事责任的。

（2）非过失性解除劳动合同　《劳动合同法》第四十条规定，劳动者有下列情况之一，用人单位提前30天以书面形式通知劳动者本人或者额外支付劳动者1个月工资后，可以解除劳动合同：①劳动者患病或者非因工负伤，在规定的医疗期满后不能从事原工作，也不能从事由用人单位另行安排的工作的。②劳动者不能胜任工作，经过培训或者调整工作岗位仍不能胜任工作的。

③劳动合同订立时所依据的客观情况发生重大变化，致使原劳动合同无法履行，经用人单位与劳动者协商，未能就变更劳动合同内容达成协议的。

（3）经济性裁员导致解除劳动合同 《劳动合同法》第四十一条规定，用人单位可以通过裁员的形式解除劳动合同。有下列情形之一，需要裁减人员 20 人以上或者裁减不足 20 人但占企业职业总数 10% 以上的，用人单位提前 30 日向工会或者全体职工说明情况，听取工会或者职工的意见后，裁减人员方案经向劳动行政部门报告，可以裁减人员：①依照企业破产法规定进行重整的。②生产经营发生严重困难的。③企业转产、重大技术革新或者经营方式调整，经变更劳动合同后，仍需裁减人员的。④其他因劳动合同订立时所依据的客观经济情况发生重大变化，致使劳动合同无法履行的。

裁减人员时，应当优先留用下列人员：①与本单位订立较长期限的固定期限劳动合同的。②与本单位订立无固定期限劳动合同的。③家庭无其他就业人员，有需要扶养的老人或者未成年人的。

（4）用人单位不得解除合同的条件 为了保护劳动者合法权益，防止不公正解雇，《劳动合同法》除规定用人单位可以解除劳动合同的情况外，还规定了用人单位不得解除劳动合同的情形。根据《劳动合同法》第四十二条规定，劳动者有下列情形之一的，用人单位不得解除劳动合同：①从事接触职业病危害作业的劳动者未进行离岗前职业健康检查，或者疑似职业病患者在诊断或者医学观察期间的。②在本单位患职业病或者因工负伤并被确认丧失或部分丧失劳动能力的。③患病或者非因工负伤，在规定的医疗期内的。④女职工在孕期、产期、哺乳期内的。⑤在本单位连续工作满 15 年，且距法定退休年龄不足 5 年的。⑥法律、行政法规规定的其他情形。

3. 劳动者单方解除劳动合同的情形

（1）试用期内解除合同 劳动者在试用期内提前 3 日通知用人单位，可以解除劳动合同，并且无须说明理由或承担赔偿责任。

（2）被迫解除合同 用人单位以暴力、威胁或者非法限制人身自由的手段强迫劳动者劳动的，或者用人单位违章指挥、强令冒险作业危及劳动者人身安全的，劳动者可以立即解除劳动合同，无须事先告知用人单位。

（3）事先告知解除合同 劳动者提前 30 日以书面形式通知用人单位，可以解除合同。《劳动合同法》规定，用人单位有下列情形之一的，劳动者可以解除劳动合同。①未按照劳动合同约定提供劳动保护或者劳动条件的。②未及时足额支付劳动报酬的。③未依法为劳动者缴纳社会保险费的。④用人单位的规章制度违反法律、法规的规定，损害劳动者权益的。⑤因为以欺诈、胁迫的手段或者乘人之危，使对方在违背真实意思的情况下订立或者变更劳动合同致使劳动合同无效的。⑥法律、行政法规规定劳动者可以解除劳动合同的其他情形。

案例链接

辞退不合法可要求恢复劳动关系

张小姐是一家外商独资企业的技术经理，合同期限自 2000 年 1 月 1 日至 2002 年 12 月 31 日，为期 3 年，月薪 8000 元。2002 年 3 月 11 日，张小姐突然接到公司人力资源部的通知，要求其 4 月 1 日离职，并在此之前办妥一切移交手续。张小姐接此通知后马上向人力资源部提出质疑，要求人力资源部做出解释，但是得到的答复是：双方签订的劳动合同中有一条约定，合同双方任何一方均可提前 30 天通知对方解除劳动合同，至于解约的理由，是公司怀疑张小姐与另外一家竞争对手接触频繁，但是公司拒绝对此原因给张小姐书面的说明。同时公司表示，由于张小姐已在公司工作两年多，可以给予张小姐两个月的工资作为补偿。

资料来源：http://minshi.lawtime.cn/laodong/laodonghetong/guanxi/2708120.html

【分析】

1. 这家公司的做法合法吗？为什么？

2. 张小姐应该怎么做？

（二）劳动合同的终止

劳动合同的终止是指通过合法的途径使劳动合同的法律效力消失，即劳动关系由于一定的法律事实的出现而终结，劳动者与用人单位原有的权利、义务不再存在。

劳动合同的终止有广义和狭义之分。狭义的劳动合同终止是指双方当事人已经履行完毕合同约定的所有权利和义务，或其他法律事实的出现而使双方当事人劳动关系已不复存在，且任何一方均没有提出继续保持劳动关系的请求，合同就此终止法律效力。广义的劳动合同终止不仅包括狭义的劳动合同终止，还包括劳动合同的解除。

《劳动合同法》第四十四条规定，有下列情形之一的，劳动合同终止。

（1）劳动合同期满的。

（2）劳动者开始依法享受基本养老保险待遇的。

（3）劳动者死亡，或者被人民法院宣告死亡或者宣告失踪的。

（4）用人单位被依法宣告破产的。

（5）用人单位被吊销营业执照、责令关闭、撤销或者用人单位决定提前解散的。

（6）法律、行政法规规定的其他情形。

《劳动合同法》第四十五条规定，劳动合同期满，有本法第四十二条规定（即用人单位不得解除劳动合同的条件）情形之一的，劳动合同应当续延至相应的情形消失时终止。但是《劳动合同法》第四十二条第二款规定，丧失或者部分丧失劳动能力的劳动者的劳动合同终止，按照国家有关工伤保险的规定执行。

六、违反劳动合同的责任

违反劳动合同的责任是指用人单位或劳动者本身的过错造成不履行或不适当履行合同的责任。

（一）用人单位违反劳动合同的责任

1. 承担法律责任 用人单位有下列情形之一，对劳动者造成损害的，应当承担法律责任。

（1）用人单位如果在规定的时间内没有与劳动者签订书面劳动合同，按照《劳动合同法》第八十二条第一款的规定，用人单位自用工之日起超过1个月不满1年未与劳动者订立书面劳动合同的，应当向劳动者每月支付两倍的工资。

（2）用人单位提供的劳动合同文本未载明《劳动合同法》规定的劳动合同必备条款或者用人单位未将劳动合同文本交付劳动者的，由劳动行政部门责令改正；对劳动者造成损害的，应当承担赔偿责任。

（3）由于用人单位的原因订立无效劳动合同，或订立部分无效劳动合同，给劳动者造成损害的，用人单位应当依法承担赔偿责任。

（4）用人单位违反有关规定或劳动合同的约定侵害女职工或未成年人合法权益的，应当依法承担赔偿责任。

（5）用人单位违反《劳动合同法》的规定，应当签订而不签订无固定期限劳动合同，自应当订立无固定期限劳动合同之日起向劳动者每月支付两倍的工资。如果违反《劳动合同法》的规定，解除或者终止劳动合同的，在解除或者终止劳动合同时，根据《劳动合同法》第八十七条的规定，用人单位应当依照第四十七条规定的经济补偿标准的两倍向劳动者支付赔偿金。

（6）用人单位以暴力、威胁或者限制人身自由的手段强迫劳动的，用人单位应当依法承担赔偿责任。

（7）用人单位招用与其他用人单位尚未解除或者终止劳动合同的劳动者，给其他用人单位造成损失的，应当承担赔偿责任。

2. 支付经济补偿　根据《劳动合同法》第四十六条规定，有下列情形之一的，用人单位应当向劳动者支付经济补偿。

（1）劳动者依照本法第三十八条规定解除劳动合同的。

（2）用人单位依照本法第三十六条规定向劳动者提出解除劳动合同并与劳动者协商一致解除劳动合同的。

（3）用人单位依照本法第四十条规定解除劳动合同的。

（4）用人单位依照本法第四十一条第一款规定解除劳动合同的。

（5）除用人单位维持或者提高劳动合同约定条件续订劳动合同，劳动者不同意续订的情形外，依照本法第四十四条第一款规定终止固定期限劳动合同的。

（6）依照本法第四十四条第四款、第五款规定终止劳动合同的。

（7）法律、行政法规规定的其他情形。

《劳动合同法》第四十七条规定：经济补偿按劳动者在本单位工作的年限，每满一年支付一个月工资的标准向劳动者支付。六个月以上不满一年的，按一年计算；不满六个月的，向劳动者支付半个月工资的经济补偿。

劳动者月工资高于用人单位所在直辖市、设区的市级人民政府公布的本地区上年度职工月平均工资三倍的，向其支付经济补偿的标准按职工月平均工资三倍的数额支付，向其支付经济补偿的年限最高不超过十二年。

本条所称月工资是指劳动者在劳动合同解除或者终止前十二个月的平均工资。

（二）劳动者违反劳动合同的责任

1. 违反法律规定和合同约定的责任　劳动者违反规定或者劳动合同的约定解除劳动合同，给用人单位造成损失的，应当赔偿下列损失。

（1）用人单位为录用劳动者直接支付的费用。

（2）用人单位为劳动者支付的培训费用。

（3）对生产经营和工作造成的直接经济损失。

（4）因劳动者严重违反劳动纪律或者用人单位规章制度，严重失职，营私舞弊，对用人单位利益造成重大损害，被解除合同的，应当承担赔偿责任。

（5）劳动合同约定的其他赔偿费用。

2. 违反保密条款的责任　劳动者违反劳动合同中约定的保密事项或者竞业限制条款，对用人单位造成经济损失的，应当承担赔偿责任。

人事主管因自身的原因不签订书面劳动合同不得主张双倍工资

裁决要旨：作为公司的人事主管，应当按照公司的要求为自己及其他员工签订书面劳动合同，其在不履行相应职责后又以公司未与其签订书面劳动合同为由主张双倍工资的，不予支持。

案情概要：2012年5月11日，周某签署某广告公司的《员工登记表》后于5月14日起开始工作，主要从事人事管理工作。6月10日，公司法定代表人王某将劳动合同文本在QQ上传送给周某，让其办理为新员工订立劳动合同的事项。2012年11月21日，劳动监察机构来公司核查用工资料，公司让周某整理相关资料用于检查，发现资料中没有周某自己的劳动合同。公司让周某签订劳动合同，但周某拖延签订。公司表示如果周某不肯签，将无法继续与其维持用工关系。同日，周某离职。因双方对退工理由不能达成一致意见，周某诉至法院，请求判令某广告公司支付未签书面劳动合同的双倍工资等。法院认为，公司法定代表人将劳动合同文本在QQ上传送给周某，让其为新员工签订劳动合同，说明该公司与劳动者签订劳动合同的意愿明确，而为员工签订劳动合同本身就是周某的工作职责之一，其不为自己签订劳动合同不能归责于公司，故法院未支持周某要求公司支付双倍工资的主张。

法官点评：作为公司负责人事管理的职工，负有代表公司与劳动者签订书面劳动合同的职责。在公司已明确发出为新员工签订劳动合同的工作指令后，其自己不予签订，事后又以公司未与其签订书面劳动合同为由主张双倍工资是不会获得支持的。因为其行为违反了《劳动合同法》第三条关于诚实信用的原则，而且《劳动合同法》关于支付双倍工资请求权成立的构成要件之一是须用人单位在主观上有不与劳动者签订书面劳动合同的故意，在劳动者拒绝签订书面劳动合同的情形下，用人单位有权将其辞退。

资料来源：http://www.jsfy.gov.cn/jdal/dxal/2014/05/06092709699.html

七、特别规定

（一）集体合同

1. 集体合同的概念 集体合同也称为团体协议、集体协议、集体契约等，是相对于个人劳动合同的称谓。集体合同是指用人单位与本单位职工双方代表根据法律、法规的规定，就劳动者的劳动报酬、工作时间、休息休假、劳动安全卫生、保险福利等事项，通过集体协商所签订的书面协议。

我国《劳动合同法》第五十一条规定："企业职工一方与用人单位通过平等协商，可以就劳动报酬、工作时间、休息休假、劳动安全卫生、保险福利等事项订立集体合同。集体合同草案应当提交职工代表大会或者全体职工讨论通过。"

2. 集体合同的内容

（1）劳动标准性条款 劳动标准性条款包括劳动报酬、工作时间、休息休假、劳动安全卫生、保险福利等。在集体合同中处于核心地位，不得低于法律法规的最低标准。

（2）程序性条款 程序性条款即规定集体合同自身运行的程序规则方面的条款，包括集体合同订立、履行、变更、解除、终止及续订的程序，双方的权利义务，以及违反集体合同责任的承担和争议的处理等。

（3）目标性条款　目标性条款规定在合同有效期内应达到的具体目标和实现这些目标的主要措施条款，可分为用人单位采取的措施、工会采取的措施和共同采取的措施。如规定建成某项劳动安全卫生保护工程或设施，建设、改善或完成某些福利设施等。

3. 集体合同的协商与签订

（1）集体合同的协商　集体合同的签订是建立在平等协商基础上的，平等协商是指用人单位指导的协商代表与工会选派的协商代表（没有建立工会的，由职工推选协商代表）为签订集体合同进行商议的行为。双方平等协商签订集体合同应遵循合法原则、平等合作原则、协商一致原则、兼顾各方利益原则和审查原则。

（2）集体合同的签订　集体合同由工会代表企业职工一方与用人单位订立，尚未建立工会的用人单位，由上级工会指导劳动者推举的代表与用人单位订立。签订集体合同要履行下列程序。

①协商：也称谈判，这是签订集体合同的必经程序。双方代表就拟定的集体合同草案进行平等协商，双方代表人数应对等，每方至少 3 人，各确定 1 名首席代表。

②审议：经双方协商一致的集体合同草案或专项集体合同草案应当提交职工代表大会或者全体职工讨论，并做出审议决议。

③签约：集体合同草案或专项集体合同草案经职工代表大会或全体职工审议通过后，由集体协商双方首席代表签字。签字是集体合同的形式要件。

④审核备案：集体合同签字后，应当由用人单位一方在 10 日内将集体合同文本一式三份及说明材料报送县级以上政府劳动行政部门审查。劳动行政部门在收到集体合同的 15 天内将《审核意见书》送达双方协商代表；集体合同的生效日期以《审核意见书》确认的日期为生效日期。若劳动行政部门在收到集体合同的 15 日内未提出异议的，集体合同自行生效。

⑤公布实施：经审核确认生效或自行生效的集体合同及专项集体合同，签约双方及时以适当的方式向各自代表的全体成员公布并实施。

4. 集体合同的变更、解除与终止

（1）集体合同的变更　引起集体合同变更的情形主要有两种：一是协商一致引起的变更；二是法定原因引起的变更。集体合同变更的原因主要有：①订立集体合同所依据的劳动法律、法规和政策被修改或废止。②企业停产、兼并、转让，使集体合同无法完全履行。③因发生不可抗拒因素，如战争、水灾等，使集体合同无法履行。④双方约定的变更集体合同的条件出现。⑤其他需要变更集体合同的情况出现。

（2）集体合同的解除　集体合同的解除是指在集体合同有效期内，由于签订集体合同的客观情况发生变化而导致集体合同不能或不必要继续履行，集体合同当事人依法解除双方权利关系。

（3）集体合同的终止　集体合同终止是指因某种法律事实的发生而导致集体合同法律关系终结。集体合同期限届满、集体合同主体一方资格消失、集体合同主体双方约定的终止条件出现，集体合同即行终止。

5. 集体合同的形式与期限　集体合同为法定要式合同，其形式可以分为主件和附件。主件为综合性，其内容涵盖劳动关系的各个方面。附件是专项集体合同，是就劳动关系的某一特定方面的事项签订的专项协议。国家劳动和社会保障部《工资集体协商试行办法》规定，企业依法开展工资集体协商，签订工资协议；已订立集体合同的，工资协议作为集体合同的附件，并与集体合同具有同等效力。集体合同均为定期集体合同，我国劳动立法规定集体合同的期限为 1～3 年。

知识链接

集体合同与劳动合同的区别

1. 主体不同 集体合同主体一方是企业，另一方是工会或职工代表，所以也称为团体协议或集体协议。劳动合同的主体一方是用人单位，另一方是劳动者本人。

2. 作用不同 集体合同的作用是调整和改善劳动关系，维护职工的群体利益。劳动合同的作用是确立双方的劳动关系，维护劳动者和用人单位的权益。

3. 内容不同 集体合同所规定的内容具有普遍适用性特点，包括职工集体的劳动报酬、工作时间、休息时间、劳动安全卫生、保险福利等，规范的是整个企业劳动关系双方的权利和义务。劳动合同所规定的劳动关系是劳动者个人与用人单位之间的权利与义务，合同内容只涉及单个劳动者的劳动条件和福利待遇，其适用范围具有特定性。

4. 合同期限不同 集体合同的期限多以 1 年为限，最长不得超过 3 年。劳动合同的期限分为固定期限、无固定期限和以完成一定任务为期限的 3 种形式，即使有固定期限的劳动合同，我国法律也未作期限上的限制，完全由双方当事人自愿协商订立。

5. 产生的时间不同 集体合同产生于劳动关系运行过程中，它不以单个劳动者参加劳动为前提。劳动合同产生于作为当事人一方的劳动者参加劳动前，是以劳动者就业为前提，是劳动者个人建立劳动关系的法律凭证。

6. 效力不同 依法签订的集体合同对企业和企业全体职工都具有约束力。劳动合同只对劳动者个人有效，且劳动条件和劳动报酬等标准不得低于集体合同的规定。集体合同的法律效力高于劳动合同的法律效力。

（二）劳务派遣

劳务派遣是指劳务派遣单位根据用人单位的实际用工需求，招聘合格人员，并将所聘的合格人员派遣到用人单位工作的劳务用工模式。其主要特点是招聘与用人相分离。

劳务派遣单位是《劳动合同法》所称用人单位，应当履行用人单位对劳动者的义务。劳务派遣单位与被派遣劳动者订立的劳动合同，除应当载明《劳动合同法》第十七条规定的事项外，还应当载明被派遣劳动者的用工单位，以及派遣期限、工作岗位等情况。劳务派遣单位应当与被派遣劳动者订立两年以上的固定期限劳动合同，按月支付劳动报酬；被派遣劳动者在无工作期间，劳务派遣单位应当按照所在地人民政府规定的最低工资标准，向其按月支付报酬。

劳务派遣单位派遣劳动者应当与接受以劳务派遣形式用工的单位（以下称用工单位）订立劳务派遣协议。劳务派遣协议应当约定派遣岗位、人员数量、派遣期限、劳动报酬、社会保险费的数额与支付方式，以及违反协议的责任。用工单位应当根据工作岗位的实际需要与劳务派遣单位确定派遣期限，不得将连续用工期限分割订立数个短期劳务派遣协议。

被派遣劳动者享有与用工单位的劳动者同工同酬的权利。用工单位应当按照同工同酬原则，对被派遣劳动者与本单位同类岗位的劳动者实行相同的劳动报酬分配办法。用工单位无同类岗位劳动者的，参照用工单位所在地相同或者相近岗位劳动者的劳动报酬确定。

劳务派遣单位与被派遣劳动者订立的劳动合同和与用工单位订立的劳务派遣协议，载明或者约定的向被派遣劳动者支付的劳动报酬应当符合前款规定。

劳动合同用工是我国企业的基本用工形式。劳务派遣用工是补充形式，只能在临时性、辅助性或者替代性的工作岗位上实施。所谓的临时性工作岗位是指存续时间不超过 6 个月的岗位；辅助性工作岗位是指为主营业务岗位提供服务的非主营业务岗位；替代性工作岗位是指用工单位的劳动者因脱产学习、休假等原因无法工作的一定期间内，可以由其他劳动者替代工作的岗位。

（三）非全日制用工

非全日制用工是指以小时计酬为主，劳动者在同一用人单位一般平均每日工作时间不超过 4 小时，每周工作时间累计不超过 24 小时的用工形式。

非全日制用工双方当事人可以订立口头协议。从事非全日制用工的劳动者可以与一个或者一个以上用人单位订立劳动合同；但是，后订立的劳动合同不得影响先订立的劳动合同的履行。非全日制用工双方当事人不得约定试用期。非全日制用工双方当事人任何一方都可以随时通知对方终止用工。终止用工，用人单位不向劳动者支付经济补偿。非全日制用工小时计酬标准不得低于用人单位所在地人民政府规定的最低小时工资标准。非全日制用工劳动报酬结算支付周期最长不得超过 15 日。

第三节　劳动争议处理

导入案例

法院是否会受理该劳动争议

蔡某是某厂工人，2001 年 4 月中旬因意外事故身受重伤，在此期间，该厂以蔡某身体状况不适合工作为由作出辞退蔡某的决定。6 月份，蔡某在医院收到了《辞退证明书》。7 月份，蔡某虽然出院但因四肢打着石膏行动不便，言语上有障碍，只好卧床休息了两个月。

9 月份，蔡某终于能下地活动后，立即找到厂领导要求回单位上班。但领导却说，已有工人顶替了他的工作。无奈，蔡某只好向当地劳动争议仲裁委员会提出仲裁申请，但没有想到劳动争议委员会以他未在收到《辞退证明书》60 日内申请仲裁为由，不予受理。

蔡某沮丧地拿着仲裁委员会发给他的《不予受理决定书》，心灰意冷地回了家，妻子愤愤不平，说要上法院告他们。但蔡某说在回家路上已咨询过律师，未进行仲裁的案件法院不会受理。为此，蔡某及妻子非常绝望。

【思考】

1. 蔡某的说法正确吗？
2. 若蔡某在此时提起诉讼，法院会受理吗？

一、劳动争议处理概述

《劳动法》《中华人民共和国企业劳动争议处理条例》和《中华人民共和国劳动争议调解仲裁法》就争议双方劳动关系的协调、具体权利义务的处理，以及处理程序等方面都做出了规定。以劳动关系为中心所发生的一切争议都属于劳动争议范畴。

（一）劳动争议的概念

劳动争议又称劳动纠纷，是指劳动关系双方当事人之间关于劳动权利和劳动义务发生的争执和纠纷，具体是指围绕劳动者和用人单位之间在劳动关系的产生、变更、解除、终止和续订等问题上引起的纠纷。

（二）劳动争议的范围

劳动争议的范围因国家不同而有所区别。《中华人民共和国劳动争议调解仲裁法》规定了我国境内用人单位与劳动者发生的劳动争议范围。

1. 因确认劳动关系发生的争议。
2. 因订立、履行、变更、解除和终止劳动合同发生的争议。
3. 因除名、辞退和辞职、离职发生的争议。
4. 因工作时间、休息休假、社会保险、福利、培训，以及劳动保护发生的争议。
5. 因劳动报酬、工伤医疗费、经济补偿或者赔偿金等发生的争议。
6. 因法律、法规规定的其他劳动争议。

（三）劳动争议的特征

1. 劳动争议的主体是特定的　劳动争议的主体一方是具有用人权利能力和行为能力的经济组织或个人，另一方是具有劳动权利能力和行为能力的劳动者，彼此间存在着合法的劳动关系。

2. 劳动争议的内容是限定的　劳动争议的内容是劳动关系中的权利和义务。这些法律法规明文规定的权利义务，在一方不履行义务时，另一方必然受到侵害。

3. 劳动争议的影响较大　一旦发生劳动争议，就可能引起社会的不稳定、不团结，甚至会破坏劳动生产力，从而给国家造成损失，如罢工等突发事件。因此，劳动争议常常被作为社会问题，由专门机构加以调整。

（四）劳动争议处理的原则

劳动争议的处理原则是指劳动争议处理机构在解决劳动争议过程中应当遵循的行为原则。《劳动法》第七十八条规定："解决劳动争议，应根据合法、公正、及时处理的原则，依法维护劳动争议当事人的合法权益。"《中华人民共和国劳动争议调解仲裁法》第三条规定："解决劳动争议，应根据事实，遵循合法、公正、及时、着重调解的原则，依法保护当事人的合法权益。"

1. 合法性原则　合法性原则是指劳动争议处理机构在处理劳动争议案件的过程中应当坚持以事实为依据，以法律为准绳，依法处理劳动争议。依法是指依照《宪法》，劳动法律、法规的相关规定，劳动合同或集体合同中的有效约定，以及对相关当事人具有约束力的合法的内部规章制度。贯彻合法原则还要求劳动争议的处理程序、处理方法、处理结果要合法，不得损害社会公众利益和他人的合法利益。

2. 公正性原则　公正性原则是指在处理劳动争议时，当事人在适用法律上一律平等的原则。劳动争议处理机构要站在公平的立场上，秉公执法，不徇私情，不偏袒任何一方，保证双方当事人处于平等的法律地位，具有平等的权利和义务。

3. 及时处理原则　及时处理原则是指劳动争议处理机构受理劳动争议案件后，应在法律、法规规定的时限内迅速结案，防止久拖不决。劳动争议案具有特殊性，处理不及时，甚至可能引发突发事件，影响社会稳定和公众利益。

4. 着重调解原则　调解是指在第三方的主持下，依法劝说争议双方当事人进行协商，在互谅互让的基础上达成协议，从而消除争议的原则。调解是处理劳动争议的基本手段，它贯穿于劳动争议处理的全过程，无论是企业调解委员会进行调解，还是劳动委员会进行仲裁，或是法院进行审判都必须先行调解。调解必须在当事人自愿的情况下依法进行。

（五）劳动争议处理的程序

我国劳动争议处理的程序包括协商、调解、仲裁、诉讼等。根据《劳动法》第七十九条规定："劳动争议发生后，当事人可以向本单位的劳动争议调解委员会申请调解；调解不成，当事人一方要求仲裁的，可以向劳动争议仲裁委员会申请仲裁。当事人一方也可以直接向劳动争议仲裁委员会申请仲裁。对仲裁裁决不服的，可以向人民法院提出诉讼。"这条规定说明了我国解决劳动争议的程序方法，也说明了调解、仲裁和诉讼之间的关系。

1. 协商　协商是指劳动争议双方当事人在平等、自愿的基础上，在没有第三者参与的情况下，自行协商解决劳动争议的一种手段。协商不是解决劳动争议的必经程序。

2. 调解　调解是指在独立第三方的主持斡旋下，在查明事实、分清争议责任的基础上，对双方进行说服教育，促使双方互谅互让，达成协议，从而解决争议。我国《劳动法》规定的劳动争议调解机构分别是用人单位劳动争议调解委员会、劳动争议仲裁委员会和人民法院。其中，用人单位调解委员会的调解完全依靠当事人双方的自觉履行，不具有法律强制力，也不是法定的劳动争议处理程序。劳动仲裁委员会的调解是法定的劳动争议处理程序，且调解一旦生效，就具有法律效力，双方当事人必须执行。人民法院的调解不是法定必经程序，但调解一旦生效，就具有法律效力。

3. 仲裁　仲裁是指劳动争议仲裁委员会以独立第三方的身份，根据劳动争议当事人一方或双方的申请，依法就争议的事实及当事人应当承担的责任作出判断和判决的活动。在我国，劳动争议仲裁是一种执法活动，由法定的劳动争议仲裁委员会主持并行使法律赋予的仲裁权。

4. 诉讼　劳动争议的诉讼是人民法院依据劳动法规和有关政策对劳动争议案件行使最终审判的活动。人民法院的审理是我国处理劳动争议的最终程序。

（六）劳动争议处理制度

随着我国经济体制的建立，劳动关系呈现出多样化和复杂化的特性，劳动争议也逐渐增多。1987年8月我国实施《国营企业劳动争议处理的暂行规定》，1993年7月国务院发布了《中华人民共和国劳动争议处理条例》，1994年7月颁布了《中华人民共和国劳动法》，2007年12月颁布了《中华人民共和国劳动争议调解仲裁法》，2007年6月颁布了《劳动合同法》，2012年12月又颁布了《劳动合同法》修正案，这些法律法规的出台标志着我国劳动争议处理法律制度基本形成。

劳动争议处理制度是指通过劳动立法的形式将劳动争议处理的机构、原则、程序确定下来，用以处理劳动争议的一项法律制度。我国现行劳动争议处理制度由企业调解、地方劳动仲裁和劳动争议诉讼三种制度构成。

知识链接

劳动争议的举证责任

用人单位负责举证责任的事项。

1. 工资支付凭证或者记录（职工工资发放花名册）、缴纳各项保险费的记录，劳动者填写的用人单位招工招聘登记表、报名表等招用记录，以及考勤记录等证明是否存在劳动关系的争议。

2. 因用人单位做出的开除、除名、辞退、解除劳动合同、减少劳动报酬、计算劳动者工作年限等决定而发生的劳动争议。

3. 用人单位与劳动者或者劳动者直系亲属对于是否构成工伤发生争议的，由用人单位承担举证责任。

二、劳动争议调解

（一）劳动争议调解的基本概念

劳动争议调解是指企业调解委员会对企业与劳动者之间发生的劳动争议，在查明事实、分清是非、明确责任的基础上，以国家的劳动法律、法规为准绳，以民主协商的方式，推动双方当事人互谅互让，达成协议，从而消除劳动争议的一种方法和活动。劳动争议调解是我国处理劳动争议的基本形式之一。

（二）劳动争议调解的组织机构

1. 企业劳动争议调解委员会。劳动争议调解委员会是进行调解工作的机构。《劳动法》第八十条明确规定："在用人单位内，可以设立劳动争议调解委员会。劳动争议调解委员会由职工代表、用人单位代表和工会代表组成。劳动争议调解委员会主任由工会代表担任。"没有建立工会组织的企业，调解委员会的设立及其组成由职工代表和企业代表协商决定。

2. 依法设立的基层人民调解组织。

3. 在乡镇、街道设立的具有劳动争议调解职能的组织。

（三）劳动争议调解的程序

1. 申请调解 按照我国现行劳动法律、法规的规定，劳动争议发生后，当事人申请调解，应当在知道其权利被侵害之日起30日内，以口头方式或书面方式向劳动争议调解委员会提出申请，并填写《劳动争议调解申请书》。

2. 受理劳动争议 劳动争议调解委员会接到一方当事人的调解申请后，首先进行审查工作，即对当事人的主体资格、争议内容、调解时效等进行审查；然后征询对方当事人是否同意调解；对方当事人不愿意调解的，应做好记录，在3日内以书面形式通知申请人；对方当事人愿意参加调解的，调解委员会应在4日内做出受理或者不受理的决定。不予受理的也应该以口头或书面方式通知当事人，并说明不予受理的原因。

3. 实施调解 具体程序如下。

（1）对争议事项进行全面调查核实，并做记录。

（2）召开调解会议进行调解。听取双方当事人对争议事实和理由的陈述，并依据相关劳动法律、法规、企业合法规章和劳动合同进行调解，简单争议可以直接调解。

（3）制作调解协议书。经调解达成协议的，制作调解协议书，调解委员会及双方当事人各执一份，且加盖三方参与人印章和调解委员会公章。

（4）执行调解协议书。调解协议书制订后，劳动争议调解委员会可检查和督促当事人执行；一方当事人在协议约定期限内不履行调解协议的，另一方当事人可以依法申请仲裁。劳动争议调解委员会调解劳动争议应在当事人申请调解之日起30日内结案。

《劳动争议调解仲裁法》第十六条规定：因支付拖欠劳动报酬、工伤医疗费、经济补偿或者赔偿金事项达成调解协议，用人单位在协议约定期限内不履行的，劳动者可以持调解协议书依法向人民法院申请支付令。人民法院应当依法发出支付令。

三、劳动争议仲裁

（一）劳动争议仲裁的基本概念

劳动争议仲裁是指劳动争议仲裁委员会对用人单位与劳动者之间发生的劳动争议，在查明事实、明确是非、分清责任的基础上，依法做出对双方当事人具有约束力裁决的活动。

根据我国劳动法律法规的规定，仲裁程序是处理劳动争议法定的必经程序。劳动争议当事人只有在仲裁委员会裁决后，对裁决不服时，才能向人民法院起诉，否则法院不予受理。

（二）劳动争议仲裁委员会的组成及职责

根据《劳动争议调解仲裁法》第十九条规定，劳动争议仲裁委员会由劳动行政部门代表、工会代表和企业方面的代表组成。劳动争议仲裁委员会组成人员为单数。

劳动争议仲裁委员会依法履行下列职责：①聘任、解聘专职或兼职仲裁员。②受理劳动争议案件。③讨论重大或者疑难的劳动争议案件。④对仲裁活动进行监督。

（三）劳动争议仲裁的原则

1. 一次裁决原则　劳动争议仲裁实行一次裁决制度，当事人对裁决不服的，不得再次申请仲裁，可以在收到裁决书之日起 15 天内向人民法院起诉。

2. 合议原则　合议原则即少数服从多数原则。《企业劳动争议处理条例》第二十九条规定，仲裁庭裁决劳动争议案件，实行少数服从多数的原则。合议原则是民主集中制原则在劳动争议仲裁中的具体体现。

3. 回避原则　《企业劳动争议处理条例》第三十五条规定了回避原则。仲裁员自行回避的情况有三种：一是仲裁员是劳动争议当事人或当事人的近亲属的；二是仲裁员与劳动争议有利害关系的；三是仲裁员与劳动争议当事人有其他关系，可能会影响到公正裁决的。

4. 强制原则　强制原则主要体现在三个方面：一是当事人一方申请，仲裁委员会就可以受理；二是仲裁调解不成，即可依法裁决；三是对发生法律效力的调解书或裁决书，人民法院可以强制当事人执行。

5. 区分举证责任的原则　劳动争议仲裁对当事人的举证责任进行区分，因履行劳动合同发生的争议，是一种平等关系中的争议，适用谁主张、谁举证的原则；因用人单位在劳动管理过程中处分违纪职工发生的争议是一种隶属关系的争议，适用谁决定、谁举证的原则。

（四）劳动争议仲裁的程序

根据《劳动争议调解仲裁法》第三章第二节、第三节的规定，程序如下。

1. 申请　劳动争议申请仲裁的时效期间为 1 年。仲裁时效期间从当事人知道或者应当知道其权利被侵害之日起计算。

该仲裁时效，因当事人一方向对方当事人主张权利，或者向有关部门请求权利救济，或者对方当事人同意履行义务而中断。从中断时起，仲裁时效期间重新计算。

因不可抗力或者有其他正当理由，当事人不能在规定的仲裁时效期间申请仲裁的，仲裁时效中止。从中止时效的原因消除之日起，仲裁时效期间继续计算。

劳动关系存续期间因拖欠劳动报酬发生争议的，劳动者申请仲裁不受本条第一款规定的仲裁时效期间的限制；但是，劳动关系终止的，应当自劳动关系终止之日起 1 年内提出。

申请人申请仲裁，应当提交书面仲裁申请，并按照被申请人人数提交副本。仲裁申请书应当包括以下内容：①劳动者的姓名、性别、年龄、职业、工作单位和住所，用人单位的名称、住所和法定代表人或者主要负责人的姓名、职务。②仲裁请求和所根据的事实、理由。③证据和证据来源、证人姓名和住所。

2. 受理　劳动争议仲裁委员会收到仲裁申请之日起五日内，认为符合受理条件的，应当受理，并通知申请人；认为不符合受理条件的，应当书面通知申请人不予受理，并说明理由。对劳动争议仲裁委员会不予受理或者逾期未做出决定的，申请人可以就该劳动争议事项向人民法院提起诉讼。

3. 开庭　劳动争议仲裁委员会裁决劳动争议案件实行仲裁庭制。仲裁庭由三名仲裁员组成，设首席仲裁员。简单的劳动争议案件可以由一名仲裁员独任仲裁。

劳动争议仲裁委员会应当在受理仲裁申请之日起五日内将仲裁庭的组成情况书面通知当事人。仲裁庭应在开庭五日前，将开庭时间、地点书面通知双方当事人。当事人有正当理由的，可以在开庭三日前请求延期开庭。是否延期，由劳动争议仲裁委员会决定。

当事人在开庭仲裁过程中有权进行质证和辩论。质证和辩论终结时，首席仲裁员或者独任仲裁员应当征询当事人的最后意见。

仲裁庭应当将开庭情况记入笔录。笔录由仲裁员、记录人员、当事人和其他仲裁参加人签名或盖章。

4. 调解　仲裁庭在做出裁决前，应当先行调解。

调解达成协议的，仲裁庭应当制作调解书，并写明仲裁请求和当事人协议的结果。调解书由仲裁员签名，加盖劳动争议仲裁委员会印章，送达双方当事人。经双方当事人签收后，发生法律效力，调解不成或者调解书送达前，一方当事人反悔的，仲裁庭应当及时做出裁决。

5. 裁决　对调解达不成协议或不宜继续调解的，应及时休庭进行合议并做出裁决；仲裁庭裁决后，应制作仲裁裁决书，裁决书应载明仲裁请求、争议事实、裁决理由、裁决结果和日期。裁决书由仲裁员签名，加盖仲裁委员会印章，送达双方当事人。

仲裁庭裁决劳动争议案件，应当自劳动争议仲裁委员会受理仲裁申请之日起 45 日内结束。案件复杂需要延期的，延长期限不得超过 15 日。逾期未做出裁决的，当事人可以就该劳动争议事项向人民法院提起诉讼。

下列劳动争议，除《劳动争议调解仲裁法》另有规定外，仲裁庭裁决为终局裁决，裁决书自做出之日起生效：①追索劳动报酬、工伤医疗费、经济补偿或者赔偿金，不超过当地月最低工资标准 12 个月金额的争议。②因执行国家的劳动标准在工作时间、休息休假、社会保险等方面发生的争议。

（五）仲裁裁决的效力和时限

当事人对仲裁裁决不服的，自收到裁决书之日起 15 日内，可以向人民法院起诉。若当事人对仲裁裁决无异议，或者对裁决不服但在超过法定期限后不起诉的，裁决书即发生法律效力。

劳动争议仲裁委会审理劳动争议案件，仲裁裁决一般应在收到仲裁申请的 60 日内做出。

四、劳动争议诉讼

（一）劳动争议诉讼的概念

劳动争议诉讼是劳动争议当事人向人民法院的起诉、上诉，以至人民法院对劳动争议案件进行审理的活动。

劳动争议诉讼，是当事人不服劳动争议仲裁委员会的裁决的司法求助，是处理劳动争议的最终程序。人民法院审理劳动争议案件适用民事诉讼法所规定的诉讼程序。

（二）提起劳动争议诉讼的条件

根据《劳动法》的规定，劳动争议当事人可以依法向人民法院起诉。但当事人提起的劳动争议诉讼必须符合法定的条件，否则法院不予受理。依照我国《诉讼法》的有关规定，起诉条件为：起诉人必须是劳动争议的当事人；必须是劳动争议仲裁机关裁决后当事人不服的；必须有明确的被告和具体的起诉请求；必须有事实依据；必须在法律规定的时效期限内提起诉讼。

（三）人民法院审理劳动争议案件的程序

1. 起诉与受理　《企业劳动争议处理条例》第三十条规定，当事人对仲裁裁决不服的，自收到裁决书之日起 15 日内可以向人民法院起诉。人民法院收到原告的起诉，应该依法进行审查，审查是否符合起诉条件。《民事诉讼法》第一百二十六条规定："人民法院应当保障当事人依照法律规定享有的起诉权利。对符合本法第一百二十二条的起诉，必须受理。符合起诉条件的，应当在 7 日内立案，并通知当事人；不符合条件的，应当在 7 日之内作出裁定书，不予受理；原告对裁定不服的，可以提起上诉。"

2. 审理前的准备及调查取证　人民法院在立案之日起 5 日内将起诉副本发送到被告，被告在收到副本之日起 15 天内提出答辩状，人民法院在收到答辩状之日起 5 日内将答辩状发送原告，并对诉讼材料进行研究，同时进行调查取证。

3. 调解和审判　人民法院在开庭三日前通知当事人和其他诉讼参与人，开庭审理首先告之当事人权利和义务；然后进行法庭调查、法庭辩论；在查清事实的基础上进行法庭调解；调解不成时，合议庭进行合议并做出判决。

人民法院审理劳动争议案件适用普通程序，应在立案之日起 6 个月内审结。劳动争议当事人对一审人民法院的判决不服的，可以在收到判决书之日起 15 天内向上一级人民法院提起上诉。人民法院审理判决的案件，应该在第二审立案之日起三个月内结案。人民法院的二审判决就是终审判决。

4. 执行　执行判决的法律效力。

案例链接

企业与劳动者不签劳动合同需付两倍工资

刘某自 2014 年 2 月 11 日入职梅州某科技公司，约定报酬为每月 3200 元，平均每月上班时间为 22.75 天。到 2015 年 4 月 22 日，刘某被该公司以存在工作失误造成公司损失为由辞退，在此期间双方一直未签订书面劳动合同。2015 年 5 月 22 日该公司仅向刘某支付离职补助 3000 元。

刘某觉得自己在该科技公司上班一直恪尽职守、兢兢业业，无缘无故被解雇甚感委屈，而该公司一直未履行订立书面劳动合同的法定义务，理应承担相应法律责任，故于 2015 年 6 月 3 日向平远县劳动人事争议调解仲裁院申请劳动争议仲裁，要求该公司支付其任职一年多期间的两倍工资差额，以及经济补偿金，合计 4 万余元。

2015 年 7 月 19 日，该仲裁院做出裁决，支持了刘某的追偿请求。

该科技公司因不服仲裁裁决，起诉到平远县人民法院，请求判决其不需要向刘某支付两倍工资、经济补偿金，以及额外一个月的工资。

平远法院经审理认为，刘某自 2014 年 2 月 11 日至 2015 年 4 月 22 日在该科技公司上班，平均每月上班时间为 22.75 天，平均工资为每月 3430 元。该科技公司未依法与刘某签订劳动合同，双方之间已构成事实劳动关系。根据《劳动合同法》第八十二条之规定，用人单位自用工之日起超过一个月不满一年未与劳动者订立书面劳动合同的，应当向劳动者每月支付两倍的工资。该公司未与刘某签订书面劳动合同存在一定过错，依法应向刘某支付 2014 年 3 月起至 2015 年 1 月的两倍工资差额 37595 元。

另根据《劳动合同法》第四十六条和第四十七条，该公司辞退刘某的情形符合用人单位应当向劳动者支付经济补偿的法律规定。经济补偿金根据劳动者在本单位工作的年限，每满一年按一个月工资标准支付，不满六个月的按半个月工资标准支付。刘某在该公司工作一年零两个月，该公司应当支付刘某 1.5 个月的经济补偿金 5145 元。

平远法院做出一审判决后，该公司仍不服，上诉至梅州中院。经梅州中院调解，双方最终各退一步达成了调解协议，该公司同意一次性支付包括工资差额、经济补偿金等款项 3.5 万元给刘某，刘某放弃对剩余款项的追偿。

资料来源：http://hr.hr369.com/case/201605/184967.html

第四节　离职管理

随着市场经济的发展和用人制度的逐渐放开，员工流动成为一种普遍现象，已是组织普遍关注的问题。员工流动是改善组织人员结构和人员素质的途径之一，也是组织保持活力的条件之一。从社会来看，人员流动是社会化大生产的必然产物，是市场对人力资源的一种配置，但是过高的员工离职率会给组织带来人力资源管理成本过高、核心人才流失等诸多不利影响。因此，如何管理员工的离职行为是组织人力资源管理的一项重要工作，也是实现人力资源管理目标的必要条件。

一、员工离职的内涵及类型

员工离职有广义和狭义之分。从广义上来看，员工离职指员工个体作为组织成员状态的改变，状态改变包括工作岗位、工作地点、职位职务、工作对象和工作性质的变化，即员工的工作出现状态的调整，但员工与组织的雇佣关系依然存在。从狭义上来看，员工离职是指从组织中获取物质利益的个体终止其组织成员关系的过程和行为，即员工终止了与组织的雇佣关系的状态。本章的员工离职是狭义的员工离职，即员工与组织终止雇佣关系的离职行为。

根据提出解除雇佣关系的主动方的不同，员工离职通常分为两种类型。

（一）非自愿离职

非自愿离职是指离职决策主要是由组织做出，包括组织的裁员、解雇、退休等形式。

（二）自愿离职

自愿离职是指离职决策主要是由员工做出，离职行为是员工自愿的，包括员工主动辞职的所有形式。

自愿离职行为又分为两种：一是失能性离职，是指个人有离职意向但组织希望能够加以挽留。因为组织对这类员工评价是正面的，他们的离职行为对组织效益而言是不利的，组织应特别重视失能性的自愿离职行为。二是功能性离职，是指个人有离职意向而组织亦不在乎，因为这种离职行为具有正面的组织效益，可以省去劝其辞职、解雇员工等诸多问题。

二、员工离职的影响因素

员工离职的原因是多方面的。根据国内外的研究，员工自愿离职的原因可以分为两个方面：一是离职意向的影响因素，二是从离职意向到离职行为的调节因素。

（一）员工离职意向的影响因素

离职意向的影响因素可以归为四个方面。

1. 个体因素 主要包括人口学变量，与工作态度、工作激励和工作成就感等内部心理过程相关的变量。

2. 组织因素 主要包括薪酬福利、晋升和培训、公司效益、工作条件等因素。在很多情况下，组织能否提供这些条件是影响员工离职的因素，管理水平、管理方式、领导风格和组织文化则是保留员工的关键。

3. 个体与组织匹配性因素 这是指员工与工作氛围、组织氛围之间的匹配性。员工会在价值观、道德氛围、个性等方面去判断组织与自身的匹配性。如企业文化和人际关系等因素。如果员工认为个人特征与组织特征之间不匹配或者无法融合，就有可能选择离职。

4. 外部环境因素 主要包括劳动力市场状况、组织外工作机会、就业形势等外界因素。当本行业人员供不应求，就业形势相对比较好或组织外工作机会增多时，都会促成员工产生离职意向。

（二）员工离职决策的调节因素

员工产生离职意向后并不会立即产生离职行为，从离职意向到采取实际的离职行为还受到许多因素的调节。

1. 个体心理与环境支持因素 产生离职意向后，员工最终是否选择离职，首先会受到个体心理特征的影响。如果员工对自己再就业的能力无信心、心理承受能力不强以及心理上具有惰性而不愿改变现状，就可能会改变离职意向。由于这些心理因素的存在，员工会寻找外部支持，如果家庭和朋友均不支持其离开，同时外部也无更好的就业机会，员工离职的可能性就会很小。

2. 个体经济支持因素 员工产生离职意向后，员工最终是否选择离职，还受其经济承受能力的影响。当员工经济承受能力不强时，如果马上离职，可能给家庭或个人生活带来一定的困难，因此，在没有找到另一个合适工作或未来收益不确定的情况下，员工离开组织的可能性较小。

3. 组织支持因素　员工产生离职意向后，组织所做的努力和改变将会对员工最终的去留产生重要影响。如果组织努力挽留，并尽量改善条件满足员工的需求，同时给员工一些必要的承诺，员工可能就会打消离职的念头。

三、员工离职的流程与管理

（一）员工离职的流程

人力资源管理部门应建立员工离职相关的制度、规范和流程，将员工的离职给组织带来的损失降至低，保证组织人员相对稳定，维护正常的人才流动秩序。员工离职一般包括以下八个步骤。

1. 辞职申请　组织要规定员工提前交辞职申请的时间、辞职申请接收人和辞职申请的基本内容等。

2. 挽留程序　接到辞职申请的直接主管应与辞职员工进行沟通，对于工作称职、业绩良好的员工尽量进行挽留，并了解其辞职的原因、寻找解决的方法，从而减少组织因员工流失而造成的损失。如果直接主管挽留无效，可由再上一级主管人员审核是否需要挽留并根据情况进行挽留谈话。

3. 辞职审批　经挽留无效或没有必要挽留的员工，可以进入辞职审批流程，按照组织程序进行审批。完成审批后，将相关书面文件交人力资源部门确认。

4. 工作交接　人力资源管理部门收到书面审批文件后，通知有关部门主管进行辞职员工的工作交接，包括客户资料、技术资料、工程文件、工作情况等。交接工作完成后，由有关交接人员和负责人书面确认，视为交接完成。

5. 清还用品　组织应向离职员工收回工作证、名片，检查办公桌椅是否完好，收回钥匙和非低值易耗办公用品等与组织相关、所有权为组织的物品。

6. 财务结算　组织应与离职员工做好借款、贷款等应收款项结算，工资、奖金、福利结算，违约金、承诺合同期未满的补偿费用等结算事宜。

7. 劳动关系　解除组织应为离职员工出具工作证明，办理退工手续，转调人事关系、档案和保险关系等。

8. 后续管理　员工与组织解除劳动关系后，从法律角度而言，不再是组织的员工，组织对员工的管理可以结束了，但是离职的员工（尤其是主动离职的员工）对组织依然具有价值。因此，进行离职员工的后续管理不仅可在员工离职时规避许多风险，在社会上树立良好的组织形象，还可以让他们今后成为组织重要的社会资本。

（二）员工离职管理

1. 做好离职面谈　有效的离职面谈能够反映出员工离职的真实原因，并促使企业自身进行改进，同时也可以成为企业将离职人员的知识和经验转移给其接任者的一种途径。由于离职人员通常比在职人员更加坦率、客观，顾虑更少，他们的意见也更具有借鉴价值，因此，企业甚至可以通过离职面谈，邀请离职人员就现有团队如何完成当前项目、解决现有问题以及进行相互合作提供建议。

（1）离职面谈的流程　①面谈的准备工作。了解离职者的基本情况，包括姓名、年龄、部门、职称、到职时间等；根据离职者的情况，准备面谈的话题；安排面谈的时间、地点并布置环境，力求让离职者在一种轻松的状态下把真实的想法表达清楚。②面谈的过程安排。营造轻松的谈话氛围，提出尽可能广泛的问题，给对方充分的表达空间，并在面谈的过程中注意对方情绪的变化，站在对方的角度考虑，提问的过程中体现出企业对员工的关怀，同时要尊重对方，尽量避免提出涉及离职人员个人隐私的问题。③做好面谈记录。面谈前征求对方的意见，如果对方同意做记录，应在面谈过程中及时做好记录，企业人力资源部门通常应设计好员工离职面谈记录表。如果对方担心现场记录会产生不良后果，造成面谈时态度拘谨，不能倾谈，就应当向对方表示歉意，用心听对方谈话要点，在面谈后第一时间记录下与该离职人员的面谈情况。④整理记录、提出建议。面谈结束后，应及时对面谈记录进行整理，总结出该员工离职的原因和规律，提交分析报告，经审核后保存资料。同时，面谈人员也要总结自身在此次面谈中的得失，以期下次面谈做得更好。

（2）离职面谈技巧　①注重对离职员工信息的收集，保证组织离职沟通的有效性。在离职面谈前进行必要的准备，开展与离职员工有关信息的收集，可以为高效的离职面谈奠定良好的基础。具体而言，收集的信息应该包括：第一类是与离职员工有关的个人信息，包括职位信息、心理状态信息、阅历与经验信息、家庭背景信息、生活状况信息等；第二类是与员工有关的绩效和薪酬信息，包括所获得的荣誉和奖励信息、薪酬福利信息、绩效表现等内容；第三类是员工离职信息，包括离职原因，离职后的目标单位、目标岗位。第一、第二类信息的获取相对简单，第三类信息的收集难度较大，但是此类信息的有效获得会有助于把握员工离职的核心原因，促进离职面谈的成功。②慎重选择面谈人。一般而言，离职面谈通常应由企业人力资源管理部门负责实施。对于核心员工，由于其所处地位在企业举足轻重，需要选择高管主持面谈。选择离职面谈人选有两种思路：一是可以由人力资源部门相关人员实施面谈；二是由企业管理人力资源业务的副总裁或者分管离职员工所在部门的副总裁执行。对于最为稀缺的人才，有时甚至需要企业最高领导亲自出马，表示企业对该员工的重视，以便尽最大努力挽留。③选择适当的面谈时机。人力资源部门只有把握好最佳面谈时机才能收到预期效果。应利用以下两个时间点与离职员工进行交流：第一个时间点是得到员工离职信息时，因为此时许多员工的离职意愿还不是非常明确、坚定，有时可能仅因为某件事情而萌生去意，如果及时沟通，往往能使员工收回辞职决定；第二个时间点是员工去意已决并办理完离职手续后，因为此时离职员工已无任何顾忌，最容易讲出心里话。④正确选择沟通策略。在员工离职前，对于面谈策略的恰当把握，会有助于降低离职率以及缓解员工的抱怨。通常面谈策略应根据面谈对象、面谈时机及面谈原因的不同有所差别。例如，对那些因为突发事件而产生离职意愿的员工和那些经过长期考虑而产生离职意向的员工，就应该选择不同的沟通策略。⑤营造宽松的客观环境。在进行离职面谈时，首先要注意面谈的时间和地点的选择。由于离职面谈的特殊性，面谈地点应该具有一定的私密性。一方面不要让其他员工知晓，毕竟这不是普通员工谈话；另一方面避免面谈被打断和干扰，好的面谈环境应该有利于离职员工自由地谈论问题。⑥积极地倾听。人力资源管理人员在面谈时应注意面谈技巧，不应只是按照事先列出的问题逐一发问，更主要的是积极地倾听，同时要适时地保持沉默，让离职员工有足够的思考时间。人力资源管理部门应该在事先把握离职真实原因的基础上，充分了解面谈对象的性格特征，从细节之处捕捉面谈对象的心理状态，并预期其将产生的反应，以此选择合适的面谈切入方式，并有效避免面谈过程中出现冷场、情绪激化、失控并导致面谈不能继续和面谈失败的情形。如果离职员工是怀着对企业怨恨的心理离开的，面谈者要尽量听其发泄出来，同时询问令其不满的原因，以便使企业能够发现自身管理上的问题。

2. 重视离职员工的培育和维护　尽管员工一旦离职就结束了与组织的雇佣关系，但是如果组织能够处理好与离职员工的关系，这些离职的员工仍然可以作为企业可利用的重要资源，为企业创造可观的价值和财富。

（1）将离职员工作为企业再雇用的源泉　事实表明，与雇用新员工相比，企业再次雇用离职员工的成本要低，而且一旦重新雇用，离职员工为企业效力的时间往往比新人更长。

（2）依靠离职员工为企业介绍合适的员工人选　离职员工了解企业的文化及需求，由离职员工介绍的应聘者可能比较适合企业，可以为企业减少招聘费用。

（3）将离职员工作为企业的"外部资源"　由于离职员工具有相当丰富的知识素养和从业经验，能够帮助企业紧跟市场和技术潮流以抓住宝贵的投资机会，因此他们也是企业创新的智力源泉。很多企业都和离职员工保持联系，以利用他们的社会资源获取商业信息。例如，麦肯锡咨询公司不惜斥巨资培育广泛的离职顶尖人才的关系网，专门汇编了一本"麦肯锡校友录"，即离职员工的花名册，这一措施为公司带来了丰厚的知识资本回报。

（4）维护在职员工的信心和士气　公司与离职员工保持良好关系，会给现有员工传递正面的信息，使他们感觉企业会善待所有员工，包括主动离职的员工和不得不辞退的员工，以增加现有员工对企业的认同感和忠诚度。

本章小结

劳动关系是指劳动者与用人单位之间在劳动过程中发生的关系，如工作条件、工作任务、工作时间、工作期限、劳动报酬、社会保险、劳动纪律、生活福利及其他权利和义务等。劳动关系具有平等性、隶属性和经济利益性。劳动关系的表现形式是冲突和合作，其基本表现形式是合作。劳动关系管理制度主要有劳动合同和集体合同制度、三方协调机制、劳动标准体系、劳动争议处理制度和劳动保障监察制度。

劳动合同是指劳动者与用人单位确立劳动关系、明确双方权利和义务的协议。劳动合同的法律特征是劳动合同主体的特定性、劳动合同当事人法律地位的平等性、劳动合同履行中的隶属性和劳动合同目的的过程性。劳动合同根据期限划分，可分为固定期限劳动合同、无固定期限劳动合同和以完成一定工作任务为期限的劳动合同。劳动合同的必备条款主要包括劳动合同期限、工作内容和工作地点、劳动保护和劳动条件、劳动报酬、工作时间和休息休假、劳动合同终止的条件、违反劳动合同的责任。劳动合同订立要坚持合法、公平、平等自愿、协商一致、诚实信用的原则。劳动合同的变更、解除、续订和终止均有特定的条件规定。集体合同是指用人单位与本单位职工双方代表根据法律、法规的规定，就劳动者的劳动报酬、工作时间、休息休假、劳动安全卫生、保险福利等事项，通过集体协商所签订的书面协议。签订集体合同的原则有合法原则、平等合作原则、协商一致原则、兼顾各方利益原则和审查原则。

劳动争议又称劳动纠纷，是指劳动关系双方当事人之间关于劳动权利和劳动义务发生的争执和纠纷。劳动争议处理的原则有合法性原则、着重调解原则、公正性原则和及时处理原则。我国劳动争议处理的程序包括协商、调解、仲裁、诉讼等。劳动争议调解的程序有申请调解、受理劳动争议和实施调解。劳动争议仲裁的程序有申请、受理、开庭、调解、裁决。劳动争议的诉讼是劳动争议当事人向人民法院的起诉、上诉，以至人民法院对劳动争议案件进行审理的活动。人民法院审理劳动争议案件的程序有起诉与受理、审理前的准备与调查取证、调解和审判、执行。

员工离职的流程主要包括辞职申请、挽留程序、辞职审批、工作交接、清还用品、财务结算、劳动关系解除和后续管理。离职员工管理主要包括做好离职员工面谈和重视离职员工的培育和维护。离职面谈的主要技巧：一是注重对离职员工信息的收集，保证组织离职沟通的有效性；二是慎重选择面谈人；三是选择适当的面谈时机；四是正确选择沟通策略；五是营造宽松的客观环境；六是积极地倾听。

【推荐资料】

    1. 中华人民共和国劳动合同法（2013 年版）。

    2. 中华人民共和国劳动法（2018 年版）。

【思考题】

    1. 什么是劳动关系？试述劳动合同订立与劳动关系确立之间的关系。

    2. 劳动合同订立应遵循什么原则？

    3. 劳动合同的主要内容有哪些？简述劳动合同解除的方式。

    4. 什么情况下劳动者可以立即解除劳动合同，且不需要事先告知用人单位？

    5. 什么是集体合同？集体合同与劳动合同有何区别？

    6. 劳务派遣应在什么样的工作岗位上实施？

    7. 试述劳动争议的概念、特征及劳动争议处理应遵循的原则与程序。

    8. 试述员工离职的内涵、类型及其影响因素。

    9. 如何进行员工离职面谈？

【案例分析】

<h3 style="text-align:center">张伟的劳动仲裁</h3>

    张伟在 2004 年 4 月 8 日与 A 化工厂签订了为期 3 年的劳动合同，担任该工厂注塑车间工程师。合同书中规定张伟的试用期为 1 年，并且约定张伟在试用期内不得单方与化工厂解除劳动合同。试用期满后，张伟要求解除合同时，需提前 60 天通知厂方，并须征得厂方的同意，否则厂方不负责转移档案关系。合同中规定，实行每周 5 天、每天 10 小时工作制，且约定张伟应为公司严守各项商业秘密，凡公司的商业信息、生产、工艺技术，以及被聘期间所承担的设计项目等任何时候均不得向外单位、个人泄露和提供。如果在公司工作 3 个月以上，张伟离开公司后 1 年内不得在省内同行业其他公司中从事与本公司相同或与本公司相冲突的技术业务工作，否则张伟应承担相应的经济及法律责任。

    2005 年 6 月 7 日注塑车间的 2 号设备发生故障，影响了全厂的生产，急需抢修。厂长要求所有职工加班，抢修设备。张伟以"自己家住得太远、小孩太小没人照顾"为由，不愿意加班。而张伟是车间骨干，如果不加班，会使抢修工作受到一定影响。工厂经了解得知，张伟住处离工厂并不太远，儿子已上小学，并且张伟的妻子和父母都可以照顾小孩。于是厂长在征求工会意见后，做出给予张伟警告处分并扣发半年奖金的处罚决定。张伟一气之下，不辞而别，跳槽到公司的竞争对手企业。为此，A 化工厂认为张伟作为公司的骨干，不辞而别给公司造成工作岗位的空缺，使企业蒙受一定的经济损失，而且在其他职工中产生了不良影响。为此，A 化工厂以张伟违反劳动合同，应予以赔偿为由，于 2005 年 7 月 1 日向劳动仲裁部门申请仲裁，要求张伟赔偿违约金 5 万元。张伟则认为，用人单位决定加班未与工会协商，而且本人也未同意加班，不能以违反纪律为由给予处罚，于 2005 年 10 月 1 日以对除名处分不服为由向人民法院起诉。人民法院不予受理，张伟则向劳动争议仲裁委员会申请仲裁，仲裁委员会也未受理。

【讨论】

    1. 张伟的工作合同哪些内容违反劳动法规定？

    2. 张伟是否违法解除劳动合同？

3.张伟要求解决争议的程序上是否有不符合法律规定的地方？为什么？

4.仲裁委员会是否应受理张伟的仲裁申请？如果受理申请，是否应支持张伟的请求？

资料来源：郑兴山.人力资源管理.上海：上海交通大学出版社，2008.

扫一扫，查阅本章数字资源，含PPT、音视频、图片等

学习目标

1. 掌握跨文化人力资源管理的概念、特点及模式；医药人力资源外包的内容。
2. 熟悉跨文化人力资源管理策略；医药人力资源外包流程及风险防控。
3. 了解人力资源管理前沿的基本内容。

【导入案例】

北京同仁堂集团的人力资源外包

近年，北京同仁堂集团爆出一则新闻：同仁堂总部机关的200多名干部被集体解聘并重新竞聘上岗。尤为让人意想不到的是，主持本次竞聘上岗工作的不是公司的组织人事部门，而是委托北京工业发展咨询有限公司全权负责。据同仁堂称，运用外包形式选拔干部，解决了六大问题：一是管理机制彻底理顺了；二是选择干部过程中的复杂问题变简单了；三是真正的人才脱颖而出了；四是人力资源得到了全面盘点；五是干部队伍的危机意识普遍增强。每年一次业绩考评、重新聘任和培训仍不合格者将末位淘汰，已成为干部努力学习、主动学习、不断提升能力建设的原动力；六是为全面完善企业法人治理结构奠定了基础。所以说，同仁堂虽然是第一次尝试这种外包形式，却感到"此举确实收到了意想不到的效果"。

资料来源：http://arts.51job.com/arts/07/278777.html

【思考】

北京同仁堂集团是如何有效进行人力资源外包工作的？

随着我国"供给侧改革"时代来临，以及医药行业政策的变化，现代医药企业正处于一个充满变革和高度不确定的时代。自2013年以来，医药产业内部面临营销大转型，新一轮大并购、大整合开始，产业大变革必然导致医药企业人力资源管理面临前所未有的挑战，迫使管理者必须深入医药人力资源管理的最前沿，不断提升自身的创新能力，助推医药行业健康发展。

第一节　跨文化人力资源管理

随着经济全球化的深入，国际分工日益精细，国家间依赖性日益增强，越来越多的医药企业成为跨文化企业。这些企业在管理上要面对诸多的文化差异，给人力资源管理提出了新的挑战。跨文化人力资源管理已成为影响企业生存发展的一个关键性因素。

一、跨文化人力资源管理概述

（一）跨文化人力资源管理的定义

1. 跨文化的含义　跨文化（Inter-Cultural），即交叉文化（Cross-Culture），是指具有两种以上不同文化背景的群体之间的交互作用和影响。当一种文化跨越了在价值观、宗教信仰、思维方式、语言、风俗习惯及心理状态等方面与之不同的另一种文化时，就称为跨文化。它包括三个层次差异：即双方母国（或民族）文化差异、双方母公司自身特有的企业文化差异和员工个体文化差异，正是这些差异造成了人力资源管理上的困境。

2. 跨文化人力资源管理的内涵　跨文化人力资源管理是由来自不同文化背景的、存在跨文化差异的员工组成的企业对人力资源进行获取、保持、培训开发、融合和调整等一系列的管理活动和管理过程。跨文化人力资源管理主体是企业，如跨国企业、跨地区的企业；管理对象是具有不同文化背景的群体，可能来自企业外部，如驻地国政府部门、民族、人才中介机构、社区等，也可能来自企业内部，如管理者、员工等；管理目的是找到最有效的人力资源管理模式，在不同文化差异群体相互融合影响过程中解决矛盾冲突，实现人力资源最优配置。

值得注意的是，跨文化人力资源管理绝不是文化的同一化，而是在保持本土文化基础上的兼收并蓄，不断创新，建立既有自己特色又充分吸纳异文化成果的管理模式。

（二）跨文化人力资源管理的特征

1. 人员结构多元化　跨文化企业的雇员来自不同的国家或地区。由于文化背景的不同，外来的管理人员和技术人员与当地雇员之间在管理风格和价值取向上存在很大差异，容易造成管理层与员工层之间矛盾、对立的局面。

2. 文化认同的过程性　跨文化企业中存在着差异较大甚至冲突的文化模式。受民族、价值观、宗教信仰、种族优越感和语言沟通障碍等方面因素影响，跨文化企业所有成员都要了解对方的文化模式，进行文化沟通以消除障碍，接受或建立企业全新的特有文化。

3. 管理难度增加　跨国企业的员工来自不同的文化背景，存在着文化差异，对管理目标的理解、执行和评价可能都不一样，因此，国际化员工所组成的工作群体容易形成不同文化派别，使人力资源管理更加困难。

4. 管理风险加大　因为各国的法律、管理体系、劳动关系、工会的背景都不同，跨国企业所面临的劳资关系与单纯的国内企业有很大不同。比如在法国，工会的影响力很大，甚至要求公司董事会中必须有工会或员工代表；而在一些国家，企业中工会的影响力非常小或者根本不存在。当管理方式不为员工接受时，就有可能导致管理失败。

案例链接

跨国药企跨地域拓展之人力资源管理问题

某公司是一家全球知名的药业公司，在华投资已有十多年时间，总部设在上海，在内地拥有一家工厂，公司销售人员则遍及全国 40 多个城市。随着公司业务迅速发展，市场份额不断扩大，却被一些复杂的人事管理问题困扰着。

由于各地的个人所得税和社会保障政策各有不同，而销售人员的流动率又比较高，总部的人力资源部门很难在第一时间掌握到这些变化，因此经常会造成个人所得税、加班工资计算错误，社会保险扣缴错误或迟缴，进而造成员工工资晚发，外埠员工对此意见很大，影响了公司的正常运作。另外，总部对外地员工的档案和劳动关系无法直接管理，有的是员工自己保管档案，有的是由当地销售团队中的主管兼管。由此带来的是销售人员的离职管理滞后，甚至出现营业款还未清算人就"蒸发"的情况，公司蒙受了不少损失。

资料来源：http://arts.51 job.com/arts/07/278777.html

【思考】

该公司如何解决跨地域发展与人力资源管理滞后的矛盾呢？

二、跨文化人力资源管理模式

（一）民族中心模式

该模式指跨国企业将在本国母公司中的政策与操作方法直接移植到海外子公司，由母公司派出的本国员工进行管理，东道国雇员只占据低层次的和辅助性的岗位。人力资源管理政策由母公司统一制订，各海外子公司只是严格执行已经标准化的政策。民族中心模式主要适用于无差异策略推广单一产品的特大跨国企业，典型例子是美国麦当劳。

（二）多中心模式

该模式中，母公司与子公司基本上是相互独立的，各子公司实行适合当地特定环境的人力资源管理政策，主要管理人员由当地员工担任，如瑞士罗氏制药非常强调人才本地化战略，很好地避免文化冲突，顺利开展业务。

（三）地区中心模式

跨国公司将分支机构按地区进行分类，如欧洲区、北美区等。为子公司配置职员时，不考虑雇员国籍，只是要求子公司经理人员来自东道国所在地区。地区管理人员虽不可能被提升到总部位置，却享有一定程度的地区决策自主权，如拜耳医药（中国）。

（四）全球中心模式

该模式是一种理想的模式，指母公司对子公司的管理采用"分权式的计划与集权式的控制"，企业总部与子公司的相互关系强调在保证企业总部有效控制的前提下，给予子公司较大的自主权。

知识链接

跨文化人力资源管理模式比较

4 种跨文化人力资源管理模式比较，见表 10-1。

表 10-1　4 种跨文化人力资源管理模式比较

对比项	民族中心模式	多中心模式	地区中心模式	全球中心模式
组织的复杂程度	母国复杂，国外子公司简单	各地子公司情况不同，具有较大的独立性	在地区层次上有较大独立性	复杂
决策权的分配	集中在总部	交给各地子公司	地区分部与子公司共同决策	全球范围内总部与子公司相互配合，共同决策

续表

对比项	民族中心模式	多中心模式	地区中心模式	全球中心模式
文化特征	母国文化	东道国文化	地区文化	全球文化
人员	本国员工担任管理人员	东道国员工担任管理人员	本地区内各国员工担任管理人员	适人适位，最好的员工被安排到最合适的地方
评价标准	母国标准	各国当地标准	在区域层次上决定	通用标准并使之适合各地具体情况

案例链接

西安杨森的雁文化

西安杨森作为目前我国规模最大、品种最多、剂型最齐全的合资医药企业，曾两度摘取全国十大最佳合资企业第一名的桂冠，其成功在很大程度上是跨越文化障碍，土洋并举形成了独特的雁文化。

和谐的团队精神是雁文化的精髓所在，对一个外来的洋企业来讲，如何在企业文化建设中克服水土不服带来的负面影响，只能利用和适应中国文化。与此相应，企业在进行人力资源管理时，要利用文化因素，实现人与文化的融合，必须使企业文化成为员工、公司与社会之间的纽带，做到在进行人力资源管理时，实现企业文化与员工心理需求的紧密结合；调整企业文化，使公司的人力资源管理与公司的文化环境相适应。西安杨森在这两个方面均做得相当出色。首先在培训时将企业文化融入培训全过程，在提高员工能力的同时，增强员工对企业文化的认同感。根据公司和员工的具体特点，在销售人员中唤起他们的进取精神和接受挑战的意识，提倡做销售"雄鹰"，在全体员工中则宣传"雁的启示"，倡导团队精神。前者符合员工对高薪金和事业成功、自我实现的双重追求，后者则利用了人渴望相互接近、相互帮助的心理。同时根据中国员工福利思想浓厚的状况，西安杨森一方面教育员工要摒弃福利思想，另一方面又充分考虑到中国社会保障体系不完善，尽可能地为员工解决实际生活问题，具体表现为：职工个人待业、就业、退休保险、人身保险由公司承担，有部门专门负责；员工的医疗费用可以全部报销；在住房上，公司借鉴新加坡的做法，并结合中国房改政策，由员工每月按工资支出25%，公司相应支出35%，建立职工购房基金。这已超过了一般国有企业的公积金比例。如果基金不够，在所购房屋被抵押的情况下，公司负责担保，帮助员工贷款。这样在西安杨森工作4～6年的员工基本上都可以购买住房。

正是通过鹰的勇敢精神和雁的和谐文化的结合，现代文化与传统文化的有机统一，成就了西安杨森的经营实践。

资料来源：http://www.xian-janssen.com.cn/

三、跨文化人力资源管理策略

跨文化人力资源管理要规避和化解经营管理过程中可能出现的文化冲突，以维系不同文化背景的员工共同的行为准则，可采取以下策略。

（一）识别文化差异

正确区分文化差异的程度和维度，对文化差异可能产生的积极或消极作用做出预测和评估，发现和预见其中的文化冲突因素，对可能产生的文化对立予以防范和规避，从而防止和避免企业文化冲突导致的人力资源管理失控。对不同文化从理念层、制度层、行为层、符号层等进行融合创新，形成兼容性强、多元化的既"适应他人"又"保持自我"的文化合金。"适应他人"指尊重、理解东道国文化，"保持自我"是将本国优秀文化变为强势竞争力，塑造文化合金。

（二）加强跨文化培训

加强跨文化培训是跨文化人力资源管理的重心所在，把具有不同文化背景的员工集中一起进行专门的文化教育研究、文化的敏感性训练、跨文化沟通及冲突处理、实地考察、地区环境模拟、情景对话、角色扮演、语言培训等，以打破个人文化障碍和角色束缚，造就高质量各类跨文化人才。

（三）严格甄选外派人员

对于跨国公司而言，一项失败的外派任职直接损失在 25 万～ 50 万美元，而 99.9% 的驻外人员不能适应海外跨国公司工作的主要原因是不能适应海外的文化差异和工作方式。因此，选择外派人员时，除考察忠诚和才干外，还应侧重考察其对不同文化的适应和协调能力，包括民族优越感倾向、对多元文化的体验、认识及承受能力和人际交往的敏感性等，以提高外派成功率。

（四）推行人力资源本土化战略

本土化策略，通俗地说就是要入乡随俗。本土化的实质是跨国公司将人事等全方位融入东道国经济文化中的过程，通过全面调查，了解本土实际经济、文化、生活习俗等情况而进行的一系列融入性调整。人力资源本土化有利于降低跨国公司海外派遣人员和跨国经营的高昂费用，与当地社会文化融合，减少东道国对外来资本的危机情绪；有利于东道国经济安全，增加就业机会，增强跨文化环境的适应能力。

（五）实施全球导向的国际人力资源管理战略

通用电器（GE）前总裁韦尔奇曾说："除非将人才全球化，否则就没有将公司真正全球化。"全球导向的跨文化人力资源管理，要求选拔和培训具有不同文化背景的经理人，注重与职位的匹配性，淡化个人国籍或任职国家，主动接受全球公司文化，灵活对待不同的文化和国家社会制度。另一方面，要求制订合理的薪酬绩效机制，在全球范围内吸引人才。

第二节　医药人力资源外包

把不懂的业务全部包出去，我们只做我们熟悉的！

——彼得·德鲁克

目前，人力资源外包作为业务流程外包（Business Process Outsourcing，BPO）的重要组成部分，已成为世界范围内的管理变革趋势。美国管理协会（AMA）最近所做的调查中，94% 的企业承认他们将一项或多项人力资源职能外包。我国人力资源外包市场仅相当于美国的 1/25，但市场潜力却是美国的 5.6 倍，拥有巨大的发展空间和机会。

一、医药人力资源外包概述

伴随科技的迅猛发展，行业竞争日益激烈。我国医药产业正进入一个快速和空前剧烈的分化、调整和重组的新时期。医药企业强调聚焦于自身核心业务，而从外部获取专业、高效、低成本的服务，通过非重要业务流程的外包，从而实现企业精简，更好适应迅速变化的市场环境。

（一）医药人力资源外包的定义

1. 外包 1990 年，美国学者加里·哈默尔（Gary Hamel）和普拉哈拉德（C.K.Prahalad）在《哈佛商业评论》上发表了《企业的核心竞争力》一文，最早提出"外包"的概念。外包（Outsourcing）是指企业整合利用其外部最优秀的专业化资源，从而达到降低成本、提高效率、充分发挥自身核心竞争力和增强企业对环境的迅速应变能力的一种管理模式。

2. 人力资源外包 人力资源外包（Human Resources Outsourcing，HRO）是指企业将人力资源管理中非核心部分的工作全部或部分委托专业化人力资源管理外包服务机构完成，是一种新型的人力资源管理模式，能使管理者集中精力于战略性人力资源管理及核心业务，从而使企业降低运营成本和风险，提升核心竞争力。HRO 和 HRM 外包是有区别的两个概念。HRO 泛指伴随着业务外包而引起的人力或劳务外包，HRM 外包往往单指管理职能的外包。

3. 医药人力资源外包 医药人力资源外包，即医药企业人力资源外包，指医药企业将招聘、绩效、测评和培训等业务活动外包给专业服务机构，一方面可以减少企业自身能力不足造成的管理风险和消除内部管理带来的营私舞弊等情况的发生；另一方面可以通过合同约定对供应商的服务提出要求，当他们的服务达不到要求时，可以索取赔偿金，从而达到风险转移的目的。

（二）医药人力资源外包的内容

1. 人力资源业务流程外包 人力资源业务流程外包（HR Business Process Outsourcing，HRBPO）指通过将技术性人力资源工作转移给外部服务商，而使得企业自身更专注于战略性人力资源管理工作，有利于提升人力资源管理的战略价值。当前，HRBPO 主要涉及招聘管理、员工培训、绩效管理、薪资与福利管理（图 10-1）。例如，2011 年南京医药股份有限公司与合易咨询公司签订人力资源重点项目外包协议，公司在中高端人才市场化引进、人力资源内部市场化运

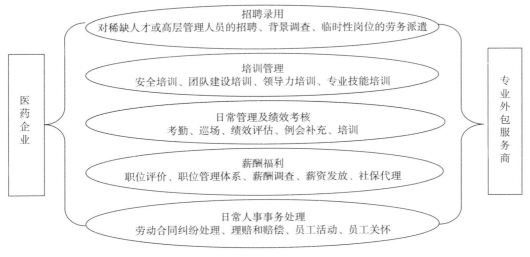

图 10-1 人力资源业务流程外包的内容

作方面进行尝试，全面开展与外部市场化招聘相结合的岗位遴选，并启动人力资源内部服务外包工作，为部分控股子公司及事业部提供了内部市场化服务，在一定程度上降低了管理成本。

2. 人力资源咨询外包 人力资源咨询外包（HR Consulting Outsourcing，HRCO）是指以顾问形式而非参与管理与执行来帮助企业建立人力资源战略或人力资源管理体系。主要包括人力资源治理模式、人力资源规划、组织再造、人力资源业务流程设计，以及职位、绩效、薪酬体系设计等。人力资源咨询是一种服务商对企业进行人力资源管理理念、方法与技术的知识转移，并且往往是一次性的服务。对于中小型医药企业，采用人力资源咨询外包的方式来进行公司的人力资源管理，是一个实用的方法。

3. 劳务派遣和劳动关系外包 劳务派遣指用人单位根据自身工作和发展的需要，通过正规劳务公司，派遣所需要的各类工作人员。派遣机构与被派遣劳动者建立劳动关系，负责工资支付及保险缴纳等日常管理工作，用工单位则实际使用劳动者，并向派遣机构支付服务费用（图10-2）。劳务派遣主要有两种形式：一种是按一定期限租赁人员；另一种是以完成某个工作项目为准租赁人员。劳动关系外包是随着劳务派遣的产生而产生的，用人单位实行劳务派遣的同时也就意味着用人单位将员工与公司的关系外包给了派遣公司。

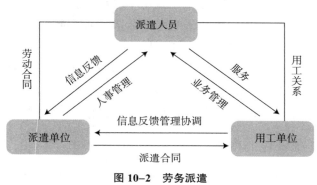

图10-2 劳务派遣

知识链接

人力资源外包细分项目

根据统计，目前较常见的人力资源外包细分项目有以下八种。

1. 代办员工的录用、调档、退工手续、社保开户变更手续、年检手续、外来人员综合保险。
2. 受用人单位委托招聘派遣岗位所需人才。
3. 代办人才引进、居住证、就业证手续。
4. 代理户口挂靠及档案委托管理相关人事手续。
5. 提供各类商业保险、福利及培训方案，规章制度设计、薪酬设计等。
6. 提供人事政策、法规咨询、调解劳动争议等。
7. 调查员工满意度、调查薪资、拟定岗位描述。
8. 人力资源规划。

资料来源：http://baike.baidu.com/subview/8969317/8956965.htm

（三）人力资源外包的理论基础

人力资源外包的产生不但有现实的社会需求，也有其理论基础。

1. 交易成本理论　科斯在《企业的性质》一文中指出，企业之所以出现是因为市场运行是需要付出成本的，当企业内部组织一笔交易所产生的边际成本与在公开市场上达成一笔交易所产生的边际成本相等时，企业的扩张就不能再继续下去。根据交易成本理论，当企业在组织内部进行人力资源管理所产生的成本大于其将人力资源外包给市场上专业外包服务机构所需要的费用时，企业就会将人力资源外包出去，以降低总的交易成本。

2. 核心竞争力理论　那些能给企业带来长期竞争优势和超额利润的能力和专长，才是企业的核心能力。通过人力资源外包，将非核心业务外包给外部服务商，通过联盟与合作，企业可以集中有限的资源发展核心业务，以增强人力资源活动在提升企业核心竞争力方面的作用。

3. 资源配置理论　资源是在特定时期构成企业强势和弱势的任何有形和无形资产（Wernerfelt，1984），人力资源外包是发挥资源选择机制作用的过程，企业采用人力资源外包，通过合理的运用外部资源，促使企业对内部资源进行最合理、最有效的配置，从而发挥企业外部资源和内部资源的协同作用，建立企业竞争优势。

知识链接

名人名言

任何企业中仅做后台支持而不创造营业额的工作都应该外包出去，任何不提供向高级发展机会的活动与业务也应该采取外包形式。

——彼德·德鲁克（Peter Druker）

在过去，资源外取被认为是企业的一种劣势，但是现在，资源外取却可能是智慧型企业运作的关键，项目外包是推动企业和产业结构转型的重要力量之一。

——詹姆斯·奎因（James Quinees）

外包将成为战略经营工具箱中的常备工具。

——迈克·比尔（Michael Beer）

（四）医药人力资源外包的方式

1. 全面人力资源职能外包　全面人力资源职能外包指将医药企业的绝大部分人力资源职能包给服务商去完成的外包方式。鉴于服务商的能力和企业对外包活动的控制力还在发展中，目前实行全面人力资源外包的主要是小型企业，中型和大型医药企业较少。

2. 部分人力资源职能外包　部分人力资源职能外包是目前采用最普遍的方式。企业根据自身实际需要，将特定人力资源活动（如人员配置、薪资发放、福利管理等）外包出去，同时在内部保留一些人力资源职能。若选择得当，能获得更好的成本效益。例如，北京外企人力资源服务有限公司（FESCO）为某国有药业集团 OTC 项目提供全国 40 个城市的医药代表及区域销售经理的项目外包服务。

3. 人力资源职能人员外包　人力资源职能人员外包指医药企业保留所有人力资源职能，但让一个外部服务商来提供维持企业内部人力资源职能运作的人员。这基本上是一种员工租赁方法。采用这类方法的企业常常要求外部服务商雇用他们现有的人力资源工作人员。

4. 分时外包　分时外包是指企业分时间段选择外部服务商，根据企业计划系统和设备的使用时间，由服务商提供技术人员，集中处理企业人力资源事务。这种模式比较经济，关键要做好资源分配计划。

（五）医药人力资源外包的程序

医药人力资源外包有其严格、规范的程序（图 10-3）。

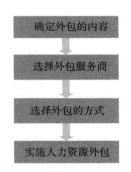

图 10-3　人力资源外包的程序

1. 确定外包的内容　确定合适的人力资源外包项目是外包取得成功的前提和关键。根据企业发展目标和人力资源部门的实际情况，确定人力资源外包的内容。譬如，目前很多企业已经把人才招聘外包出去，而档案管理、考勤记录、工资发放、薪酬福利的外包也呈现高速增长的趋势。但涉及企业文化、员工关系等事关企业核心竞争力的事务，即战略性工作，不能轻易外包。

2. 选择外包服务商　企业在选择服务商时，一般应当选择那些信誉度良好、实力雄厚、在业内享有良好口碑的公司。同时也要考虑外包服务商的企业文化，如与本企业的文化相似或兼容，则沟通合作起来往往会比较顺利，外包成功的可能性也更大。

知识链接

大中华区人力资源服务机构品牌 10 强榜单

大中华区人力资源服务机构品牌 10 强榜单，见表 10-2。

表 10-2　大中华区人力资源服务机构品牌 10 强榜单

排名	LOGO	品牌	总部	成立时间（年）	主营业务
1	ADP	安德普翰 ADP		1949	人力资源外包与人才派遣
2	CIIC	中智 CIIC		1987	人力资源外包与人才派遣
3	randstad	任仕达 Randstad		1960	人力资源外包与人才派遣
4	AON Hewitt	怡安翰威特 AonHewitt		2010	人力资源外包、人力资源咨询
5		智睿咨询 DDI		1970	人力资源咨询、人才评鉴
6	SAP	思爱普 SAP		1972	电子化人力资源管理
7	前程无忧	前程无忧 51job		1999	招聘
8	MERCER	美世 Mercer		1937	人力资源咨询
9	FESCO	北京外企 FESCO		1979	人力资源外包与人才派遣
10	ORACLE	甲骨文 ORACLE		.1977	电子化人力资源管理

资料来源：http://www.hroot.com/Rankings/2014/brands.html

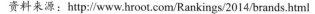

3. 选择外包的方式　企业寻求人力资源管理外包服务商的方式可分为三大类。第一类是普通的中介咨询机构；第二类是专业的人才或人力资源服务机构；第三类是高等院校、科研院所的人力资源专家或研究机构。在实际操作中企业往往会召集各类人员，组成一个"智囊团"，力求把工作做好。

4. 实施外包　经过上述工作，人力资源外包就可以由相应的服务商来负责实施。在这期间，企业一方面要注意外包风险的防范与控制，另一方面应积极参与和配合外包服务商，尽可能提供帮助，共同把工作做好。

二、医药人力资源外包的优势

自 20 世纪末，外包的趋势开始向医药业蔓延时，这个市场便不断扩大。正是基于这种经营模式的创新，它有如下优势。

（一）节约管理成本

我国大多数医药企业规模较小，受制于规模、成本、效益等诸多因素，由于减少了在用工手续、薪酬发放、档案管理、劳资纠纷等方面的人力和费用支出，节省了大量事务性工作的资金和时间，医药企业从专业公司那里获取人力资源方面的信息和高质量的服务，远比自身拥有庞大繁杂的人事管理队伍更能节约成本。企业足不出户就能易如反掌地圆满完成人事工作，做到了"用人不管人"。

（二）降低用工风险

医药企业与第三方服务机构建立受法律保护的合作关系，可以有效避免法律风险并减少适应劳动政策变革所耗费的精力。第三方专业机构与员工建立劳动关系，医药企业与员工只是一种有偿使用关系，从而避免了与劳务人员的人事及劳动纠纷。

（三）增强企业的应变能力

医药企业根据自身的经营状况来确定劳务人员的增减，为市场急剧变化或因季节性的用工而导致用工数量较大变化提供了有效途径，增强了企业的应变能力。

（四）提高核心竞争力

通过外包服务，医药企业更专注于自己的核心业务，对于面临新机遇与新挑战的人力资源部门来说，可以从日常人事管理和大量事务性工作中解脱出来，集中精力于战略与文化的整合，从而提升人力资源管理的高度和核心竞争力。

（五）增强企业的凝聚力

专业的外包服务商能够规范操作，有效遏制随意性的薪资、员工管理，对管理工作的规范性、公正性起到促进作用，并通过多种渠道为医药企业员工提供迅捷、及时的反馈与服务，有效提高员工对人力资源基础服务的满意度，从而增强企业的凝聚力。

外包已被证明是医药企业整合上下游资源、提升管理核心业务的一种有效工具，它必将越来越多地促进企业从灵活的企业管理中受益。

企业各阶段面临的挑战与人力资源外包的优势

企业各阶段面临挑战与人力资源外包的优势，见表10-3。

表10-3   企业各阶段面临的挑战与人力资源外包的优势

阶段	面临的挑战	人力资源外包的优势
初创期	·人力资源部门与政府部门之间、企业内部都存在大量繁杂性事务 ·资金、人手和精力有限，短期内企业无法考虑在人事上过多地投入	·只需要少量费用，在最短的时间内，由熟练的人事操作人员专业而圆满地完成人事业务操作
快速扩张期	·企业新发展地区的人事政策和操作方式与总公司的有不少差异 ·管理成本和用工成本大幅增加	·可选择在当地有分支机构的人才机构，方便人事管理 ·降低管理成本，节省人员成本
稳定期	·需要激发员工的工作热情和创造力，保持企业的活力 ·人事工作范围和胜任力出现新的变化，以适应日益激烈的竞争	·提供全球最先进的人事运作经验、模式和技术 ·协助人力资源部门更加专注于企业文化、员工职业生涯规划、核心员工保留及人才阶梯计划等企业战略性工作
突破期	·市场变化日新月异，更需要人力资源部门与业务部门、财务部门紧密合作，最大化地促进企业发展	·人力资源部门协助财务部门优化财务数据管理，支持业务部门发展，提高员工绩效管理

三、医药人力资源外包的风险

医药产业是高科技、高风险、高投入、高产出的产业，人力资源是其第一资源，人力资源外包作为一种新型的人力资源管理方式，有其自身潜在的风险。

（一）企业经营安全风险

在外包过程中，存在着信息不对称现象，很多时候企业难以准确掌握反映外包服务商真正实力的信息，外包服务商可能会向企业提供不充分或不真实的信息，使企业难以做出科学的外包决策。另外，企业商业秘密或所有权信息可能通过外包服务商泄露给竞争对手，从而使企业面临潜在的风险。

（二）来自员工方面的风险

外包对于企业及员工而言是一种变革，原来的管理流程、职责分配、汇报关系及个人的职业发展定位都会有不同程度的改变，员工产生各种顾虑和猜疑在所难免。这些猜疑和顾虑的存在会直接或间接地影响员工的工作情绪，从而加剧企业内部人员的流动，导致新一轮矛盾的加剧和内部冲突。另外，由于外包是利用外部人才来承担企业的内部职能，在外包的同时，若忽视了内部员工的作用，则会挫伤他们的工作热情，带来恶果。

（三）企业文化沟通方面的风险

企业文化的形成是一个长期的过程，且一旦形成很难改变。人力资源外包作为企业与外包商之间的一种合作行为，合作过程中必然产生文化的交叉与碰撞。若外包商在提供服务时不能很好地适应企业文化，则会造成服务质量与效率的下降，引起发包方企业员工的不满。目前我国一些外资人力资源外包商，正是由于政治、经济、文化上的差异，导致"水土不服"。

（四）企业内部管理风险

企业内部管理风险主要包括企业自身人力资源职能边缘化和人力资源管理失控两方面。

随着人力资源外包在国内的不断发展，外包服务的内容已经逐渐涵盖了人力资源的主要职能。在这种趋势下，选择进行外包的医药企业自身的人力资源管理人员从实际工作中获得的经验、知识、技能越来越少，企业可能随之产生对外包的依赖性，逐渐使自身的人力资源管理能力削弱。

此外，当企业将自有的部分或全部人力资源管理职能外包出去时，组织结构由直线式朝着扁平化发展，对外包的相关业务的监控通常会减少，并可能造成责任不清、权责不明，从而产生弱化甚至失去对外包管理职能控制的风险。

（五）企业与外包服务商之间的适应性风险

一方面，外包服务商能否深刻理解、适应企业文化的特点，全面分析企业现状并对服务进行相应的客户化；另一方面，企业是否已准备好项目实施的平台，是否对外包服务本身适应，现有的组织机构设置、制度、相关人力资源流程、企业执行力等是否能够保证外包服务的效果等，都需要双方的适应与磨合。

四、医药人力资源外包风险的规避措施

针对人力资源外包存在的种种风险，企业有必要事前采取一些风险规避措施（图10-4）。

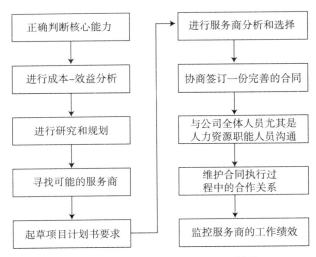

图10-4　人力资源外包风险的规避措施

（一）正确判断企业的核心能力

组织在外包任何关键活动时首先要判断到底哪些功能适合外包，哪些不适合外包。作为企业的决策者，不妨把每项功能细分成具体的活动，考虑每一项活动的战略意义，然后确定哪些工作可以外包出去，哪些工作由企业自己来做。对于一些属于企业商业机密或外包服务商难以提供有效支持的特殊职能是不适合外包的。

（二）进行外包的成本－效益分析

利用服务商的专业化和规模化效应确实可以降低成本，但签订合同前应对成本进行准确的预测，既对显性成本，如薪酬福利、办公设备、场地租赁等进行全面的分解和剖析，又要充分重视一些隐形成本，如维护与服务商的良好关系，企业员工对外包完成工作的满意度，以及由此可能引起组织的混乱程度等有充分的预判。只有进行全面、合理的分析和研究，才能更好地服务于外包决策。

（三）做好企业内部的沟通工作

通过沟通获得企业执行层的全力支持，这是人力资源外包成功的基础。同时，还要与员工进行合理、有效的沟通，将信息和新的策略传递到企业的各个层面，让员工意识到实行外包是一种真正多赢、有效的方式，而且要对遭受损失的员工给予物质补偿和精神慰藉，避免由此给企业运转带来不稳定的因素，进而推动外包工作的顺利进行。

（四）签订规范、完善的外包合同

在协议中必须明确双方相应的责、权、利，以及出现例外情况如何处理的问题。要指定相应的外包工作负责人和相关的联系方式，明确合作期间的定期联系和相互通报体系。对于一些敏感问题和数据，双方应当平等协商，若不能达成一致，应当通过法律程序对有争议的问题予以明确。在合同内容方面，应当对外包项目的具体内容、有效期限、绩效标准、预期效果、信息安全、损失赔偿等问题进行详细规定，尽量减少产生争议的可能。

（五）有效监控、评估外包服务商

合同执行期，医药企业与外部服务商属于战略合作伙伴关系。双方应随时沟通，积极主动，相互配合，以建立和维护良好的关系。双方应相互监督，严格按照双方确定的时间表执行。医药企业定期或不定期地对外包服务商进行绩效评估，建立有效的监控机制，以保证合同顺利进行，使外包项目达到最佳效果，实现人力资源职能水平专业化。

本章小结

跨文化人力资源管理是由来自不同文化背景的、存在跨文化差异的员工组成的企业对人力资源进行获取、保持、培训开发、融合和调整等一系列的管理活动和管理过程。其具有人员结构多元化、文化认同的过程性等特征。跨文化人力资源管理模式分为民族中心模式、多中心模式、地区中心模式和全球中心模式。在跨文化人力资源管理中要采取识别文化差异、加强跨文化培训、严格甄选外派人员、推行人力资源本土化战略、实施全球导向的国际人力资源管理战略等策略。

医药人力资源外包，即医药企业将人力资源管理中非核心部分的工作全部或部分委托专业化人才服务机构办理，但托管人员仍隶属于委托企业，这是一种全方位、高层次的人事代理服务，主要包括人力资源业务流程外包、人力资源咨询外包、劳务派遣和劳动关系外包，分为全面人力资源职能外包、部分人力资源职能外包、人力资源职能人员外包和分时外包4种方式。人力资源外包强调聚焦于自身核心业务，而从外部获取专业、高效、低成本的服务，通过非重要业务流程的外包，实现企业精简，更好地适应迅速变化的市场环境。医药人力资源外包面临着企业经营安全风险、来自员工方面的风险、企业文化沟通方面的风险、企业内部管理风险和企业与外包服务商之间的适应性风险。这些风险可以通过判断企业的核心能力、进行外包的成本效益分析、做好企业内部的沟通工作、签订规范完善的外包合同和有效监控评估外包服务商等措施予以规避。

【推荐网站】

1.http://www.mohrss.gov.cn 中国人力资源和社会保障部网站

2.http://www.bls.gov/ 美国劳工部网站

3.http://www.hr.com.cn 中国人力资源网

4.http://www.hroot.com 全球领先的人力资源管理网站

5.http://www.ceconline.com 世界经理人网站

6.http://www.hros.cn 中国人力资源外包网

【思考题】

1. 跨文化人力资源管理包括哪些策略?

2. 简述跨文化人力资源管理的概念及模式。

3. 简述医药人力资源外包的内涵及主要内容。

4. 试分析医药人力资源外包面临的主要风险有哪些?如何规避?

【案例分析1】

吴先生的"归属感"困惑

吴先生曾在某大型国营医药企业从事营销工作十多年,最近辞职,跳槽到另一家外企医药公司任区域销售总监。办完正式入职手续后他发现,他的劳动关系跟以前不一样。他认为,他不是该外企的正式员工,用工合同、工资福利等都由另一个公司——上海对外人力资源服务公司负责。后来他了解到该外企除了少数高管之外,同事们的薪酬、福利和保险等事务都由上海对外人力资源服务公司打理。当他还在为"我到底是哪个公司的人"困惑时,却不知道自己已进入了一种新型的人力资源管理模式。它就是日益普及的"人力资源外包"。如今,越来越多的外企将人力资源管理的非核心流程外包给专业人力资源机构,从而让人力资源管理专业人员将主要精力集中于人力资源战略与绩效管理等核心环节上。

【思考】

1. 吴先生的"归属感"困惑如何解除?

2. 试分析医药人力资源外包中的风险和规避措施。

【案例分析2】

G公司的薪酬外包

G公司隶属于医药行业内首屈一指的大型跨国集团,总部设在北京。随着业务量的稳步攀升,公司陆续在上海、广州、深圳等十多个地区设立了分支机构,人员迅速增长至700多人。随着人员增长和业务复杂度增加,加之G公司薪酬体系较复杂,多个事业线存在多类薪资规则,各地薪资发放日期不同,缺乏薪酬计算系统工具,薪酬管理的困扰日益凸显,人力资源部门苦不堪言。

基于上述原因,G公司迫切考虑薪酬外包,或建立薪资系统,但系统的建立需要遵从集团统一规划。目前,集团下属的各企业统一采用全球指定的系统进行基础人事信息记录,但该系统不能满足人力资源日常对员工基础信息管理和薪资管理等需求,处于"人为系统服务"状态,而且在可预见的相当长的时间内尚无法解决本土的人力资源管理需求。自建系统一方面违背集团的统一规划,另一方面需要考虑高额的软件成本和实施过程中中大量人力投入。此外,薪酬计算需要来自于不同流程的数据，如何有效地从日常服务中收集这些数据，也是尤为棘手的问题。如果不能很好地解决这个问题，大量入职、离职和收集数据的工作量依然留在人力资源手中，则很难通过传统的薪酬外包有效提升人力资源管理的效率，缓解人力资源部门的工作压力。

【思考】

　　医药企业如何有效进行薪酬外包？

【模拟实训】

角色模拟训练

　　场景描述：高乐军、赵天成、刘洪飞和崔凤利大学计算机专业毕业后，进入一家广州的美资医药软件企业工作。目前主要从事一个中型软件项目的研发工作，他们的顶头上司是美方的项目经理詹姆斯。因为项目时限马上就要到了，5 个人一起加班加点赶工期，关系还算融洽。一天晚上 10 点，他们终于提前两天完成了任务，詹姆斯提议去附近的一家餐厅吃夜宵，这个提议很快得到大家的积极响应。餐毕，詹姆斯招呼餐厅服务生过来买单："一共是 498 元，我付 100 元。"他一边看着账单说，一边打开皮夹，从一叠百元大钞中抽出一张面值 100 元的纸币放在托盘上，原本没有意料到要付钱的高乐军、赵天成大梦方醒，一下子反应过来，赶紧掏出钱包，捏着 5 张百元钞票争着买单，最终还是高乐军一人掏出了 400 元钞票，加上詹姆斯执意要付的 100 元，结了账。

　　此事之后不久，高乐军、赵天成就相继辞职了，詹姆斯百思不得其解。

【任务】

　　1. 讨论为什么高乐军、赵天成会相继辞职，其中深层次原因是什么？如何避免？举例说明。

　　2. 参与者根据自己所扮演的角色，分析母国的地域文化差异如何影响管理实践，以及为了应对这些文化差异，管理者必须采取哪些措施？

主要参考文献

［1］彭剑锋.人力资源管理概论.3 版.上海：复旦大学出版社，2019.

［2］方福祥.我国医药行业人力资源管理现状及其信息化模式构建.企业研究，2010（9）：18.

［3］张小兵，孔凡柱.人力资源管理.2 版.北京：机械工业出版社，2013.

［4］常亚平，赵应文，李亚慧.精编人力资源管理.2 版.武汉：武汉理工大学出版社，2012.

［5］赵永乐，陈丽芬.人力资源规划.北京：电子工业出版社，2010.

［6］吴宝华.人力资源管理实用教程.2 版.北京：北京大学出版社，2012.

［7］赵曙明.人力资源战略与规划.3 版.北京：中国人民大学出版社，2012.

［8］王悦，熊季霞.医药人力资源管理.北京：科学出版社，2006.

［9］劳伦斯·S·克雷曼.人力资源管理：获取竞争优势的工具.上海：机械工业出版社，2009.

［10］廖三余，曹会勇.人力资源管理.2 版.北京：清华大学出版社，2011.

［11］朱勇国.工作分析.北京：高等教育出版社，2014.

［12］陈维政，余凯成，程文文.人力资源管理.北京：高等教育出版社，2002.

［13］胡君辰，郑绍廉.人力资源开发与管理.上海：复旦大学出版社，2002.

［14］廖泉文.招聘与录用.北京：中国人民大学出版社，2002.

［15］李宝元，于然，李静.现代人力资源管理学.北京：北京师范大学出版社，2011.

［16］窦胜功，卢纪华，周玉良.人力资源管理与开发.北京：清华大学出版社，2013.

［17］刘磊.人力资源管理与开发.北京：中国电力出版社，2013.

［18］美·雷蒙德·A·诺伊，等.雇员培训与开发.3 版.北京：中国人民大学出版社，2007.

［19］惠婷.新编人力资源管理实务.上海：上海交通大学出版社，2015.

［20］邹华，修桂华.人力资源管理原理与实务.2 版.北京：北京大学出版社，2015.

［21］甘斌.员工培训与塑造.北京：电子工业出版社，2008.

［22］黄铁鹰，梁钧平，慕凤丽.人力资源管理案例.北京：中国人民大学出版社，2011.

［23］刘昕.薪酬管理.4 版.北京：中国人民大学出版社，2014.

［24］张雪飞，杜立夫.薪酬管理.北京：机械工业出版社，2015.

［25］美·罗伯特·L·马西斯.人力资源管理.10 版.北京：北京大学出版社，2013.

［26］周斌，汪勤.薪酬管理——理论·实务·案例.北京：清华大学出版社，2014.

［27］杜娟.人力资源管理.北京：中国原子能出版社，2012.

［28］张岩.员工激励方法及其运用原则初探.中国科技创新导刊.2015（9）：25.

［29］杜映梅.职业生涯管理.北京：中国发展出版社，2012.

［30］冉军，万玺.职业生涯管理.北京：科学出版社，2011.

［31］李宝元.职业生涯管理：原理·方法·实践.北京：北京师范大学出版社，2007.

［32］徐怀伏.医药组织人力资源管理.北京：中国医药科技出版社，2015.

［33］朱家勇.医药人力资源管理学.北京：中国医药科技出版社，2005.

［34］廖泉文.人力资源管理.2版.北京：高等教育出版社，2011.

［35］［美］玛丽·F·库克.人力资源外包策略.北京：中国人民大学出版社，2003.

［36］余建年.跨文化人力资源管理.武汉：武汉大学出版社，2007.

［37］林枚，李隽，曹晓丽.职业生涯开发与管理.北京：清华大学出版社，2010.

［38］董克用，李超平.人力资源管理概论.5版.北京：中国人民大学出版社，2019.

［39］《人力资源管理》编写组.人力资源管理.北京：高等教育出版社，2023.

［40］陈俊梁，陈瑜.工作分析理论与实务.2版.北京：中国人民大学出版社，2022.

［41］林枚，李隽，曹晓丽.职业生涯开发与管理［M］.清华大学出版社，2010.

全国中医药行业高等教育"十四五"规划教材

全国高等中医药院校规划教材（第十一版）

教材目录

注：凡标☆号者为"核心示范教材"。

（一）中医学类专业

序号	书 名	主 编		主编所在单位	
1	中国医学史	郭宏伟	徐江雁	黑龙江中医药大学	河南中医药大学
2	医古文	王育林	李亚军	北京中医药大学	陕西中医药大学
3	大学语文	黄作阵		北京中医药大学	
4	中医基础理论☆	郑洪新	杨 柱	辽宁中医药大学	贵州中医药大学
5	中医诊断学☆	李灿东	方朝义	福建中医药大学	河北中医药大学
6	中药学☆	钟赣生	杨柏灿	北京中医药大学	上海中医药大学
7	方剂学☆	李 冀	左铮云	黑龙江中医药大学	江西中医药大学
8	内经选读☆	翟双庆	黎敬波	北京中医药大学	广州中医药大学
9	伤寒论选读☆	王庆国	周春祥	北京中医药大学	南京中医药大学
10	金匮要略☆	范永升	姜德友	浙江中医药大学	黑龙江中医药大学
11	温病学☆	谷晓红	马 健	北京中医药大学	南京中医药大学
12	中医内科学☆	吴勉华	石 岩	南京中医药大学	辽宁中医药大学
13	中医外科学☆	陈红风		上海中医药大学	
14	中医妇科学☆	冯晓玲	张婷婷	黑龙江中医药大学	上海中医药大学
15	中医儿科学☆	赵 霞	李新民	南京中医药大学	天津中医药大学
16	中医骨伤科学☆	黄桂成	王拥军	南京中医药大学	上海中医药大学
17	中医眼科学	彭清华		湖南中医药大学	
18	中医耳鼻咽喉科学	刘 蓬		广州中医药大学	
19	中医急诊学☆	刘清泉	方邦江	首都医科大学	上海中医药大学
20	中医各家学说☆	尚 力	戴 铭	上海中医药大学	广西中医药大学
21	针灸学☆	梁繁荣	王 华	成都中医药大学	湖北中医药大学
22	推拿学☆	房 敏	王金贵	上海中医药大学	天津中医药大学
23	中医养生学	马烈光	章德林	成都中医药大学	江西中医药大学
24	中医药膳学	谢梦洲	朱天民	湖南中医药大学	成都中医药大学
25	中医食疗学	施洪飞	方 泓	南京中医药大学	上海中医药大学
26	中医气功学	章文春	魏玉龙	江西中医药大学	北京中医药大学
27	细胞生物学	赵宗江	高碧珍	北京中医药大学	福建中医药大学

序号	书 名	主 编		主编所在单位	
28	人体解剖学	邵水金		上海中医药大学	
29	组织学与胚胎学	周忠光	汪 涛	黑龙江中医药大学	天津中医药大学
30	生物化学	唐炳华		北京中医药大学	
31	生理学	赵铁建	朱大诚	广西中医药大学	江西中医药大学
32	病理学	刘春英	高维娟	辽宁中医药大学	河北中医药大学
33	免疫学基础与病原生物学	袁嘉丽	刘永琦	云南中医药大学	甘肃中医药大学
34	预防医学	史周华		山东中医药大学	
35	药理学	张硕峰	方晓艳	北京中医药大学	河南中医药大学
36	诊断学	詹华奎		成都中医药大学	
37	医学影像学	侯 键	许茂盛	成都中医药大学	浙江中医药大学
38	内科学	潘 涛	戴爱国	南京中医药大学	湖南中医药大学
39	外科学	谢建兴		广州中医药大学	
40	中西医文献检索	林丹红	孙 玲	福建中医药大学	湖北中医药大学
41	中医疫病学	张伯礼	吕文亮	天津中医药大学	湖北中医药大学
42	中医文化学	张其成	臧守虎	北京中医药大学	山东中医药大学
43	中医文献学	陈仁寿	宋咏梅	南京中医药大学	山东中医药大学
44	医学伦理学	崔瑞兰	赵 丽	山东中医药大学	北京中医药大学
45	医学生物学	詹秀琴	许 勇	南京中医药大学	成都中医药大学
46	中医全科医学概论	郭 栋	严小军	山东中医药大学	江西中医药大学
47	卫生统计学	魏高文	徐 刚	湖南中医药大学	江西中医药大学
48	中医老年病学	王 飞	张学智	成都中医药大学	北京大学医学部
49	医学遗传学	赵丕文	卫爱武	北京中医药大学	河南中医药大学
50	针刀医学	郭长青		北京中医药大学	
51	腧穴解剖学	邵水金		上海中医药大学	
52	神经解剖学	孙红梅	申国明	北京中医药大学	安徽中医药大学
53	医学免疫学	高永翔	刘永琦	成都中医药大学	甘肃中医药大学
54	神经定位诊断学	王东岩		黑龙江中医药大学	
55	中医运气学	苏 颖		长春中医药大学	
56	实验动物学	苗明三	王春田	河南中医药大学	辽宁中医药大学
57	中医医案学	姜德友	方祝元	黑龙江中医药大学	南京中医药大学
58	分子生物学	唐炳华	郑晓珂	北京中医药大学	河南中医药大学

（二）针灸推拿学专业

序号	书 名	主 编		主编所在单位	
59	局部解剖学	姜国华	李义凯	黑龙江中医药大学	南方医科大学
60	经络腧穴学☆	沈雪勇	刘存志	上海中医药大学	北京中医药大学
61	刺法灸法学☆	王富春	岳增辉	长春中医药大学	湖南中医药大学
62	针灸治疗学☆	高树中	冀来喜	山东中医药大学	山西中医药大学
63	各家针灸学说	高希言	王 威	河南中医药大学	辽宁中医药大学
64	针灸医籍选读	常小荣	张建斌	湖南中医药大学	南京中医药大学
65	实验针灸学	郭 义		天津中医药大学	

序号	书 名	主 编	主编所在单位	
66	推拿手法学☆	周运峰	河南中医药大学	
67	推拿功法学☆	吕立江	浙江中医药大学	
68	推拿治疗学☆	井夫杰　杨永刚	山东中医药大学	长春中医药大学
69	小儿推拿学	刘明军　邰先桃	长春中医药大学	云南中医药大学

（三）中西医临床医学专业

序号	书 名	主 编	主编所在单位	
70	中外医学史	王振国　徐建云	山东中医药大学	南京中医药大学
71	中西医结合内科学	陈志强　杨文明	河北中医药大学	安徽中医药大学
72	中西医结合外科学	何清湖	湖南中医药大学	
73	中西医结合妇产科学	杜惠兰	河北中医药大学	
74	中西医结合儿科学	王雪峰　郑　健	辽宁中医药大学	福建中医药大学
75	中西医结合骨伤科学	詹红生　刘　军	上海中医药大学	广州中医药大学
76	中西医结合眼科学	段俊国　毕宏生	成都中医药大学	山东中医药大学
77	中西医结合耳鼻咽喉科学	张勤修　陈文勇	成都中医药大学	广州中医药大学
78	中西医结合口腔科学	谭　劲	湖南中医药大学	
79	中药学	周祯祥　吴庆光	湖北中医药大学	广州中医药大学
80	中医基础理论	战丽彬　章文春	辽宁中医药大学	江西中医药大学
81	针灸推拿学	梁繁荣　刘明军	成都中医药大学	长春中医药大学
82	方剂学	李　冀　季旭明	黑龙江中医药大学	浙江中医药大学
83	医学心理学	李光英　张　斌	长春中医药大学	湖南中医药大学
84	中西医结合皮肤性病学	李　斌　陈达灿	上海中医药大学	广州中医药大学
85	诊断学	詹华奎　刘　潜	成都中医药大学	江西中医药大学
86	系统解剖学	武煜明　李新华	云南中医药大学	湖南中医药大学
87	生物化学	施　红　贾连群	福建中医药大学	辽宁中医药大学
88	中西医结合急救医学	方邦江　刘清泉	上海中医药大学	首都医科大学
89	中西医结合肛肠病学	何永恒	湖南中医药大学	
90	生理学	朱大诚　徐　颖	江西中医药大学	上海中医药大学
91	病理学	刘春英　姜希娟	辽宁中医药大学	天津中医药大学
92	中西医结合肿瘤学	程海波　贾立群	南京中医药大学	北京中医药大学
93	中西医结合传染病学	李素云　孙克伟	河南中医药大学	湖南中医药大学

（四）中药学类专业

序号	书 名	主 编	主编所在单位	
94	中医学基础	陈　晶　程海波	黑龙江中医药大学	南京中医药大学
95	高等数学	李秀昌　邵建华	长春中医药大学	上海中医药大学
96	中医药统计学	何　雁	江西中医药大学	
97	物理学	章新友　侯俊玲	江西中医药大学	北京中医药大学
98	无机化学	杨怀霞　吴培云	河南中医药大学	安徽中医药大学
99	有机化学	林　辉	广州中医药大学	
100	分析化学（上）（化学分析）	张　凌	江西中医药大学	

序号	书　名	主　编		主编所在单位	
101	分析化学（下）（仪器分析）	王淑美		广东药科大学	
102	物理化学	刘　雄	王颖莉	甘肃中医药大学	山西中医药大学
103	临床中药学☆	周祯祥	唐德才	湖北中医药大学	南京中医药大学
104	方剂学	贾　波	许二平	成都中医药大学	河南中医药大学
105	中药药剂学☆	杨　明		江西中医药大学	
106	中药鉴定学☆	康廷国	闫永红	辽宁中医药大学	北京中医药大学
107	中药药理学☆	彭　成		成都中医药大学	
108	中药拉丁语	李　峰	马　琳	山东中医药大学	天津中医药大学
109	药用植物学☆	刘春生	谷　巍	北京中医药大学	南京中医药大学
110	中药炮制学☆	钟凌云		江西中医药大学	
111	中药分析学☆	梁生旺	张　彤	广东药科大学	上海中医药大学
112	中药化学☆	匡海学	冯卫生	黑龙江中医药大学	河南中医药大学
113	中药制药工程原理与设备	周长征		山东中医药大学	
114	药事管理学☆	刘红宁		江西中医药大学	
115	本草典籍选读	彭代银	陈仁寿	安徽中医药大学	南京中医药大学
116	中药制药分离工程	朱卫丰		江西中医药大学	
117	中药制药设备与车间设计	李　正		天津中医药大学	
118	药用植物栽培学	张永清		山东中医药大学	
119	中药资源学	马云桐		成都中医药大学	
120	中药产品与开发	孟宪生		辽宁中医药大学	
121	中药加工与炮制学	王秋红		广东药科大学	
122	人体形态学	武煜明	游言文	云南中医药大学	河南中医药大学
123	生理学基础	于远望		陕西中医药大学	
124	病理学基础	王　谦		北京中医药大学	
125	解剖生理学	李新华	于远望	湖南中医药大学	陕西中医药大学
126	微生物学与免疫学	袁嘉丽	刘永琦	云南中医药大学	甘肃中医药大学
127	线性代数	李秀昌		长春中医药大学	
128	中药新药研发学	张永萍	王利胜	贵州中医药大学	广州中医药大学
129	中药安全与合理应用导论	张　冰		北京中医药大学	
130	中药商品学	闫永红	蒋桂华	北京中医药大学	成都中医药大学

（五）药学类专业

序号	书　名	主　编		主编所在单位	
131	药用高分子材料学	刘　文		贵州医科大学	
132	中成药学	张金莲	陈　军	江西中医药大学	南京中医药大学
133	制药工艺学	王　沛	赵　鹏	长春中医药大学	陕西中医药大学
134	生物药剂学与药物动力学	龚慕辛	贺福元	首都医科大学	湖南中医药大学
135	生药学	王喜军	陈随清	黑龙江中医药大学	河南中医药大学
136	药学文献检索	章新友	黄必胜	江西中医药大学	湖北中医药大学
137	天然药物化学	邱　峰	廖尚高	天津中医药大学	贵州医科大学
138	药物合成反应	李念光	方　方	南京中医药大学	安徽中医药大学

序号	书　名	主　编		主编所在单位	
139	分子生药学	刘春生	袁　媛	北京中医药大学	中国中医科学院
140	药用辅料学	王世宇	关志宇	成都中医药大学	江西中医药大学
141	物理药剂学	吴　清		北京中医药大学	
142	药剂学	李范珠	冯年平	浙江中医药大学	上海中医药大学
143	药物分析	俞　捷	姚卫峰	云南中医药大学	南京中医药大学

（六）护理学专业

序号	书　名	主　编		主编所在单位	
144	中医护理学基础	徐桂华	胡　慧	南京中医药大学	湖北中医药大学
145	护理学导论	穆　欣	马小琴	黑龙江中医药大学	浙江中医药大学
146	护理学基础	杨巧菊		河南中医药大学	
147	护理专业英语	刘红霞	刘　娅	北京中医药大学	湖北中医药大学
148	护理美学	余雨枫		成都中医药大学	
149	健康评估	阚丽君	张玉芳	黑龙江中医药大学	山东中医药大学
150	护理心理学	郝玉芳		北京中医药大学	
151	护理伦理学	崔瑞兰		山东中医药大学	
152	内科护理学	陈　燕	孙志岭	湖南中医药大学	南京中医药大学
153	外科护理学	陆静波	蔡恩丽	上海中医药大学	云南中医药大学
154	妇产科护理学	冯　进	王丽芹	湖南中医药大学	黑龙江中医药大学
155	儿科护理学	肖洪玲	陈偶英	安徽中医药大学	湖南中医药大学
156	五官科护理学	喻京生		湖南中医药大学	
157	老年护理学	王　燕	高　静	天津中医药大学	成都中医药大学
158	急救护理学	吕　静	卢根娣	长春中医药大学	上海中医药大学
159	康复护理学	陈锦秀	汤继芹	福建中医药大学	山东中医药大学
160	社区护理学	沈翠珍	王诗源	浙江中医药大学	山东中医药大学
161	中医临床护理学	裘秀月	刘建军	浙江中医药大学	江西中医药大学
162	护理管理学	全小明	柏亚妹	广州中医药大学	南京中医药大学
163	医学营养学	聂　宏	李艳玲	黑龙江中医药大学	天津中医药大学
164	安宁疗护	邸淑珍	陆静波	河北中医药大学	上海中医药大学
165	护理健康教育	王　芳		成都中医药大学	
166	护理教育学	聂　宏	杨巧菊	黑龙江中医药大学	河南中医药大学

（七）公共课

序号	书　名	主　编		主编所在单位	
167	中医学概论	储全根	胡志希	安徽中医药大学	湖南中医药大学
168	传统体育	吴志坤	邵玉萍	上海中医药大学	湖北中医药大学
169	科研思路与方法	刘　涛	商洪才	南京中医药大学	北京中医药大学
170	大学生职业发展规划	石作荣	李　玮	山东中医药大学	北京中医药大学
171	大学计算机基础教程	叶　青		江西中医药大学	
172	大学生就业指导	曹世奎	张光霁	长春中医药大学	浙江中医药大学

序号	书 名	主 编		主编所在单位	
173	医患沟通技能	王自润	殷 越	大同大学	黑龙江中医药大学
174	基础医学概论	刘黎青	朱大诚	山东中医药大学	江西中医药大学
175	国学经典导读	胡 真	王明强	湖北中医药大学	南京中医药大学
176	临床医学概论	潘 涛	付 滨	南京中医药大学	天津中医药大学
177	Visual Basic 程序设计教程	闫朝升	曹 慧	黑龙江中医药大学	山东中医药大学
178	SPSS 统计分析教程	刘仁权		北京中医药大学	
179	医学图形图像处理	章新友	孟昭鹏	江西中医药大学	天津中医药大学
180	医药数据库系统原理与应用	杜建强	胡孔法	江西中医药大学	南京中医药大学
181	医药数据管理与可视化分析	马星光		北京中医药大学	
182	中医药统计学与软件应用	史周华	何 雁	山东中医药大学	江西中医药大学

（八）中医骨伤科学专业

序号	书 名	主 编		主编所在单位	
183	中医骨伤科学基础	李 楠	李 刚	福建中医药大学	山东中医药大学
184	骨伤解剖学	侯德才	姜国华	辽宁中医药大学	黑龙江中医药大学
185	骨伤影像学	栾金红	郭会利	黑龙江中医药大学	河南中医药大学洛阳平乐正骨学院
186	中医正骨学	冷向阳	马 勇	长春中医药大学	南京中医药大学
187	中医筋伤学	周红海	于 栋	广西中医药大学	北京中医药大学
188	中医骨病学	徐展望	郑福增	山东中医药大学	河南中医药大学
189	创伤急救学	毕荣修	李无阴	山东中医药大学	河南中医药大学洛阳平乐正骨学院
190	骨伤手术学	童培建	曾意荣	浙江中医药大学	广州中医药大学

（九）中医养生学专业

序号	书 名	主 编		主编所在单位	
191	中医养生文献学	蒋力生	王 平	江西中医药大学	湖北中医药大学
192	中医治未病学概论	陈涤平		南京中医药大学	
193	中医饮食养生学	方 泓		上海中医药大学	
194	中医养生方法技术学	顾一煌	王金贵	南京中医药大学	天津中医药大学
195	中医养生学导论	马烈光	樊 旭	成都中医药大学	辽宁中医药大学
196	中医运动养生学	章文春	邹建卫	江西中医药大学	成都中医药大学

（十）管理学类专业

序号	书 名	主 编		主编所在单位	
197	卫生法学	田 侃	冯秀云	南京中医药大学	山东中医药大学
198	社会医学	王素珍	杨 义	江西中医药大学	成都中医药大学
199	管理学基础	徐爱军		南京中医药大学	
200	卫生经济学	陈永成	欧阳静	江西中医药大学	陕西中医药大学
201	医院管理学	王志伟	翟理祥	北京中医药大学	广东药科大学
202	医药人力资源管理	曹世奎		长春中医药大学	
203	公共关系学	关晓光		黑龙江中医药大学	

序号	书名	主编		主编所在单位	
204	卫生管理学	乔学斌	王长青	南京中医药大学	南京医科大学
205	管理心理学	刘鲁蓉	曾智	成都中医药大学	南京中医药大学
206	医药商品学	徐晶		辽宁中医药大学	

（十一）康复医学类专业

序号	书名	主编		主编所在单位	
207	中医康复学	王瑞辉	冯晓东	陕西中医药大学	河南中医药大学
208	康复评定学	张泓	陶静	湖南中医药大学	福建中医药大学
209	临床康复学	朱路文	公维军	黑龙江中医药大学	首都医科大学
210	康复医学导论	唐强	严兴科	黑龙江中医药大学	甘肃中医药大学
211	言语治疗学	汤继芹		山东中医药大学	
212	康复医学	张宏	苏友新	上海中医药大学	福建中医药大学
213	运动医学	潘华山	王艳	广东潮州卫生健康职业学院	黑龙江中医药大学
214	作业治疗学	胡军	艾坤	上海中医药大学	湖南中医药大学
215	物理治疗学	金荣疆	王磊	成都中医药大学	南京中医药大学